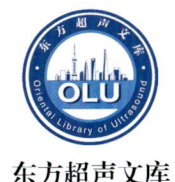

东方超声文库

名誉主编
孙 锟

主 审
王文平 颜志平

超声新技术
在甲状腺肿瘤诊断及微创消融中的应用

Application of New Ultrasound Technologies in the Diagnosis and
Minimally Invasive Ablation of Thyroid Tumors

主 编
董 怡 刘凌晓 程 娟

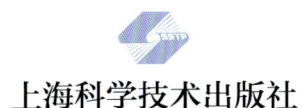

上海科学技术出版社

图书在版编目（CIP）数据

超声新技术在甲状腺肿瘤诊断及微创消融中的应用 / 董怡，刘凌晓，程娟主编. -- 上海：上海科学技术出版社，2025.6. --（东方超声文库）. -- ISBN 978-7-5478-6832-4

Ⅰ．R736.1

中国国家版本馆CIP数据核字第20249H3Z73号

超声新技术在甲状腺肿瘤诊断及微创消融中的应用
名誉主编　孙　锟
主　　审　王文平　颜志平
主　　编　董　怡　刘凌晓　程　娟

上海世纪出版（集团）有限公司　出版、发行
上海科学技术出版社
（上海市闵行区号景路159弄A座9F-10F）
邮政编码 201101　www.sstp.cn
山东京沪印刷科技有限公司印刷
开本 787×1092　1/16　印张 15
字数：350千字
2025年6月第1版　2025年6月第1次印刷
ISBN 978-7-5478-6832-4/R·3111
定价：158.00元

本书如有缺页、错装或坏损等严重质量问题，
请向承印厂联系调换

内容提要

本书为"东方超声文库"系列之一。书中图文并茂地展示了超声造影、剪切波弹性成像技术、动态超声造影技术、超声造影联合弹性成像技术等超声新技术在甲状腺肿瘤诊断及微创消融中的应用。并且，本书还阐述了甲状腺及其周围颈部结构解剖特点、超声新技术的原理和检查操作流程等重要知识。

本书临床实用性强，可为从事甲状腺肿瘤诊疗工作的临床医生、各级超声科医生提供参考。

编者名单

名誉主编
孙　锟

主　审
王文平　颜志平

主　编
董　怡　刘凌晓　程　娟

副主编
白　敏　顾宏刚　蒋　珺

编　者
（按姓氏拼音排序）

白　敏	上海交通大学医学院附属第一人民医院超声科
曹佳颖	上海交通大学医学院附属新华医院超声科
曹司琪	上海交通大学医学院附属新华医院超声科
程　娟	上海交通大学医学院附属新华医院超声科
董　怡	上海交通大学医学院附属新华医院超声科
范培丽	复旦大学附属中山医院超声科
顾宏刚	上海中医药大学附属龙华医院普外科
黄韵琳	上海交通大学医学院附属新华医院超声科

蒋　珺	上海交通大学医学院附属新华医院超声科
刘凌晓	复旦大学附属中山医院介入治疗科
卢秀云	上海交通大学医学院附属新华医院超声科
陆志强	复旦大学附属中山医院内分泌科
王　颖	上海交通大学医学院附属新华医院超声科
王飞航	复旦大学附属中山医院介入治疗科
王文平	复旦大学附属中山医院超声科
魏　丽	上海交通大学医学院附属新华医院超声科

序

超声是甲状腺疾病首选的一线影像学诊断方法。科技发展日新月异，超声新技术如繁星般不断涌现，极大地提高了甲状腺肿瘤术前的诊断敏感性和准确性，更为甲状腺肿瘤的微创消融治疗带来了无限可能。

秉承求精之心，推进临床创新。本书作者团队借助国际高精尖的超声设备，以安全精准的方式，认真诊治每一例患者，在不断的实践和总结中凝心聚力，攻坚克难，追求卓越，臻于至善。本书以丰富的图片和翔实的内容为载体，参阅国内外最新的指南和共识，结合团队的临床多学科诊治经验和科研基础，就超声新技术在甲状腺良恶性病变微创消融中的应用进行科学、客观的阐述。书中系统介绍了各类超声新技术，包括剪切波弹性成像技术、超声造影、动态超声造影定量分析、超高分辨率显微造影等在甲状腺肿瘤微创消融诊治中的应用技巧及经验。

体现学科优势，引领学科进步。本书的病种多样，其源于上海交通大学医学院附属新华医院及复旦大学附属中山医院的多年临床积累和经验总结，所有病例均来自临床诊疗过程中的真实病例。通过朝花夕拾、含英咀华，终于聚沙成塔，本书即将出版和发行。期待读者在阅读本书的过程中产生共鸣，并从因求果、由果寻因、举一反三。

变中求新，不断发展。我们始终履行医者的使命，肩负医者的担当，传承医者之心，筑造医者之魂。诚愿本书的正式出版能为超声新技术在甲状腺肿瘤微创消融诊治方面起到积极推动作用，也期待着超声新技术在医学领域绽放更闪亮的光芒。

上海交通大学医学院附属新华医院院长

2024 年 11 月 8 日

前　言

越来越多的文献报道了超声新技术在甲状腺肿瘤诊断、治疗方面的实用价值，超声新技术不仅提高了对甲状腺肿瘤诊断的准确性，而且能反映甲状腺肿瘤内部微血管的血流动力学改变，有效评价甲状腺肿瘤微创治疗后血供的变化，极大地推动了甲状腺肿瘤临床诊疗技术的发展及应用。

上海交通大学医学院附属新华医院及复旦大学附属中山医院拥有国内领先的甲状腺肿瘤诊疗平台，巨大的门诊量和手术量为超声科提供了丰富的病例资源，为本书资料的收集与编写提供了良好的基础条件。本书编者参阅了国内外最新文献，在书中详细阐述了剪切波弹性成像技术、超声造影和动态超声造影定量分析技术的应用方法及经验，以及常见的甲状腺肿瘤微创消融治疗方法。

全书以丰富的图片和翔实的内容为基础，结合目前相关领域的新知识，就诊疗现状开展了详细而深入的阐述，真正做到将理论知识与临床应用紧密联系起来，摆脱固有的知识点罗列模式。书中所有病例均为编者科室临床诊疗过程中的真实记录，使用的恶性病变和大多数良性病变的病例资料，其诊断均经手术或病理检查证实。

诚愿本书的出版能为超声新技术在甲状腺肿瘤诊疗中的应用起到积极的推动作用，促进诊治水平的提高，进而造福患者。

主编
2024 年 10 月 20 日

目 录

第一章
甲状腺及其周围颈部结构解剖 1
    一、甲状腺解剖特点 1
    二、颈部筋膜 3
    三、颈部淋巴结分区 5

第二章
超声新技术的原理及检查操作流程 8
    一、甲状腺疾病超声检查及 TIRADS 分级 8
    二、剪切波弹性成像原理 9
    三、甲状腺剪切波弹性成像检查流程 10
    四、超声造影原理 11
    五、甲状腺超声造影检查流程 12

第三章
常见甲状腺肿瘤的微创消融治疗方式 15
    一、射频消融 15
    二、微波消融 16
    三、冷冻消融 18
    四、激光消融 19
    五、消融治疗的人员资质与场地要求 20
    六、消融治疗的麻醉要求与隔离液 20
    七、消融术后的药物管理 20

八、消融术后并发症的防范与处理 　　21

九、小结 　　23

第四章
剪切波弹性成像在甲状腺肿瘤诊断及微创消融中的应用　　63

一、剪切波弹性成像在甲状腺肿瘤诊断中的应用　　63

二、剪切波弹性成像结合细针穿刺抽吸术在甲状腺肿瘤诊断中的应用　　66

三、剪切波弹性成像在甲状腺肿瘤微创消融中的应用　　66

四、剪切波弹性成像的局限性　　67

五、总结与展望　　67

第五章
超声造影在甲状腺肿瘤诊断及微创消融中的应用　　81

一、超声造影在鉴别良恶性甲状腺肿瘤中的应用　　81

二、超声造影在指导甲状腺结节穿刺活检中的应用　　88

三、超声造影在甲状腺肿瘤微创消融中的应用　　88

四、总结与展望　　96

第六章
动态超声造影定量分析技术在甲状腺肿瘤诊断及微创消融中的应用　　172

一、DCE-US 操作流程　　172

二、DCE-US 在鉴别良恶性甲状腺肿瘤中的应用　　173

三、DCE-US 在甲状腺微小癌中的应用　　174

四、DCE-US 在诊断甲状腺癌周围侵犯中的应用　　174

五、DCE-US 在甲状腺肿瘤微创消融中的应用　　175

六、总结与展望　　175

第七章
超声造影联合弹性成像技术在颈部淋巴结微创消融中的应用　　202

一、术前精准诊断　　203

二、术中监测引导　　208

三、术后评估随访　　210

四、小结　　212

第一章
甲状腺及其周围颈部结构解剖

一、甲状腺解剖特点

（一）形态与被膜

甲状腺位置表浅，位于甲状软骨中部至第 6 气管软骨前方，呈马蹄形或蝶形，由左右两侧叶经峡部连接组成，18%~75% 的人群另有狭长的锥状叶，由峡部发出，上可达舌骨平面。我国人群中甲状腺的形态常出现变异。甲状腺被气管前筋膜包裹，该筋膜形成甲状腺假被膜，即甲状腺鞘。甲状腺的外膜称真被膜，即纤维囊，两者之间形成的间隙为囊鞘间隙，内有疏松结缔组织、血管、神经及甲状旁腺，甲状腺手术时应在此两层被膜之间。假被膜内侧增厚形成的甲状腺悬韧带使甲状腺两侧叶内侧和峡部后面连于甲状软骨、环状软骨及气管软骨环，将甲状腺固定于喉及气管壁上。因此，当吞咽时，甲状腺可随喉的活动而上下移动。

（二）位置及毗邻

甲状腺的两侧叶位于喉下部和气管颈部的前外侧，上端达甲状软骨中部，下端至第 6 气管软骨。甲状腺峡位于第 2~4 气管软骨前方。甲状腺的前面由浅入深有皮肤、浅筋膜、封套筋膜、舌骨下肌群及气管前筋膜。左右两侧叶的后内侧邻近喉与气管、咽与食管，以及喉返神经。甲状腺肿大时，如向后内侧压迫喉与气管，可出现呼吸、吞咽困难及声音嘶哑；如向后方压迫颈交感干时，出现 Horner 综合征，患侧面部潮红、无汗、瞳孔缩小、眼裂变窄、上睑下垂及眼球内陷（图 1-1）。

（三）甲状腺的血管和神经

甲状腺的血供丰富，主要来源于甲状腺上动脉和甲状腺下动脉，偶有甲状腺最下动脉。甲状腺上动脉起自颈外动脉起始部，与喉上神经外支伴行向前下方，至甲状腺上端附件分为前、后两支。甲状腺下动脉是锁骨下动脉甲状颈干的分支，于近甲状腺侧叶下极潜入甲状腺侧叶的后面，分支分布于甲状腺、甲状旁腺、气管和食管等处，发出的腺支与甲状腺上动脉的分支吻

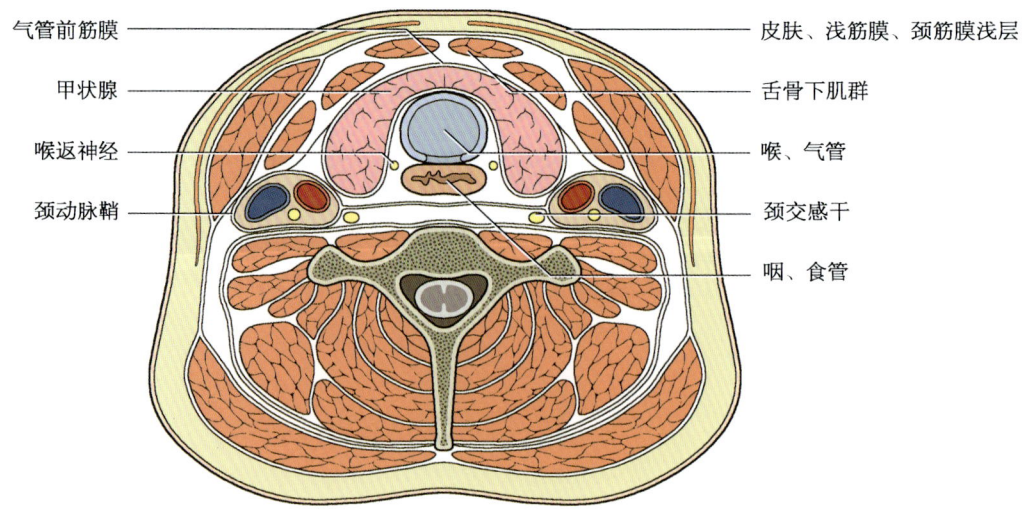

图 1-1 甲状腺位置及毗邻

合。甲状腺最下动脉出现率约为 10%，沿气管颈部前方上行，至甲状腺峡参与甲状腺动脉之间的吻合，行低位气管切开时应加以注意。

甲状腺的静脉在腺体内呈网状，汇合成甲状腺上静脉、中静脉和下静脉。上静脉和中静脉汇入颈内静脉，下静脉主要汇入头臂静脉。两侧甲状腺下静脉在气管颈部前方吻合成甲状腺奇静脉丛，行低位气管切开时应注意出血。

喉上神经（superior laryngeal nerve）是迷走神经的分支，沿咽侧壁下行，于舌骨大角处分为内、外两支。内支与同名动脉伴行穿甲状舌骨膜入喉，分布于声门裂以上的喉黏膜及会厌和舌根等处，外支伴甲状腺上动脉行向前下方，在距离甲状腺上极 0.5~1.0 cm 处离开动脉弯向内侧，发出肌支支配环甲肌及咽下缩肌。在行甲状腺手术结扎甲状腺上动脉时，应紧贴甲状腺上极进行，避免损伤喉上神经外支而影响发音。

喉返神经（recurrent laryngeal nerve）是迷走神经的分支。左喉返神经勾绕主动脉弓至其后方，右喉返神经勾绕右锁骨下动脉至其后方，两者均在食管气管旁沟上行，至咽下缩肌下缘、环甲关节后方进入喉内，称为喉下神经。其运动纤维支配除环甲肌以外的所有喉肌，感觉纤维分布于声门裂以下的喉黏膜。左喉返神经行程较长，位置深，多在甲状腺下动脉后方与其交叉；右喉返神经行程较短，位置较浅，多在甲状腺下动脉前方与其交叉或穿行于该动脉的两个分支之间。两侧喉返神经入喉前通常经过环甲关节后方，故甲状软骨下角可作为显露喉返神经的标志。由于喉返神经与甲状腺下动脉的关系在侧叶下极附近较为复杂，因此施行甲状腺手术结扎甲状腺下动脉时，应远离甲状腺下端，以免损伤喉返神经而致声音嘶哑。

（四）甲状旁腺

甲状旁腺（parathyroid gland）呈扁圆形小体，直径为 0.6~0.8 cm，棕黄色或淡红色，个体数目变异较大，通常为上下各一对。位于甲状腺侧叶的后面，真假被膜之间的囊鞘间隙中，有时可位于甲状腺实质内或被膜外气管周围的结缔组织中。上甲状旁腺多位于甲状腺侧叶上、中交界处的后方，下甲状旁腺多位于侧叶下 1/3 的后方。

（五）甲状腺的功能

甲状腺是成年人最大的内分泌腺体，重约 25 g。甲状腺实质由大量甲状腺滤泡组成，其内的滤泡上皮细胞可以合成、储存及分泌甲状腺激素，具有促进机体新陈代谢，提高神经兴奋性，促进生长发育的作用。另有滤泡旁细胞产生降钙素，通过对骨骼、肾脏和胃肠道的调节使血钙降低。

二、颈部筋膜（cervical fascia）

筋膜是贯穿全身的膜状结缔组织，分不同层次，分别包裹环绕全身肌肉、脏器、神经、血管和淋巴，各筋膜之间相互毗邻、融合、延续，界限分明又息息相关。颈部筋膜为人体筋膜的一部分，向上承接头、面部筋膜，向下延续至胸、背、肩部。颈部筋膜分为颈浅筋膜和颈深筋膜两类。颈浅筋膜位于皮下，结构表浅、相对规则。颈深筋膜包裹环绕颈部深层复杂结构，不仅有浅表肌肉群、深层气管、食管、甲状腺及颈椎等重要脏器，而且有丰富且变异性极高的神经、血管和淋巴，构成了相对复杂的颈部解剖结构，充分认识颈部筋膜对于颈部诊断及手术治疗均有重大意义。

（一）颈浅筋膜

颈浅筋膜是位于皮肤真皮层和颈深筋膜之间薄薄的一层膜状结构，主要由疏松的结缔组织和脂肪组织组成，从头面部延伸到胸部、肩部、背部及腋窝浅筋膜。它包含颈阔肌、颈部表情肌、大量皮神经、浅表血管和部分浅表淋巴等。颈浅筋膜是颈部外科手术浅表层必经之路，常循皮肤、浅筋膜依次逐层切开，才能进入深层组织。

（二）颈深筋膜

颈深筋膜位于颈浅筋膜深层，其可具体分为颈深筋膜浅层、颈深筋膜中层和颈深筋膜深层。

1. 颈深筋膜浅层（封套筋膜）（investing fascia）

颈深筋膜浅层起源于正中颈白线并向左右延伸，环绕颈部一周，形似一个"脖套"，故又叫作"封套筋膜"。它向上附着于头颈交界线，向下附于颈、胸和上肢交界线，向前在颈前正中线处左、右相延续，向两侧包绕斜方肌和胸锁乳突肌并形成两肌的鞘，向后附着于项韧带和第 7 颈椎棘突，形成完整的封套结构。在舌骨上部，此筋膜分为浅深两层，包裹二腹肌前腹和下颌下腺；在后部，浅深两层包裹腮腺。在颈静脉切迹上方，也分为浅深两层，向下分别附着于颈静脉切迹的前、后缘。此筋膜层结构变异相对较大，故在行颈动脉鞘和周围深颈结构的颈部手术操作及介入操作时，应考虑个体差异，仔细辨别，避免副损伤。

2. 颈深筋膜中层

颈深筋膜中层又称气管前筋膜（pretracheal fascia）或内脏筋膜。此筋膜位于舌骨下肌群深面，包裹着咽、食管颈部、喉、气管颈部、甲状腺和甲状旁腺等器官，并形成甲状腺鞘。在甲状腺与气管、食管上端邻接处，腺鞘后层增厚形成甲状腺悬韧带。前下部覆盖于气管者称为气管前筋膜，后面该筋膜向两侧延续至颈动脉鞘，于食管后方和甲状腺后方形成颊咽筋膜，它向上延伸覆盖咽缩肌，并在此水平从咽部向前延伸以覆盖面部的颊肌，最终附着于颅骨底部。气管前内脏筋膜前面向上附着于环状软骨弓、甲状软骨及舌骨，向下经气管前方及两侧入胸腔，与心包上部筋膜相连。

3. **颈深筋膜深层（椎前筋膜）**（prevertebral fascia）

椎前筋膜起源于颅底，附着在脊椎的横突上，完全包围椎骨与椎体相关的肌肉及交感神经节的颈椎部分。在正中面与前纵韧带有不同程度的融合，前面包裹椎前肌（头长肌和颈长肌）及斜角肌，并在斜角肌向外侧延伸，背面包裹颈背部深部肌肉和肩胛提肌，延伸到后纵隔，当它下降时还会释放出纤维，这些纤维与胸膜上的纤维混合，也称为 Sibson 筋膜。在侧面，它释放出形成腋窝鞘的纤维，椎前筋膜向下与胸部筋膜和腹部的横筋膜连接。

4. **颈动脉鞘**（carotid sheath）

颈动脉鞘是由颈深筋膜中层包绕颈总动脉、颈内静脉、迷走神经和交感神经纤维形成的管状筋膜鞘，各血管神经周围有单独的外膜，并有不同程度的融合，颈动脉鞘与颈深部三层筋膜都有不同程度的融合和加强，该鞘在颅穹窿内与硬脑膜相连，向下与下纵隔相通。颈动脉鞘与颈深筋膜的浅层或气管前舌骨下肌筋膜融合程度不高，但通常与内脏筋膜融合以形成厚板；颈动脉鞘及翼筋膜有时会中断或不清楚。

（三）颈部筋膜间隙

颈部筋膜间隙有胸骨上间隙、气管前间隙、咽后间隙、椎前间隙（图 1-2）。

1. **胸骨上间隙**（suprasternal space）

位于胸骨柄上缘，由颈深筋膜浅层在胸骨上方 3~4 cm 处分为前、后两层，分别附着于胸骨柄的前后缘，两筋膜与胸骨柄围成的区域。有学者认为胸骨上间隙为颈深筋膜浅层和中层筋

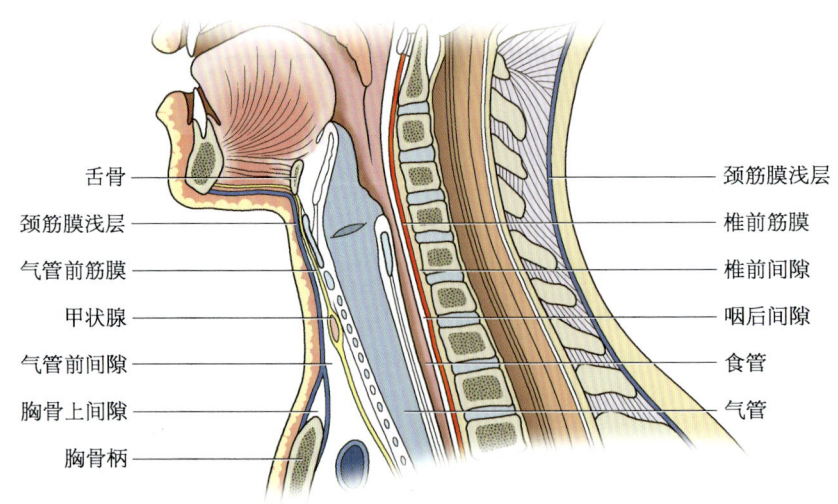

图 1-2 颈筋膜间隙解剖示意图

膜所形成的间隙。内有颈静脉弓、颈前静脉下段、胸锁乳突肌胸骨头、淋巴结和脂肪组织等。

2. 气管前间隙（pretracheal space）

气管前内脏筋膜与气管颈部之间的区域，亦指包绕气管、食管、甲状腺、颈动脉鞘的颈深筋膜中层所围成的间隙，内有甲状腺最下动脉、甲状腺下静脉、甲状腺奇静脉丛、头臂干及左头臂静脉等，向上至颅骨，向下与前纵隔相通。

3. 咽后间隙（retropharyngeal space）

位于颊咽筋膜与椎前筋膜之间的区域，是一个从颅底到后纵隔的解剖区域。它前面是颊咽筋膜，两侧面是颈动脉鞘，后面是椎前筋膜。咽后间隙被翼筋膜分为真正的"咽后间隙"和"危险间隙"两个部分。真正的咽后间隙位于危险间隙的前面，因为翼筋膜与颊咽筋膜融合位置多变，真正的咽后间隙的终止依据翼筋膜和颊咽筋膜融合的位置而变化。危险间隙的向下行进要比真正的咽后间隙远，连接后纵隔直到隔膜水平。咽部和纵隔之间的这种相通的解剖关系是危险间隙命名的由来，因为它是感染在这两个部位之间传播的潜在渠道。

4. 椎前间隙（prevertebral space）

位于脊柱、颈深肌群与椎前筋膜之间，上达颅底，下至第三胸椎。颈椎结核脓肿多积于此间隙，并经腋鞘扩散至腋窝。当脓肿溃破后，可经咽后间隙向下至后纵隔。

三、颈部淋巴结分区

颈部淋巴结数量较多，除收纳头、颈部淋巴回流外，还收集胸部及上肢的部分淋巴回流。颈部淋巴结包括颏下淋巴结、下颌下淋巴结、颈前淋巴结、颈浅淋巴结及颈深淋巴结等。

1981年，Shah等首次将颈部淋巴结分为5个区域，各区之间的分界是手术或者临床体检时可以鉴别的体表标志。1991年美国耳鼻咽喉头颈外科学会（American Academy of Otolaryngology-Head and Neck Surgery，AAO-HNS）将颈部淋巴结按Level分区法划分为6个区，即Ⅰ区、Ⅱ区、Ⅲ区、Ⅳ区、Ⅴ区、Ⅵ区。2002年，美国头颈学会（American Head and Neck Society，AHNS）和AAO-HNS对Level分区法做了更新，补充了Ⅶ区，并细化了Ⅰ区、Ⅱ区、Ⅴ区的分区，目前学术界对颈部淋巴结的分区广泛采用Ⅶ区法。2003年，美国肿瘤放射治疗组（Radiation Therapy Oncology Group，RTOG）从放射治疗角度提出新的分区准则（RTOG分区）。2013年，欧洲放射肿瘤学会（European Society of Therapeutic Radiology and Oncology，ESTRO）官方杂志——《放射治疗与肿瘤学》（*Radiotherapy & Oncology*）在线发表了新的颈部淋巴结分区标准，在2003版颈部淋巴结分区指南和TNM颈部淋巴结分区的基础上，提出了2013版头颈部肿瘤颈部淋巴结分区指南（图1-3）。

Ⅰ区：包括颏下及下颌下区的淋巴结群，又分为A（颏下）和B（下颌下）两区。

Ⅰa区：位于中央的三角形区域，包括颏下淋巴结，引流颏、下唇中部、舌尖和口底前部的淋巴结，是口底、舌前、下颌骨前牙槽突和下唇肿瘤发生隐匿性转移的高危区域。

Ⅰb区：指下颌下淋巴结，位于二腹肌前后腹、茎突舌骨肌和下颌骨体之间，接收来自颏下淋巴结、内眦、鼻腔下部、硬软腭、上下颌骨牙槽突、颊、上下唇和舌前大部的淋巴管。口腔、前鼻腔、面中部软组织和下颌下腺肿瘤易发生这一区域淋巴结转移。

Ⅱ区：包括颈静脉上组淋巴结，位于颈内静脉上1/3和副神经上部周围。自颅底一直延伸

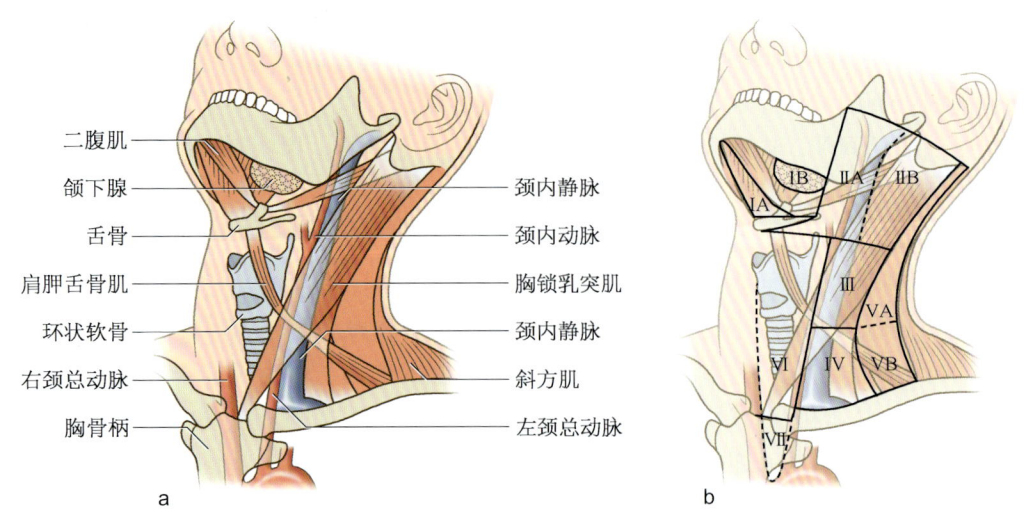

图 1-3　甲状腺消融相关颈部淋巴结分区

至颈动脉分叉或舌骨体下缘。影像学组采用颈内静脉后缘作为Ⅱa和Ⅱb的分界。Ⅱ区接受来自面部、腮腺及下颌下、颏下和咽后淋巴结的淋巴管，也直接接受来自鼻腔、咽、喉、外耳道、中耳及舌下腺和下颌下腺的集合淋巴管，是鼻腔、口腔、咽、喉和涎腺肿瘤发生隐匿转移的高危区域，其中Ⅱb与口咽或鼻咽的肿瘤关系更为密切。

Ⅲ区：包括颈静脉中组淋巴结，位于颈内静脉中1/3周围，是Ⅱ区向下的延续。上以舌骨体下缘为界，下以环状软骨下缘为界，前以胸骨舌骨肌后外侧缘和胸锁乳突肌前缘为界，后以胸锁乳突肌后缘为界，外以胸锁乳突肌内缘为界，内以颈内动脉内缘和斜角肌为界。Ⅲ区所包含的淋巴结数目变化较大，主要接受来自Ⅱ区和Ⅴ区的淋巴管及一部分咽后、气管前和喉返淋巴结的淋巴管，引流舌根、扁桃体、喉、下咽和甲状腺的淋巴液，因此是口腔、鼻咽、口咽、下咽和喉肿瘤发生隐匿性转移的高危区域。

Ⅳ区：包括颈静脉下组淋巴结，位于颈内静脉下1/3周围，它起自Ⅲ区下界，止于锁骨水平。上界为环状软骨下缘，前、后界与Ⅲ区相同，分别为胸锁乳突肌前内缘和后缘，外界为胸锁乳突肌内缘，内界为颈内动脉内缘和斜角肌。Ⅳ区所包含淋巴结数目不尽相同，主要接收来自Ⅲ区和Ⅴ区的淋巴管；来自咽后、气管前和喉返淋巴结的淋巴管；来自下咽、喉和甲状腺的集合淋巴管，是下咽、喉和颈段食管肿瘤发生隐匿性转移的高危区域。

Ⅴ区：包括颈后三角淋巴结群。这一淋巴结群包括沿脊副神经下部和颈横血管的淋巴结。Ⅴ区上界为胸锁乳突肌止点处和斜方肌，下界为锁骨，从影像学角度采用舌骨体上缘作为Ⅴ区的上界，前以胸锁乳突肌后缘为界，后以斜方肌前侧缘为界。Ⅴ区接收来自枕骨和耳后淋巴结的淋巴管；来自枕骨和顶骨头皮、侧颈和后颈皮肤及肩部、鼻咽和口咽（扁桃体和舌根）的淋巴管，是鼻咽、口咽、声门下喉、梨状窝顶、颈段食管和甲状腺肿瘤发生隐匿性转移的高危区。

Ⅵ区：亦称颈前间隙，包括喉前、气管前和气管旁淋巴结及甲状腺周围淋巴结。上界为甲状软骨体下缘，下界为胸骨柄，前界为颈阔肌和皮肤，后界为气管和食管分界处。外界是甲状腺内缘、皮肤和胸锁乳突肌前内侧缘。对于气管旁和复发淋巴结，上界为环状软骨下缘。对于气管前淋巴结，后界为气管和环状软骨前缘。Ⅵ区接受来自甲状腺、声门和声门下喉、下咽和颈段食管的淋巴管，是甲状腺、声门和声门下喉、梨状窝顶和颈段食管肿瘤发生隐匿性转移的高危区域。

　　Ⅶ区：为胸骨上缘至主动脉弓上缘的上纵隔区。上界为胸骨柄，下界为主动脉弓水平，两侧为左右颈总动脉。有学者认为，Ⅶ区位于颈部区域以外，不属于颈淋巴结组。但该区域淋巴结是甲状腺、下咽部和颈段食管肿瘤发生隐匿性转移的高危区域，故学术界已普遍接受该区的分法。

（顾宏刚　王飞航）

参考文献

[1] Gregoire V, Levendag P, Ang K K, et al. CT-based delineation of lymph node levels and related CTVs in the node-negative neck: DAHANCA, EORTC, GORTEC, NCIC, RTOG consensus guidelines[J]. Radiother Oncol, 2003, 69(3):227-236.

[2] Apisarnthanarax S, Elliott D D, El-Naggar A K, et al. Determining optimal clinical target volume margins in head-and-neck cancer based on microscopic extracapsular extension of metastatic neck nodes[J]. Int J Radiat Oncol Biol Phys, 2006, 64(3):678-683.

[3] Grégoire V, Ang K, Budach W, et al. Delineation of the neck node levels for head and neck tumors: A 2013 update. DAHANCA, EORTC, HKNPCSG, NCIC CTG, NCRI, RTOG, TROG consensus guidelines[J]. Radiother Oncol, 2013, 110(1):172-181.

[4] 雷尚通，丁自海，李国新. 甲状腺周围筋膜及筋膜间隙的应用解剖学观察[J]. 中国临床解剖学杂志，2014, 32(4):387-391.

[5] 付美娟，温稀超，靳小石. 颈部筋膜的解剖学认识及临床应用研究进展[J]. 现代肿瘤医学，2022, 30(13):2464-2470.

第二章
超声新技术的原理及检查操作流程

一、甲状腺疾病超声检查及 TIRADS 分级

超声检查是一项利用人体组织声学特性差异实现观察人体结构的成像方法，具有安全无创、简便易行的优势。甲状腺位置表浅，周围没有其他组织遮挡，超声可以清晰显示甲状腺结构及其内的病灶特征，是甲状腺疾病的首选影像学检查方法。近年来，随着高频超声技术的不断发展和广泛应用，以及人们对于健康体检的重视提高，甲状腺结节的发病率及检出率迅速增加。虽然大多数结节是良性的，但是恶性发生率亦超过10%。

高分辨率超声可评估甲状腺结节的部位、大小、数目、内部回声、形态、边界、纵横比、钙化、血供等情况，同时可评估颈部淋巴结的大小、形态和结构特点。甲状腺可疑恶性结节超声特征包括：①极低回声（相对于周围肌肉组织）；②微钙化；③边缘不规则；④纵横比＞1；⑤实性；⑥腺外侵犯；⑦局部淋巴结可疑病变。淋巴结转移征象包括：①淋巴结呈圆形，皮髓质分界不清；②边界不规则，边界不清；③内部回声不均，可伴有钙化或囊变等。

为更好地将超声检查应用于甲状腺结节的诊断，使甲状腺影像报告、甲状腺病变评估及临床管理标准化，方便临床医师与超声医师交流，2009年智利学者仿照美国放射学会（American College of Radiology，ACR）制定的超声乳腺影像报告和数据系统（breast imaging reporting and data system，BIRADS），率先设计了一套甲状腺结节恶性危险分层系统，称为超声甲状腺影像报告和数据系统（thyroid imaging reporting and data system，TIRADS）。2016年，韩国放射学会和韩国甲状腺放射学会发布了韩国 TIRADS（Korean-TIRADS，K-TIRADS）。2017年，欧洲甲状腺协会（European Thyroid Association，ETA）发布了欧洲版 Eu-TIRADS，其第5类的恶性风险是大于26%。2017年，ACR发布了 ACR-TIRADS 分类，其最高的分类是第5类，恶性风险是大于20%（图2-1）第5类结节过低的恶性风险给临床医师在处置甲状腺结节时带来很多困惑，严重限制了后两者 TIRADS 分类在我国的应用。2020年，瑞金医院詹维伟教授领导的中华医学会超声医学分会浅表器官和血管学组专家委员会，结合中国的国情和医疗现况制定了甲状腺结节超声恶性危险分层的中国指南——C-TIRADS，该指南中对结节的分类简便易行，

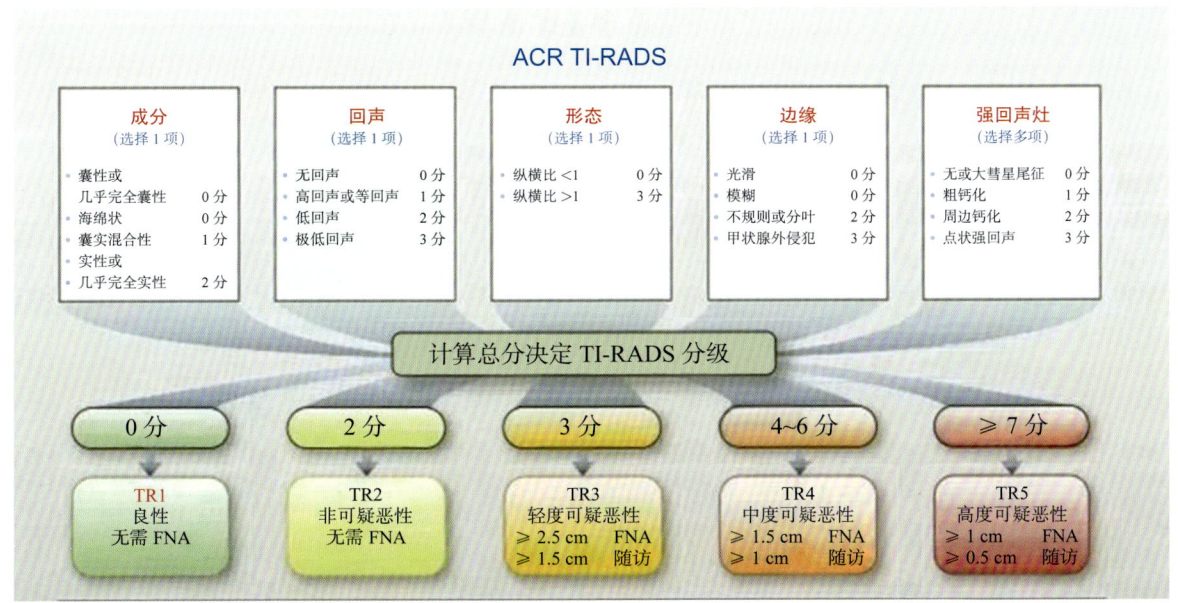

图 2-1　美国放射学协会（ACR）甲状腺结节分级诊疗 TIRADS 标准

恶性风险呈逐步递进，从第 2 类的 0 到第 5 类的 ＞ 90%，具有较好的临床可操作性，而且为临床制订结节处理方案提供了较为清晰的信息。在 C-TIRADS 中，实性、微钙化、极低回声、边缘模糊 / 不规则或甲状腺外侵犯及垂直位（纵横比 ＞ 1）是甲状腺结节的恶性超声特征，通过计数上述恶性超声特征的数量对结节进行风险分层，方便且实用（图 2-2）。

但是，随着甲状腺结节治疗方法的进步，常规超声检查已不能满足临床需求：①较小的病灶仅依靠常规超声表现难以鉴别其良恶性；②常规超声对病灶内部囊性成分及坏死区域显示效果欠佳，在指导甲状腺结节消融治疗中的价值有限；③ CDFI 对血流信号的检测有角度依赖且对于低速血流信号检测不敏感，在甲状腺结节消融治疗后的随访中不能准确检测到残留或复发灶。

二、剪切波弹性成像原理

剪切波弹性成像（shear wave elastography，SWE）是通过超声换能器发射的脉冲波，叩击组织而产生剪切波速度（shear wave velocity，SWV，以 m/s 为单位），而剪切波速度直接与弹性或杨氏模量相关，利用横波在组织中的传播速度形成图像，从而获得组织硬度的定量评估。正常情况下，剪切波在生物组织中的传播速度可达 1~10 m/s。组织硬度的增加意味着组织中的低弹性，会产生更高的剪切波速度。同时，它可以通过颜色来评估组织硬度，每种颜色代表不同程度的组织硬度：蓝色代表软组织，红色代表硬组织。超声剪切波弹性成像包括点剪切波弹性成像、二维和三维实时剪切波弹性成像（2D SWE 和 3D SWE）。其中，二维剪切波弹性成像的优点包括：①对操作者主观判断的依赖性较小，重复性高；②可定量测量组织硬度（剪切波速度或杨氏模量）；③适用于较大或多个结节的评估；④它提供了更多的定量参数，如平均值、最大值、最小值和标准差值。因此，临床上二维剪切波弹性成像使用最为广泛。

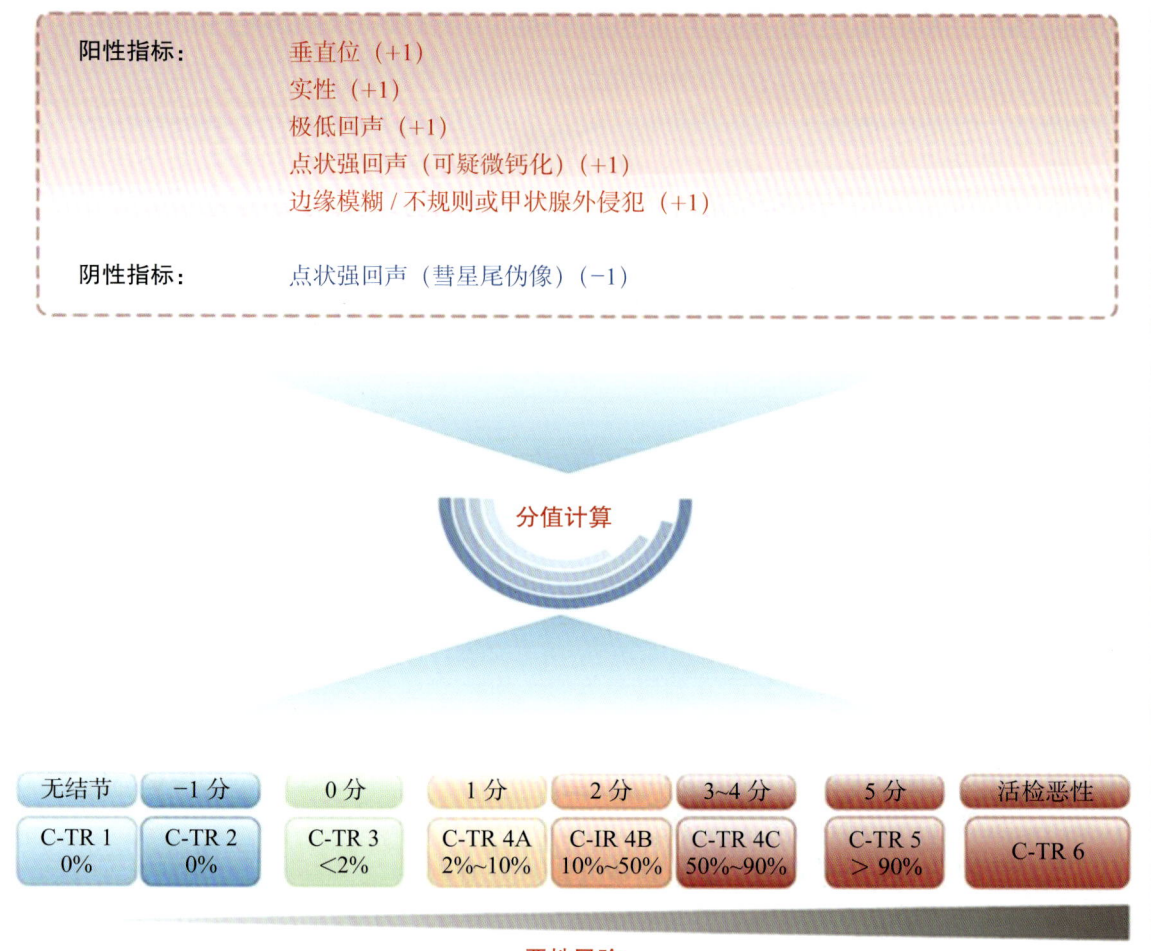

图 2-2　中国 C-TIRADS 标准

三、甲状腺剪切波弹性成像检查流程

不同的超声仪器有不同的设备系统（如剪切波频率和探头频带宽度）和不同的成像软件（如剪切波到达时间及速度的计算方法），均会影响剪切波的测值，因此目前已知的适用于某种特定仪器的硬度临床应用阈值不适用于其他设备。

以德国西门子红杉树（Acuson Sequioa）型彩色多普勒超声诊断仪为例，内置声脉冲辐射力（acoustic radiation force impulse，ARFI）成像 Virtual Touch Imaging Quantification（VTIQ）软件。VTIQ 是近年来发展起来的一种将定性与定量相结合的二维剪切波（2D SWE）成像方法，使用更复杂的 ARFI 脉冲排序和剪切波检测算法，剪切波速度的二维图像可以提供额外的信息（图 2-3）。由于能够精确测量从 0.5 m/s 到 10 m/s 的剪切波速度，各种弹性性质的组织均能可靠成像。VTIQ 扫描模式显示 ARFI 激发和剪切波在虚拟的空间和时间域的组织位移。对于每一个激励，剪切波的检测发生在一个狭窄的横向跨度内的多个横向位置，如图 2-3 所示的

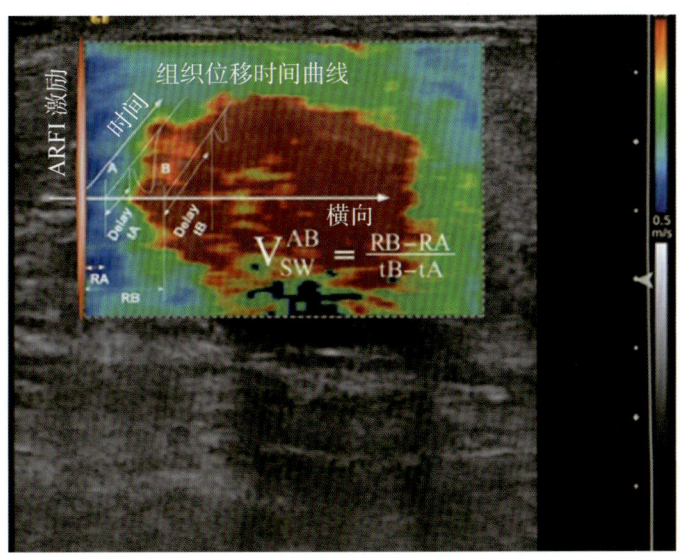

图 2-3 VTIQ 技术测量甲状腺结节硬度

A 和 B。这种激励和检测序列通过在 VTIQ 感兴趣区中移动其横向位置来重复，形成多达 256 条采集线，以保证高空间分辨率和高保真剪切速度。

应用线阵探头 9-L4，频率 4~9 MHz。由能够熟练运用 VTIQ 技术的高年资医师进行检查，检查时受检者取仰卧位，充分暴露颈部，首先行甲状腺常规超声扫查，记录结节位置、大小、内部回声、纵横比、边缘、钙化、血供等。对所有结节进行 TIRADS 分类。

VTIQ 检查时，仪器设置包括弹性增益 70%~80%，弹性量程 30~100 kPa，感兴趣区（region of interest，ROI）需包括整个结节和部分周边正常甲状腺组织。选择图像清晰完整的二维切面，切换至 AFRI 模式并启动 VTIQ 软件，同时嘱受检者屏住呼吸、禁止吞咽且不活动，待图像稳定后获取 VTIQ 图像。首先进入 VTIQ 质量模式，选择质量最佳图像，即色彩显示为均匀一致的绿色区域作为有效的测量区，随后切换至 VTIQ 速度模式，根据剪切波传导速度地图的颜色比例梯度放置感兴趣区，即将仪器设定大小为 1 mm×1 mm 的测量框密集放置于甲状腺结节内不同位置，尽量覆盖结节的全部应测量区域，包括结节最硬的区域（即红色区域）和结节最软的区域（即蓝色区域），随机测量 5~10 次取中位数或平均值。测量时应尽量避开液性区、钙化及质量模式显示较差区域，获得 SWV 最大值（SWV_{max}）、最小值（SWV_{min}）、平均值（SWV_{mean}）和中位数（SWV_{median}）。仪器设定的 SWV 值范围为 0~10.0 m/s，当被检测区域 SWV 值不在此范围时会显示"HIGH"或"NA"，如确定操作及方法无误时，将"HIGH"记作 10.0 m/s，"NA"记作 0。整个检查过程尽量不额外施加外力，保证探头与皮肤充分耦合情况下，仅靠探头本身重量垂直轻触颈部，操作过程中手保持不动。所得图像均存储待进一步分析。

四、超声造影原理

在灰阶超声显示组织结构的基础上，通过静脉注射超声造影剂，可以增强血管与周围组织之间的对比，动态高分辨率地观察微循环，达到超声造影（contrast enhanced ultrasound，

CEUS）的目的。目前临床适用于甲状腺超声造影的造影剂为声诺维（SonoVue，Bracco Group，Milan，Italy），其主要成分为磷脂包裹的六氟化硫（sulfur hexafluoride，SF_6）微泡，直径为1.5~2.5 μm，无法穿过毛细血管内皮窗孔，在 CEUS 检查过程中一直保持在血管腔内，在组织间隙中没有分布，是一种真正的血池造影剂，最终通过呼吸排出体外。微气泡的出现显著增加了血管内成分的背向散射力，增强了血流信号与周围组织的回声差异，同时造影探头提高了对非线性信号的处理能力，与 CDFI 相比，CEUS 没有角度依赖且对血流信号的检测更加敏感，能准确反映病灶内部微循环灌注情况。

血管生成与肿瘤的发生、发展和预后密切相关。甲状腺良恶性结节在血管生成和细胞增殖分化均存在明显差异，其微血管在解剖结构和空间分布的不同，是超声造影鉴别其良恶性的基本病理生理基础。由于甲状腺本身血供丰富，结节的生长进一步影响其内部和周边血管的形态、数目、走形及微循环灌注。通过显示甲状腺结节内部的微循环灌注特征及其与周边组织的灌注差异，CEUS 鉴别甲状腺良恶性结节的敏感性及特异性均超过 90%。

五、甲状腺超声造影检查流程

不同品牌不同型号的超声诊断仪具有不同的超声造影成像原理和软件，因此具有不同的超声造影性能。另外，超声发射功率、发射频率及发射的脉冲重复频率等因素对造影剂的体内稳定性有较大影响，所以应选择较低的机械指数以减少造影剂的破坏，同时，造影的仪器设置条件与参数应保持一致，以使造影增强有可比性。不同仪器不同器官的不同病变要取得满意的超声造影效果，还需要在实践中摸索恰当的造影剂剂量。

以西门子 Acuson Sequoia 512（9L4 或 10L4 浅表探头，频率 4~10 MHz）超声诊断仪器为例，成像参数设置如下，常规超声模式参数：机械指数为 1.2~1.4，增益为 7 dB，动态范围为 70，探头频率 8 MHz；超声造影时将模式切换为对比脉冲序列，并选择图像进行自动优化。超声造影模式参数：机械指数为 0.12，增益为 2 dB，动态范围 80，对比脉冲序列频率为 4 MHz。

超声造影剂采用声诺维，在使用前，将 5 mL 的生理盐水注射将之稀释，摇匀并混合均匀。由此，以 1~2 mL/s 的速度迅速将 2 mL 造影剂团注到外周静脉（通常是肘正中静脉），然后以相同的速率立即注射 5 mL 的生理盐水冲管。

（一）常规超声检查

1. 操作步骤

甲状腺位置表浅，一般使用高频探头（5~10 MHz）进行扫查，探头显示深度以超过甲状腺最深处 1~2 cm 为宜。患者取仰卧位，头稍向上仰，暴露颈部皮肤。首先用超声探头进行横切扫查，可将气管至于画面中央，分别测量甲状腺左右径、前后径及峡部厚度，然后用超声探头进行纵切扫查，测量甲状腺上下径。在扫查过程中观察甲状腺实质及记录甲状腺结节特征，接着用 CDFI 检测甲状腺实质、甲状腺结节的血流信号及甲状腺上下动脉的频谱特征。扫描区域向上延伸到下颌骨，向下延伸到锁骨上窝，并在两侧一直延伸到斜方肌的外侧边缘观察毗邻器官及淋巴结情况。

2. 观察指标

甲状腺的形态、大小、实质回声及血供情况；分别测量甲状腺结节的三条最大径线 a、b、c，采用仪器自带的 volume 计算功能，测量常规超声显示微波消融前甲状腺结节的体积；甲状腺结节的位置、数目、回声、边界、形态、纵横比是否大于 1、内部是否存在沙砾样微钙化、结节是否浸润甲状腺包膜、颈部是否存在可疑转移淋巴结及结节的血供情况，并对结节进行 TIRADS 分类。

（二）超声造影检查

1. 操作步骤

甲状腺 CEUS 检查时，患者体位与常规超声相同，对于较大的病灶，常需患者将头转向健侧，以便显示完整病灶。常规超声发现甲状腺结节后，将超声探头保持在能清晰显示完整病灶的切面（一般选择病灶最大切面或血流最丰富切面，应尽量显示部分周围腺体组织做对照），切换至 CEUS 模式，注射造影剂后，嘱患者不做吞咽动作，防止病灶移位，连续观察病灶至少 2 分钟，记录并保存病灶动脉期、静脉期及延迟期的回声特征。在延迟期时，可以扫查结节周边甲状腺腺体，观察是否存在潜在的病灶（常规超声不易发现的等回声结节）。若延迟期检测到新病灶，可再次注射超声造影剂对新病灶进行观察及诊断。但是，第二次造影检查不能即刻进行，要求血流中的残存造影剂基本清除才能再次注射造影剂，否则会造成动脉、静脉及微循环的循环重叠，难以区分真实的灌注而达不到满意的造影效果。为了快速清除残存造影剂，可以切换到常规超声模式即采用高机械指数破坏造影剂微泡，或采用 Flash 方法加速清除造影剂以缩短间隔，一般需间隔至少 10 分钟。

2. 观察内容

定性评估的观察指标包括病灶增强方式（向心性、弥漫性、偏心性）、增强程度（不增强、低增强、等增强、高增强）、增强均匀性（均匀、欠均匀、不均匀）、强化完全（完全增强、灌注缺损区）、环状增强（无、环状高增强、环状不增强、环状低增强）、强化后结节形态（规则、不规则）、边界（清晰、不清晰）、强化后大小（减小、不变、增大）。

其中甲状腺结节的增强强度（enhanced intensity，EI），包括开始增强强度、达峰时增强强度及达峰后期增强强度。将甲状腺结节的 EI 与正常甲状腺实质的 EI 进行半定量比较，分为 4 级：不增强、低增强、等增强或高增强（不增强定义为：始终未见造影剂灌注；低增强定义为：开始增强时晚于甲状腺实质增强、达峰时强度低于甲状腺实质、达峰后期早于甲状腺实质减退；等增强定义为：始终与甲状腺实质同步增强同步减退；高增强定义为：开始增强时早于甲状腺实质增强、达峰时强度高于甲状腺实质、达峰后期晚于甲状腺实质减退）。观察结节周边是否存在环状增强，内部是否存在囊变或出血坏死区。

分别测量甲状腺结节的三条最大径线 a、b、c，采用仪器自带的 volume 计算功能，测量超声造影显示微波消融前甲状腺结节体积。

消融术前，通过观察甲状腺病灶动脉期、门脉期及静脉期与周围甲状腺实质相比的增强强度、增强均匀性、环状增强等特征，有助于临床规划合理的消融方案（图 2-4）。对于拟诊为良性的结节，着重观察内部是否有不增强区、周边是否有环状高增强；对于拟诊为恶性的结节，着重观察甲状腺结节距离包膜的距离，是否侵犯包膜，包膜连续性是否中断，是否存在颈部淋巴结浸润等。

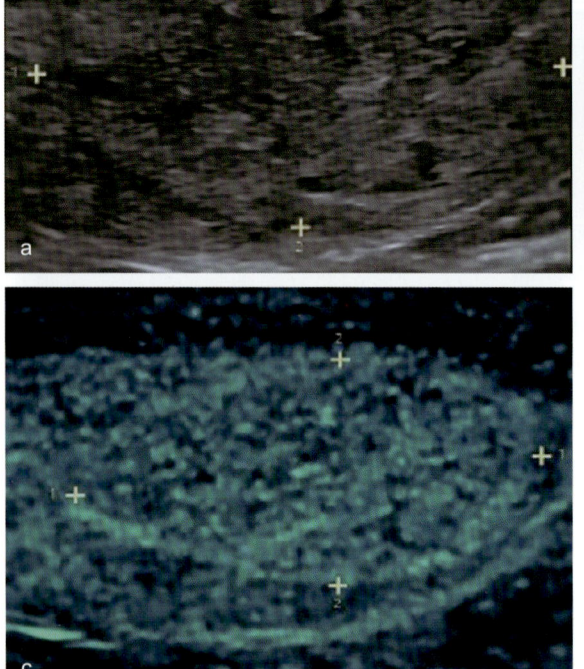

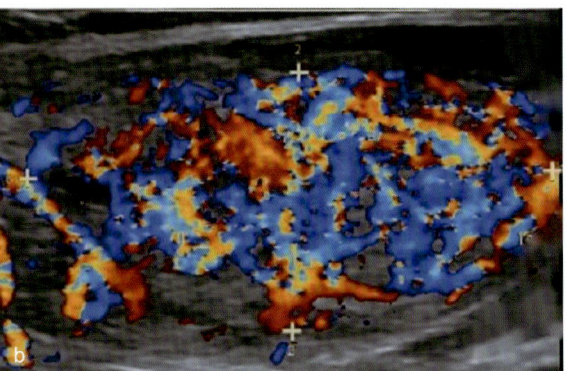

图 2-4　一例甲状腺腺瘤微波消融前超声造影评估
61 岁的女性患者。a. 甲状腺右叶可见 26 mm × 16 mm 低回声实质团块，边界不清，形态尚规则；b. 彩色多普勒超声显示，病灶内部及周边可见较丰富的彩色血流；c. 注射超声造影剂后，超声造影显示动脉期早期，病灶周边可见快速环状高增强，有助于预估消融所需边界

（董怡　蒋珺　曹司琪）

参考文献

[1] Haugen B R, Alexander E K, Bible K C, et al. 2015 American thyroid association management guidelines for adult patients with thyroid nodules and differentiated thyroid cancer: the American thyroid association guidelines task force on thyroid nodules and differentiated thyroid cancer[J]. Thyroid, 2016, 26(1):1-133.

[2] Russ G, Bonnema S J, Erdogan M F, et al. European Thyroid Association Guidelines for ultrasound malignancy risk stratification of thyroid nodules in adults: the EU-TIRADS[J]. Eur Thyroid J, 2017, 6(5):225-237.

[3] Zhou J, Yin L, Wei X, et al. Superficial organ and vascular ultrasound group of the society of ultrasound in medicine of the Chinese Medical Association; Chinese Artificial Intelligence Alliance for Thyroid and Breast Ultrasound. 2020 Chinese guidelines for ultrasound malignancy risk stratification of thyroid nodules: the C-TIRADS[J]. Endocrine, 2020, 70(2):256-279.

[4] Sidhu P S, Cantisani V, Dietrich C F, et al. The EFSUMB Guidelines and Recommendations for the Clinical Practice of Contrast-Enhanced Ultrasound (CEUS) in Non-Hepatic Applications: Update 2017 (Long Version)[J]. Ultraschall Med, 2018, 39(2):e2-e44.

[5] Hegedüs L, Frasoldati A, Negro R, et al. European Thyroid Association survey on use of minimally invasive techniques for thyroid nodules[J]. Eur Thyroid J, 2020, 9(4):194-204.

[6] Mauri G, Hegedüs L, Bandula S, et al. European Thyroid Association and Cardiovascular and Interventional Radiological Society of Europe 2021 Clinical Practice Guideline for the Use of Minimally Invasive Treatments in Malignant Thyroid Lesions[J]. Eur Thyroid J, 2021, 10(3):185-197.

第三章
常见甲状腺肿瘤的微创消融治疗方式

影像引导的消融技术是目前常用的肿瘤微创治疗方式，其主要通过化学注射或热能来引起病灶的不可逆损伤，应用范围广泛，包括肝、肺、乳腺、骨、肾上腺等部位。在甲状腺结节的治疗方面，主要使用的是超声引导的消融技术，包括射频消融、微波消融、冷冻消融、激光消融等。该技术操作简便、定位精准、安全有效、损伤小、恢复快、并发症少等特点，能在有效治疗的同时，尽量减少患者的创伤并减轻患者的焦虑，提高患者的生活质量。

一、射频消融

射频消融是由置于病灶内的电极产生交变电场，使得电极针周围的离子发生交替运动，导致局部温度快速升高，从而使组织发生凝固性坏死。

既往有研究表示，对于单纯囊肿或囊性为主的结节，射频消融的治疗效果虽然与经皮无水乙醇注射相仿，但是由于无水乙醇治疗费用低、可重复性好及安全性较高，因此，对于复发的甲状腺囊肿推荐选择无水乙醇注射作为一线治疗。但是，近期的一项 meta 分析发现，对于不同体积及不同囊性占比的囊实性结节，射频消融组的体积缩小率均高于对应的无水乙醇组。并且，随着结节的囊性占比减少或体积增大，无水乙醇的弥散程度可能难以把控，存在扩散不均匀及不定向扩散的情况。但是考虑到无水乙醇注射不需要特殊的医疗设备且价格低廉，因此，对于经济负担重的患者，当囊实性结节的囊性占比 > 50% 或结节体积 < 30% 时，可将无水乙醇注射作为首选治疗，而在其余情况下，推荐射频消融作为首选治疗。

对于实性无功能结节，射频消融是一种具有良好疗效的非手术治疗方式。消融后 6 个月的体积减小率在 68.60%~81.34%。Lim 等在对 111 例患者的 4 年随访中发现，射频消融可以有效缩小结节体积，平均体积减小率为 93.4%，并且结节引起的美容及压迫症状也能得到明显改善。

对于高功能结节，射频消融也能有效减小结节体积，在消融后第 6 个月的随访时，结节的平均体积减小率为 34.7%~74.5%。Sung 等开展的一项使用射频消融治疗自主功能性甲状腺结节的多中心研究结果显示，在 44 名患者中，有 36 名患者消融后血清 TSH 回到了正常值，有 8 名患者的 TSH 虽然未回到正常值，但有所改善。症状和美容评分较治疗前也都有明显的好转。

目前在甲状腺恶性肿瘤的治疗中，消融常适用于符合适应证的甲状腺微小乳头状癌或颈部转移性淋巴结。Zhang 等使用超声引导下射频消融治疗低风险甲状腺微小乳头状癌，对 92 名患者在消融前后都进行了二维超声及超声造影检查，并且在消融后 3 个月对治疗区域进行粗针穿刺活检，结果表明射频消融能有效治疗低风险甲状腺微小乳头状癌并且在 12~18 个月的随访中没有肿瘤残余或复发的征象。Lim 等报道了射频消融对甲状腺乳头状癌术后的颈部复发淋巴结的治疗，共纳入 39 名患者 61 枚淋巴结。平均随访时间为 26.4 个月，在术后随访中发现，50 枚病灶完全消失，血清甲状腺球蛋白水平也从术前的 1.21 ± 1.91 mU/L 降至 0.50 ± 0.80 mU/L。术中出现声音改变 1 例，术后 24 小时内出现声音改变 2 例，这 3 例患者均于术后 2 个月内恢复。

与手术相比，射频消融的并发症发生率低、对甲状腺功能破坏小并且住院时间短。主要并发症有声音改变、结节破裂、甲状腺功能减退、臂丛神经损伤，次要并发症主要为血肿、呕吐、皮肤烧伤等，没有出现危及生命的并发症，大部分并发症都在随访过程中完全恢复。在消融时，采用冷冻消融、血管消融技术，对结节的边缘充分消融，能有效降低结节边缘复发的概率（图 3-1）。

二、微波消融

微波消融是通过电极针与周围组织内的离子相互作用，产生热能，使电极针周围的组织发生热变性和凝固性坏死，以达到治疗的目的。相比于其他热消融方式，微波消融能达到更高的温度，并在短时间内产生较大的消融区。

在对 100 名患有良性甲状腺结节的患者进行微波消融后，术后第 12 个月的随访发现结节的平均体积缩小率为 75.8%。王文平等分析了微波消融治疗 980 名患者 1 480 枚良性结节的治疗效果，术后 12 个月随访时发现结节的体积缩小率达到了 88.67%，结节的平均体积也从消融前的 6.97 mL 减小到了 0.79 mL，并且有 124 枚结节完全消失。Luo 等对接受微波消融治疗的 180 枚良性结节随访 3 年后，结节的体积缩小率可达 93.2%。Heck 等对 30 名甲状腺良性结节患者在消融前后都检测了血清 T3、T4、TSH、anti-Tg、TRAb、anti-TPO，发现术后 3 个月及 6 个月这些指标都未发生明显变化。这一现象提示微波消融对甲状腺功能可能不会有明显的影响。

对于自主功能性甲状腺结节，陈等分析了 53 名患者 67 枚结节的疗效，在消融后 12 个月虽然有 3 枚结节复发，但有 91.35% 的患者甲状腺激素水平恢复正常，结节平均体积缩小率为 81.6%，并且症状评分及美容评分均较术前有明显好转。有 2 名患者在术后 1~2 天出现声音嘶哑，均在 3 周内恢复正常。Ertürk 等对比分析了微波消融和放射性碘治疗在自主功能性结节上的疗效，结果显示治疗后 9 个月微波消融组的体积缩小率要显著高于放射性碘治疗组（54.29% *vs.* 45.81%，P=0.008），放射碘治疗组有 7 名患者出现甲状腺功能减退，微波消融组未观察到该并发症，不过两种治疗方式的成功率并无统计学差异。

Li 等对手术或者微波消融治疗的甲状腺微小乳头状癌患者进行了回顾性分析，发现在 168

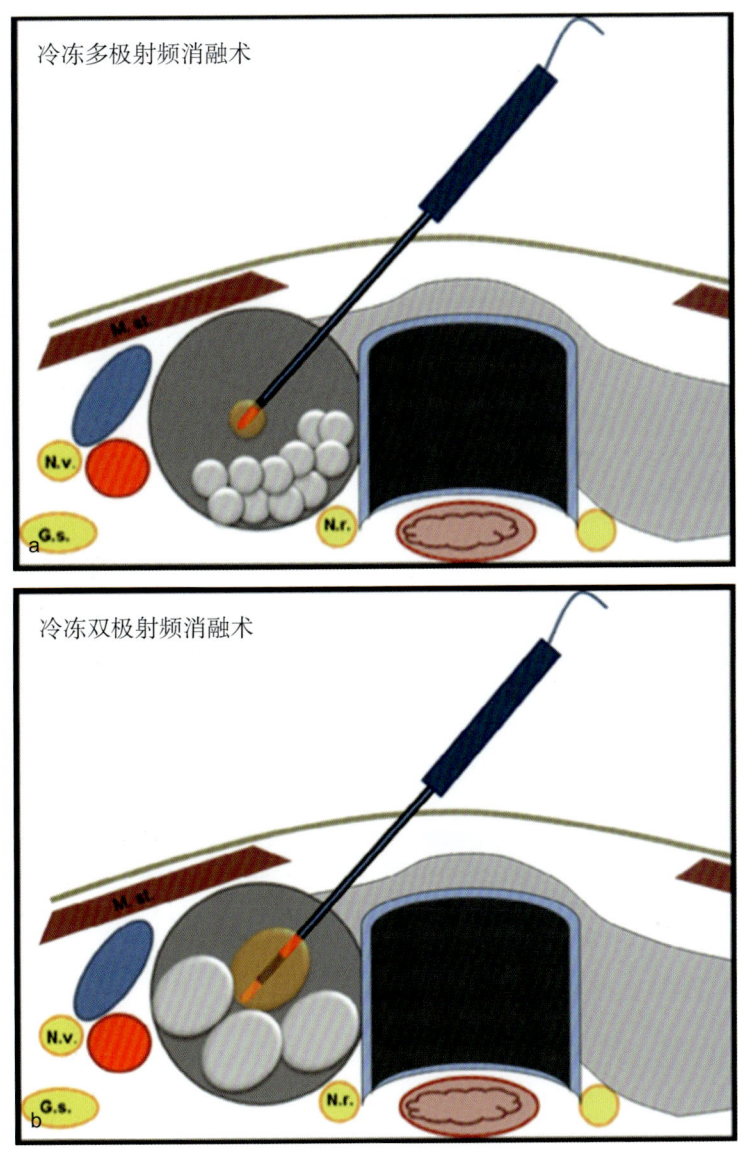

图 3-1 甲状腺结节射频消融示意图

名消融的患者中,有 34 名患者的肿瘤完全消失,剩余患者的病灶在超声造影上无明显强化,并且细针穿刺细胞学检查为坏死组织;与手术组相比,复发率、淋巴结转移率以及无病生存期均无明显差别,微波消融组的并发症率也显著低于手术组。基于此,他们认为在做好充分的术前评估的情况下,微波消融有可能在低风险甲状腺微小乳头状癌上作为手术的替代治疗。Wang 等回顾性分析了 63 名接受微波消融治疗的甲状腺微小乳头状癌患者,术后 2 年的体积缩小率为 99.43%,在术后 30 个月,有 55 名患者消融区域完全吸收。

微波消融的并发症发生率为 3%~6%,主要并发症的发生率为 3%~5.7%,最常见为可逆性声音嘶哑,少见的有结节破裂、交感神经损伤及永久性声音改变等,轻微并发症的发生率为 0.6%~4.1%,主要为血肿、皮肤灼伤、发热、甲状腺功能亢进等极少发生(图 3-2)。

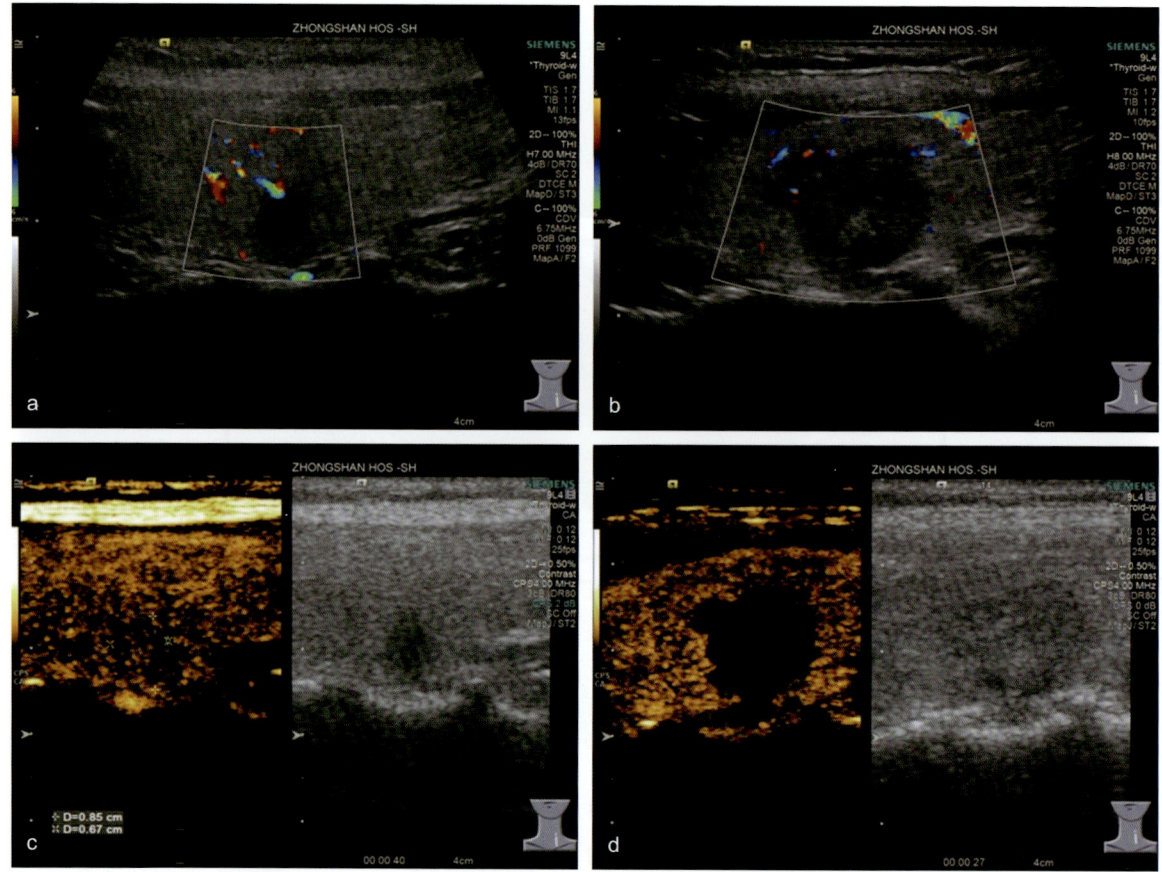

图 3-2　甲状腺微小癌微波消融前后彩色多普勒（CDFI）及超声造影（CEUS）改变
a. 消融前 CDFI 显示病灶周边有少量点状彩色血流；b. 消融后病灶二维超声显示体积增大，但其内未见明显彩色血流；c. 消融前 CEUS 显示病灶表现为典型的低增强；d. 消融后 CEUS 显示病灶内血供完全消失，未见明显增强

三、冷冻消融

冷冻消融是微创超低温消融技术，通过冷冻媒介，使靶区内温度快速降至 –160~–140℃，在消融针周围形成冷冻冰球，再快速升温至 20~40℃，使靶区内蛋白质变性、细胞裂解，同时产生微血管栓塞效应，以此来达到治疗目的。相较于射频消融、微波消融等，冷冻消融的消融边界更清晰，并且疼痛感低。

冷冻消融目前主要用于肺癌、前列腺癌、肝癌、肾癌、软组织肿瘤等治疗。在甲状腺癌方面，暂无冷冻消融直接用于甲状腺癌治疗的文献报道，Autrusseau 等报道了 16 名接受冷冻消融治疗甲状腺癌骨转移的患者，中位随访时间为 68 个月，在随访过程中，有 3 名患者出现局部进展，5 年局部肿瘤无进展生存率为 72.7%。NCCN 指南建议，对于甲状腺乳头状癌的远处转移灶，如果有条件，可以行局部冷冻消融治疗。

四、激光消融

激光消融是指在影像引导下,将光导纤维穿刺入靶病灶,通过光纤传输激光光源所发射的光子能量,在光纤尖端释放能量,当激光与生物组织相互作用时,其会发生散射并被组织吸收,从而产生能量沉积和受控的局部温度升高,通过热效应使靶病灶组织变性、凝固或气化,从而达到治疗的目的。

Papini 等对良性冷结节开展了一项随机对照试验,其中有 21 名患者接受了激光消融,在术后 12 个月,有 7 名患者的结节体积缩小率超过 50%,有 2 名患者在术后 6 个月出现 TgAb 的升高,但是甲状腺激素并无明显变化。Achille 等回顾性分析了 45 名接受激光消融的良性结节患者,术后 12 个月的平均结节体积缩小率为 84%,88% 的压迫症状得到缓解,在随访中,所有患者的甲状腺功能都保持正常,只有 1 名患者在术后出现声音嘶哑并在 8 周内恢复。一项前瞻性多中心随机试验研究了激光消融对 101 名甲状腺良性结节患者的长期效果,在术后 3 年,结节的体积缩小率达 57%,有 67.3% 的患者结节体积缩小 > 50%,压迫症状较治疗前有明显好转。仅有 1 名患者出现一过性声带麻痹,并在 2 周内自行缓解。

Gambelunghe 等对 82 名接受激光消融的高功能甲状腺结节患者进行了 3 年随访,中位结节体积从治疗前的 12 mL 下降到了 5 mL,对于结节体积在 15 mL 以下的患者,可以比大体积结节取得更好的治疗效果。对于合适的患者,激光消融可以作为一种较好的治疗选择。

对于甲状腺微小乳头状癌,Peng 等对 105 名接受激光消融的患者随访了 5 年,在术后 24 个月,有 103 名患者的结节完全吸收,有 2 名患者在随访中出现颈部淋巴结转移。Zhang 等回顾性分析了 64 名患者的随访情况,在消融后 36 个月,全部结节完全消失,并且在术后 1 个月、6 个月、12 个月的时候对消融区域实施超声引导下的细针穿刺,结果为炎性细胞、坏死及碳化组织,均未发现存活的肿瘤细胞。但有 1 名患者在术后 30 个月发现颈部转移性淋巴结,并接受了手术切除。

激光消融的主要并发症的发生率为 0~3%,最常见的是可逆性声音改变,其余少见的有压迫性血肿、皮下脓肿等。轻微并发症的发生率为 0.5%~15.1%,包括小血肿、轻微皮肤灼伤等(图 3-3)。

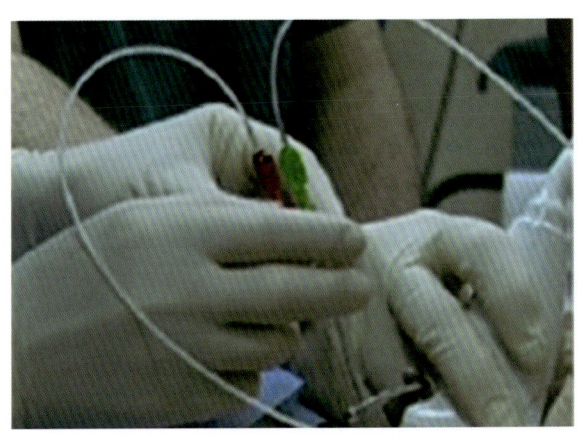

图 3-3　甲状腺结节激光消融示意图

五、消融治疗的人员资质与场地要求

甲状腺结节消融治疗需掌握高标准的超声检查和图像识别能力、超声引导穿刺技术和相关专业知识。操作者除需符合相关资质外，还应具备以下能力：①熟练使用超声设备，对甲状腺及周围解剖结构能够进行熟练超声检查和图像识别，在从事甲状腺结节热消融前应至少完成 1 000 例甲状腺及颈部淋巴结的超声诊断。②熟练掌握甲状腺结节穿刺技术，从事甲状腺结节热消融前应至少完成 500 例甲状腺结节穿刺手术，且无主要并发症发生。③能够熟练分离甲状腺周围的筋膜间隙并掌握基于筋膜间隙的液体隔离技术，从事甲状腺结节热消融前应至少完成 100 例甲状腺周围不同筋膜间隙分离。④熟练使用微波、射频或激光消融仪器，了解仪器原理、消融功率及对应时间的消融区大小。⑤较成熟的甲状腺良性肿瘤热消融经验储备，从事甲状腺乳头状癌热消融前应至少完成 100 例甲状腺良性肿瘤的热消融手术。⑥对甲状腺结节的消融策略、热消融常见并发症的预防、判断、处理有充分的认知和掌握，熟练掌握多点消融、移动消融技术，掌握出血的术中诊断和处理方法、神经损伤的识别和判断方法。⑦热消融甲状腺乳头状癌应遵循技术阶梯，首先进行相对低难度的 T1a 期甲状腺乳头状癌的热消融手术，在完全掌握技术细节的情况下，再进行难度较大的甲状腺乳头状癌消融治疗。对于高难度的甲状腺乳头状癌病例，应根据自身能力情况酌情决定能否消融。

对于甲状腺结节消融治疗的手术室，需满足下列要求：①手术室应为独立专用介入手术室，环境应符合介入治疗要求。②超声设备、消融设备及附属耗材准备应包括：a. 探头套、无菌耦合剂等；b. 消融设备和一次性使用消融针；c. 消融手术操作所需的注射针具、麻醉药品、隔离液等。③急救设备和常用药品，如心电监护、吸氧装置、气管插管器具、抢救车及相应急救及抗过敏药品。应当明确，消融手术虽为微创手术，但同样具有手术风险，如超声造影可能引发的过敏性休克，因此手术室必须配有相关操作人员并进行急救培训。

六、消融治疗的麻醉要求与隔离液

甲状腺结节消融治疗可选择局部麻醉或静脉麻醉，或两者联合。对于预估手术时间较短或疼痛耐受较好的患者，可在超声引导下，在皮下、颈前肌群及甲状腺前包膜使用 1% 或 2% 的利多卡因进行局部麻醉。对于预估手术时间较长或疼痛耐受较差的患者，可选择静脉麻醉或静脉麻醉联合局部麻醉。

甲状腺结节消融常用的隔离液为生理盐水或灭菌注射用水。根据病灶所在位置，在甲状腺外包膜与颈动脉间隙、甲状腺后包膜与食管间隙、甲状腺与甲状旁腺间隙及甲状腺后包膜与喉返神经穿行区域、转移性淋巴结与周围组织间隙分离，形成安全隔离区域（分离 > 5 mm），以保护颈动脉、食管、甲状旁腺及喉返神经等周围重要器官及组织免受损伤，术中需适时补充隔离液（图 3-4）。

七、消融术后的药物管理

甲状腺结节消融治疗对于患者的甲状腺功能的长期影响较小，大多表现为术后短期波动，大部分患者在术后 1 个月后可恢复正常。因此，对于术前不伴有甲状腺功能异常的患者，若为

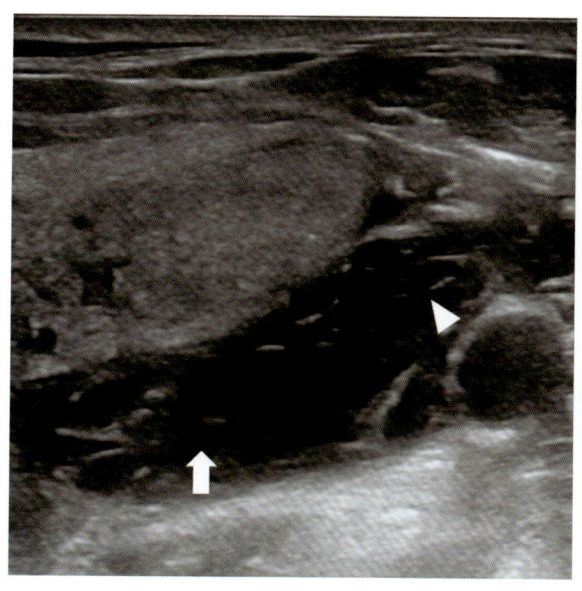 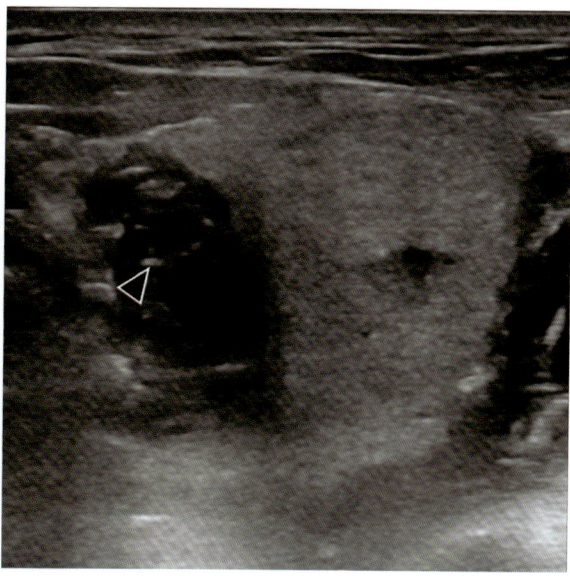

图 3-4 甲状腺隔离液注射方案示意图

在甲状腺后包膜与喉返神经穿行区域（白色箭头）、甲状腺外包膜与颈动脉间隙（白色三角）及甲状腺内包膜与气管间隙（黑色三角）注入隔离液

良性结节，消融术后可无须服药，仅在术后短期内监测甲状腺功能即可；对于甲状腺乳头状癌患者，可参照分化型甲状腺癌外科切除术后的 TSH 抑制策略，消融术后建议服用左甲状腺素钠片 2~3 年，抑制 TSH，以降低复发及转移的可能。如有心血管疾病，请咨询医生，评估是否需要调整剂量。若服药后出现明显心率加快、情绪易激动等症状，请咨询医生后调整剂量。发现甲状腺功能 5~7 项指标（血液检查）有异动时，不要自行调整剂量或服用药物，应及时咨询手术医生。对于术前伴有甲状腺功能异常的患者，请咨询内分泌科医生，由内分泌科医生根据相应的情况决定用药方案。

八、消融术后并发症的防范与处理

（一）疼痛

术区疼痛是甲状腺结节热消融中最常见的主诉，通常伴有热感。偶尔疼痛可放射至头部、耳朵、肩部、胸部、背部或牙齿，这可能是热量波及甲状腺被膜和颈部肌群引起的。疼痛的程度与消融针功率、治疗持续时间、穿刺区域、穿刺次数等有关，若穿刺部位邻近周围组织如血管、喉返神经或胸锁乳突肌，则疼痛更明显，持续时间也更长。对于热消融治疗中疼痛，大部分患者均可耐受，且暂停消融、降低治疗功率后疼痛即可迅速缓解，不需要特别处理。

对于部分耐受能力较差的患者，将低浓度（0.25%~0.5%）的利多卡因与生理盐水混合麻醉，可以起到镇痛作用，但可能会引起周围神经短时间麻痹。对于术后术区局部的疼痛和不适，大部分患者可以通过冰敷缓解症状。部分患者如果疼痛持续数天或无法忍受，可选择性地口服止痛药。

（二）出血

由于大部分消融本身具备止血功能，故术后出血发生率较低，出血多发生在腺体表面，少数在腺体内或囊内；在穿刺过程中伤及皮下血管极少数可引起皮肤瘀斑。发生出血时可利用 CDFI 及超声造影显示出血点，进行超声引导下消融针热凝止血。对于已经形成的血肿，可通过超声进行动态观察，并通过局部压迫的方法控制出血进一步发展。出血控制后，酌情加压包扎及冰敷防止再次出血，一般血肿会自行吸收。罕见情况如出血不能控制，尤其影响呼吸的时候需及时手术减压处理。

出血的预防包括以下几点：①术前预防性给予止血药，调整血压；②进针前通过 CDFI 显示进针路径有无粗大血管，避免损伤。

（三）喉返神经受损

这是甲状腺结节热消融最严重的并发症之一，该神经损伤可导致同侧声带麻痹，引起声音变化、饮水呛咳，甚至窒息。超声检查能较清楚地显示走行于颈动脉鞘内的迷走神经，其通常位于颈总动脉后外侧。而喉返神经及喉上神经为迷走神经的分支，结构更细小，在超声图像上很难直接观察到。在颈部，喉返神经多沿气管食管沟上行，但在甲状腺下极水平，两侧喉返神经多不对称，右侧喉返神经可以位于右侧甲状腺叶后缘的任何位置，故通常将这里称为"危险三角区"。当热消融过程中治疗点与"危险三角区"较近时，可以加用液体隔离带法或使用杠杆撬离法将两者距离增加，保持超过 5 mm 的安全距离。同时，应鼓励患者在整个手术过程中间歇性地与医生沟通，以评估是否发生喉返神经损伤。大多数喉返神经受损的患者在 3 个月内声音可完全恢复，同时适当的激素及营养神经药物治疗可能有助于缩短恢复期。

（四）喉上神经损伤

喉上神经由迷走神经分出后，在颈部行程较短，损伤较喉返神经少，且一般多为单侧，易伤及其外支。损伤外支可使环甲肌麻痹，造成声带松弛致发声时音调降低，频率范围缩小，不能发高音；损伤内支可使喉内感觉异常，造成误吸并导致呛咳。

若甲状腺结节靠近上极，应在甲状腺上极周围间隙注射液体形成隔离带，以避免消融甲状腺结节时产生的热量损伤喉上神经。若出现喉上神经损伤，可采取下列措施：①术后避免饮水，以稀粥代替，可防止呛咳；②给予糖皮质激素 1~3 天；③给予神经营养剂；④进行吞咽训练（收紧下颌，少量含水，用力做吞咽动作）。

（五）结节破裂

结节破裂很少见，形成机制可能是结节内延迟出血，致其体积扩张，进而在结节壁薄弱处撕裂，结节内容物外泄。同时，消融后颈部剧烈活动、按摩均可能造成结节破裂。Shin J H 对 6 例结节破裂病例进行了研究，发现甲状腺结节和甲状腺包膜之间缺乏正常甲状腺实质可能是引发结节破裂的危险因素，特别是近甲状腺前包膜的结节，可能因为甲状腺前表面的颈部空间不如其他面致密。结节破裂症状包括突然的颈部隆起和颈前部疼痛,超声检查可以明确诊断。这些患者大多可进行单纯观察及对症治疗,因为多数出血为自限性,且病灶内一般没有细菌生长。必要时可压迫止血、口服抗生素。然而,如果症状加重,应及时进行引流、抽吸或是切除,特别如果已有征象提示脓肿可能形成。

(六)液化性坏死

液化性坏死是消融术后的少见并发症,常发生在术后2~4周,表现为颈部疼痛和突然肿胀,类似于结节破裂。超声检查可于消融区发现透声较差的低或无回声区,边界模糊,与消融针道相通。大部分患者经引流后其症状随即改善。但严重者可形成脓肿、窦道,甚至发生皮肤破溃。若出现感染,应及时行抗感染治疗及脓肿引流,以免引起气管、食管穿孔。

(七)其他

消融治疗后有文献报道少量患者出现皮肤烧伤,其中大部分为Ⅰ度,仅表现为穿刺部位皮肤颜色变化和轻微的疼痛、不适,无须特殊处理。部分患者可能因为术中应激反应造成一过性血压升高,对于有高血压史或潜在高血压风险的患者,术前应适当用药控制血压。此外,有少部分患者于热消融治疗中或治疗后出现利多卡因中毒、迷走神经反射、发热(38~38.5℃)等症状,但大都症状轻微,且无须特殊处理。

九、小结

随着对超声引导下消融治疗研究的深入,其在临床的应用也越来越广泛。对于大部分良性甲状腺结节,消融治疗疗效好、创伤小、对甲状腺功能影响不大且不需长期服用甲状腺激素,逐渐获得人们的认可,国内外指南均推荐将消融作为治疗的选择。但对于甲状腺癌,其应用还较为局限,虽然在国内应用越来越广泛,但尚无高等级的循证医学证据,因此,在使用时,应严格把控适应证。在实际应用时,应根据各种方式的适应证合理选择,并做好术前准备、术中操作仔细及术后严密观察,以减少并发症的发生。

病例分享

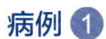

消融术后3个月的甲状腺恶性肿瘤

患者,男性,58岁,甲状腺左叶实质占位消融术后3个月来我院复查,实验室检查均无异常。常规灰阶超声显示甲状腺左叶中部见2.5 cm×1.5 cm低回声实质团块,边界不清,形态不规则,内回声分布不均匀(图3-5a)。超声弹性成像显示,病灶内部硬度较均匀且明显高于周围组织(图3-5b)。注射超声造影剂SonoVue™ 2 mL后,甲状腺左叶低回声病灶始终未见增强,未增强区的范围约1.9 cm×1.5 cm(图3-5c、d),内部无血供。

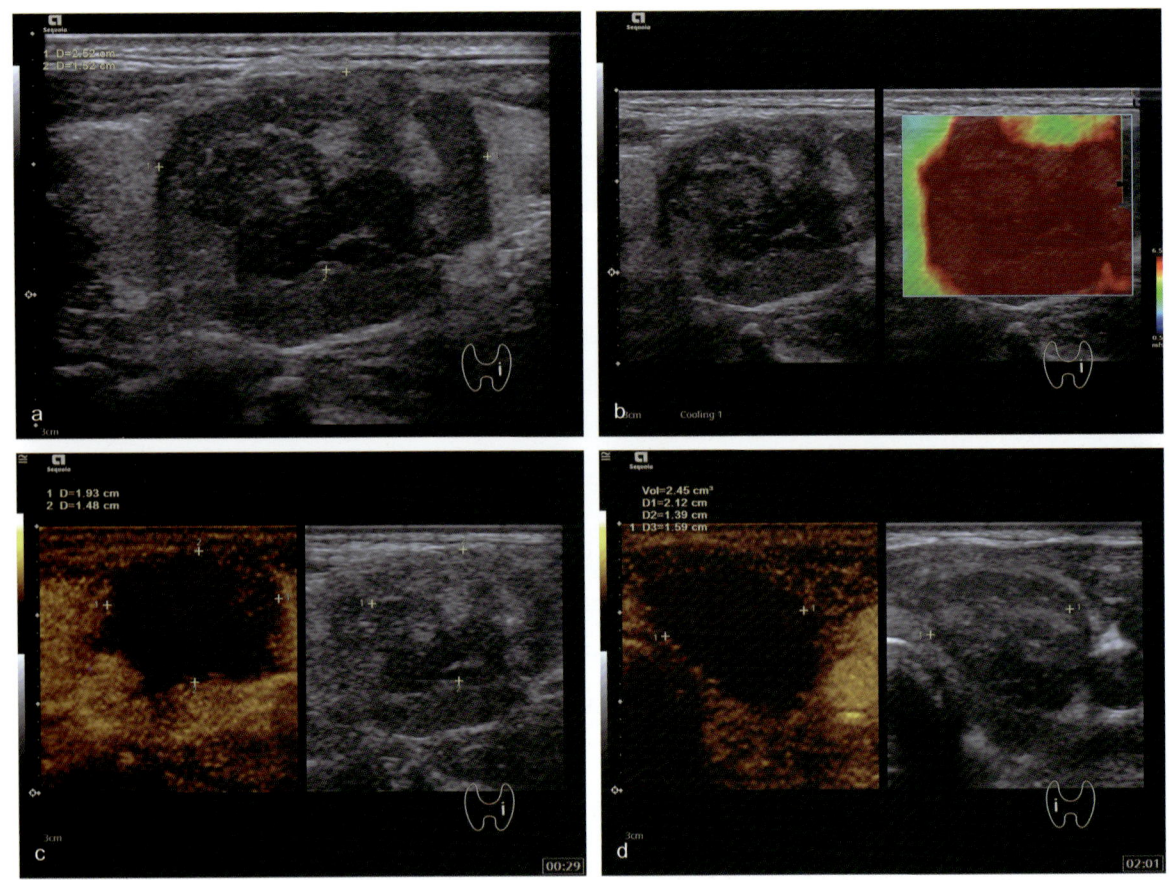

图 3-5 病例 1：消融术后 3 个月的甲状腺恶性肿瘤

病例 ❷

消融术后伴颈部淋巴结转移的甲状腺恶性肿瘤

患者，女性，40 岁，既往超声检查提示甲状腺左叶实质占位并行消融治疗，术后 3 个月来我院复查。常规灰阶超声显示甲状腺左叶见 0.7 cm×0.5 cm 低回声实质团块，边界不清，形态不规则，内回声分布不均匀（图 3-6a），同侧颈部见大小约 0.6 cm×0.3 cm 的低回声实质团块，边界尚清，形态不规则，内回声分布不均匀（图 3-6b）。锐眼成像（HD Scope）显示颈部低回声病灶内无明显钙化（图 3-6c）。超微血流成像显示甲状腺病灶内未见彩色血流信号（图 3-6d）。超声弹性成像显示，病灶内部硬度明显高于周围组织（图 3-6e）。注射超声造影剂 SonoVue™ 2 mL 后，甲状腺左叶低回声病灶始终未见增强（图 3-6f、g）。结合甲状腺恶性肿瘤病史，超声造影考虑甲状腺恶性肿瘤消融术后伴颈部淋巴结转移。

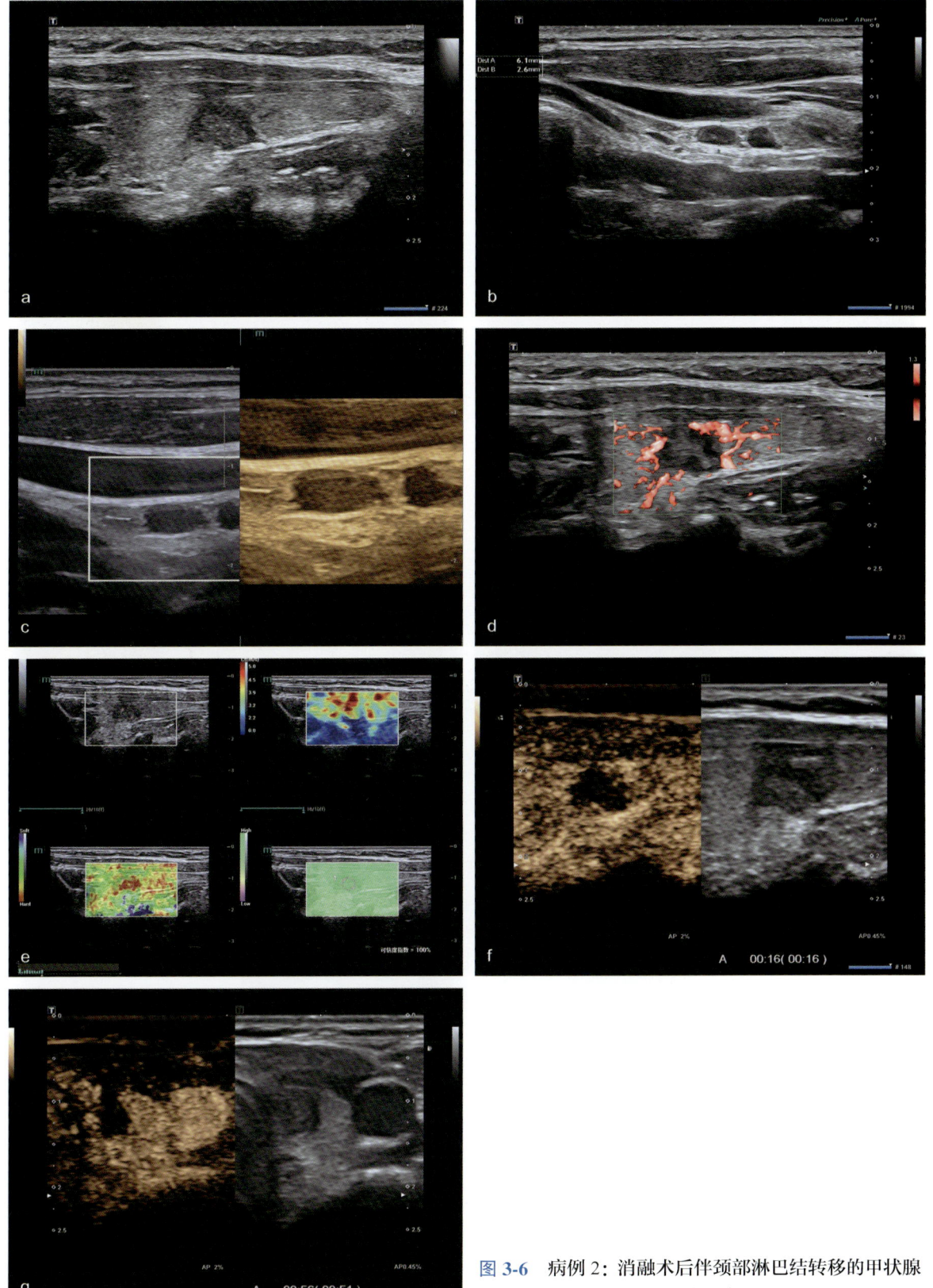

图 3-6 病例 2：消融术后伴颈部淋巴结转移的甲状腺恶性肿瘤

病例 3

2 枚相邻消融灶融合的甲状腺乳头状癌

患者，男性，31 岁，甲状腺右叶乳头状癌消融术后 6 个月来我院复查。常规灰阶超声显示甲状腺右叶见 2 枚低回声实质团块相互融合，大小约 2.1 cm×1.6 cm，边界不清，形态不规则，内部回声分布不均匀（图 3-7a），超声弹性成像显示，消融灶的硬度明显高于周围组织（图 3-7b）。注射超声造影剂 SonoVue™ 2 mL 后，甲状腺右叶低回声病灶始终未见增强（图 3-7c）。

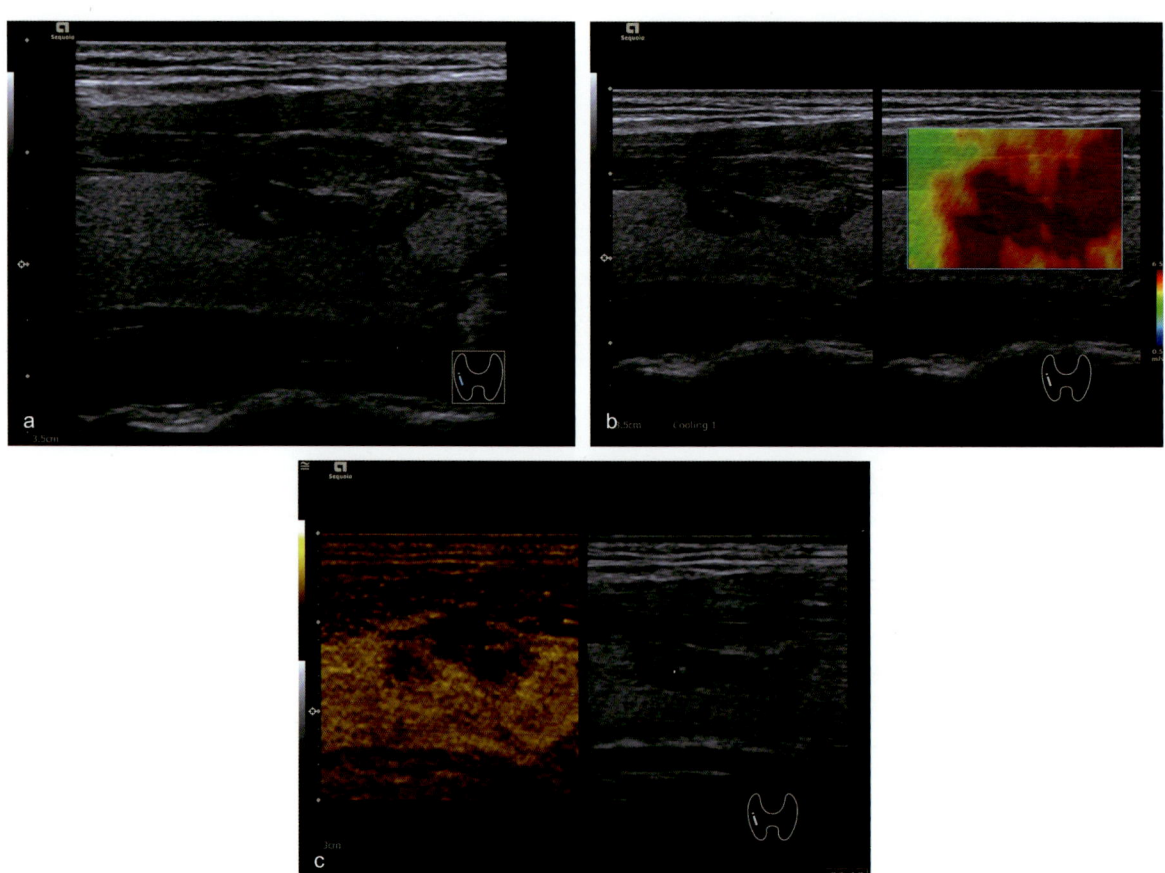

图 3-7　病例 3：2 枚相邻消融灶融合的甲状腺乳头状癌

病例 ❹

消融术后 1 个月在超声造影下表现为无血供的甲状腺乳头状癌

患者，男性，40 岁，甲状腺左叶实质占位行消融术治疗后 1 个月来我院复查。常规灰阶超声显示甲状腺左叶见 2.6 cm×2.0 cm 低回声实质团块，边界不清，形态不规则，内回声分布不均匀（图 3-8a、b）。超声弹性成像显示，病灶内部硬度明显高于周围组织（图 3-8c，绿—黄—红：硬度依次递增）。注射超声造影剂 SonoVue™ 2 mL 后，甲状腺左叶低回声病灶始终未见增强（图 3-8d），内部无血供。

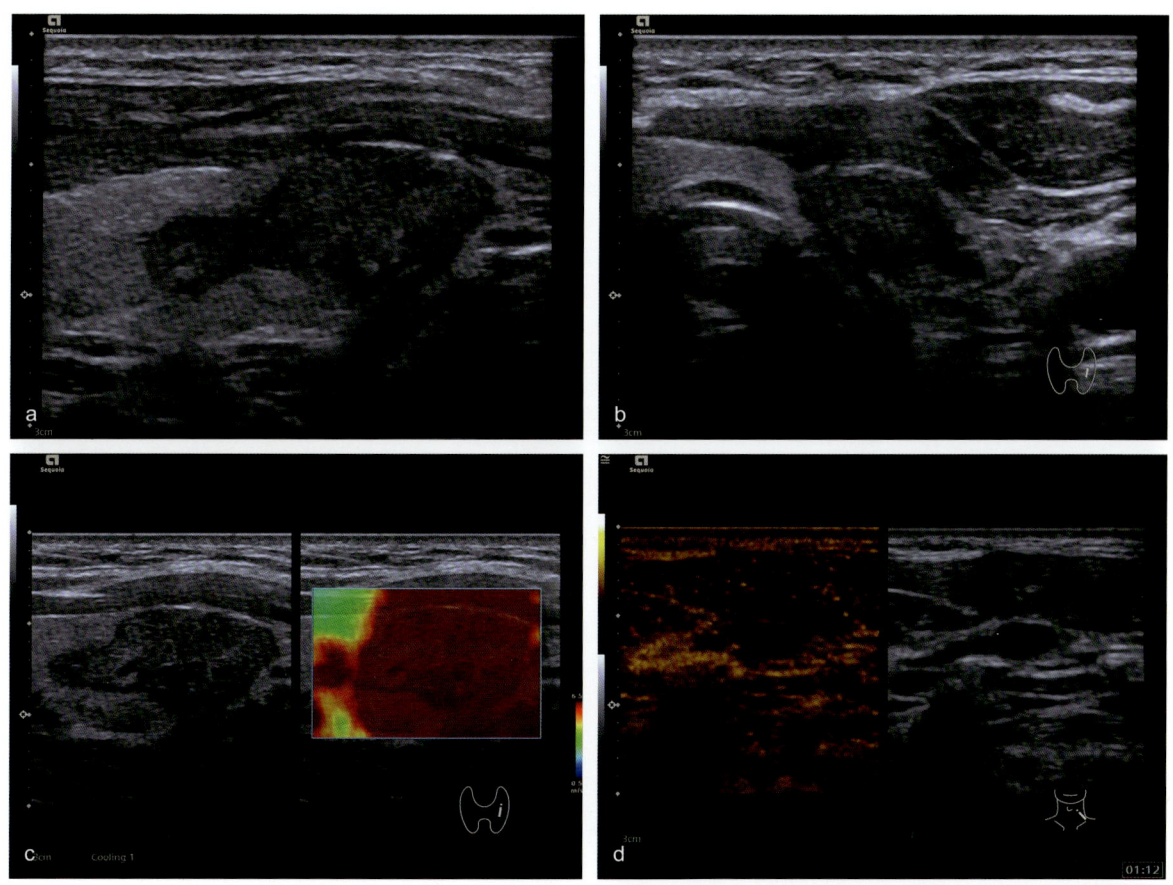

图 3-8　病例 4：消融术后 1 个月在超声造影下表现为无血供的甲状腺乳头状癌

病例 5

消融治疗术后 6 个月的甲状腺乳头状癌

患者，女性，64 岁，甲状腺右叶实质占位行消融术治疗后 6 个月来我院复查。常规灰阶超声显示甲状腺右叶中部见 0.7 cm×0.5 cm 低回声实质团块，贴近包膜，边界不清，形态不规则，内回声分布不均匀（图 3-9a、b）。彩色多普勒血流成像显示病灶内未见彩色血流信号（图 3-9c）。注射超声造影剂 SonoVue™ 2 mL 后，甲状腺右叶中部低回声病灶始终未见增强，未增强区的范围约 0.7 cm×0.6 cm（图 3-9d、e）。

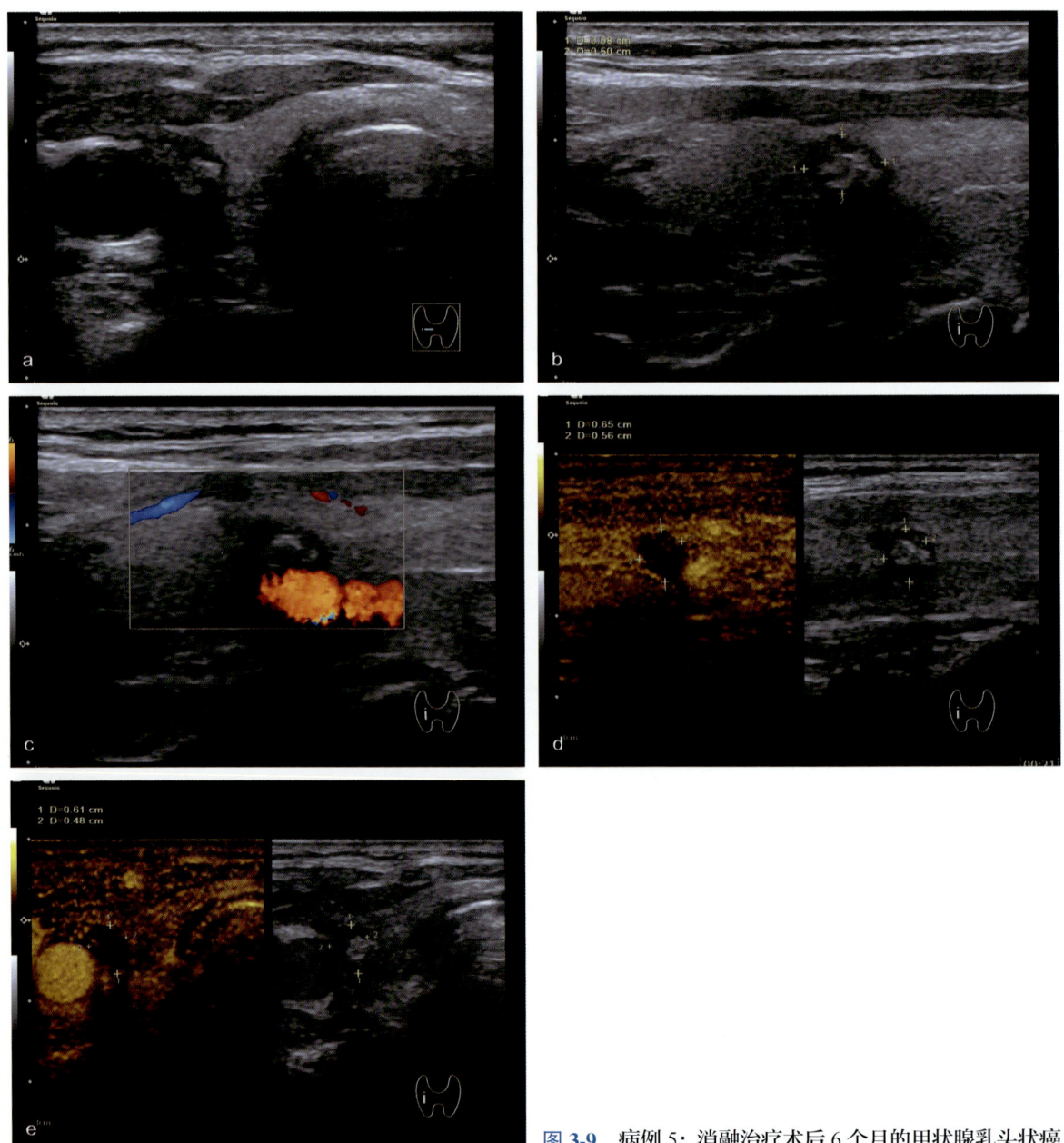

图 3-9 病例 5：消融治疗术后 6 个月的甲状腺乳头状癌

病例 6

消融治疗术后 3 个月、可见针道回声的甲状腺乳头状癌

患者,女性,52 岁,甲状腺右叶中部实质占位行消融治疗术后 3 个月来我院复查。常规灰阶超声显示甲状腺右叶中部见 1.4 cm × 1.2 cm 低回声实质团块,边界不清,形态不规则,内回声分布不均匀,见针道样回声(图 3-10a)。超声弹性成像显示,病灶内部硬度明显高于周围组织(图 3-10b,绿—黄—红:硬度依次递增)。注射超声造影剂 SonoVue™ 2 mL 后,甲状腺右叶低回声病灶始终未见增强,病灶内部无血供(图 3-10c、d)。

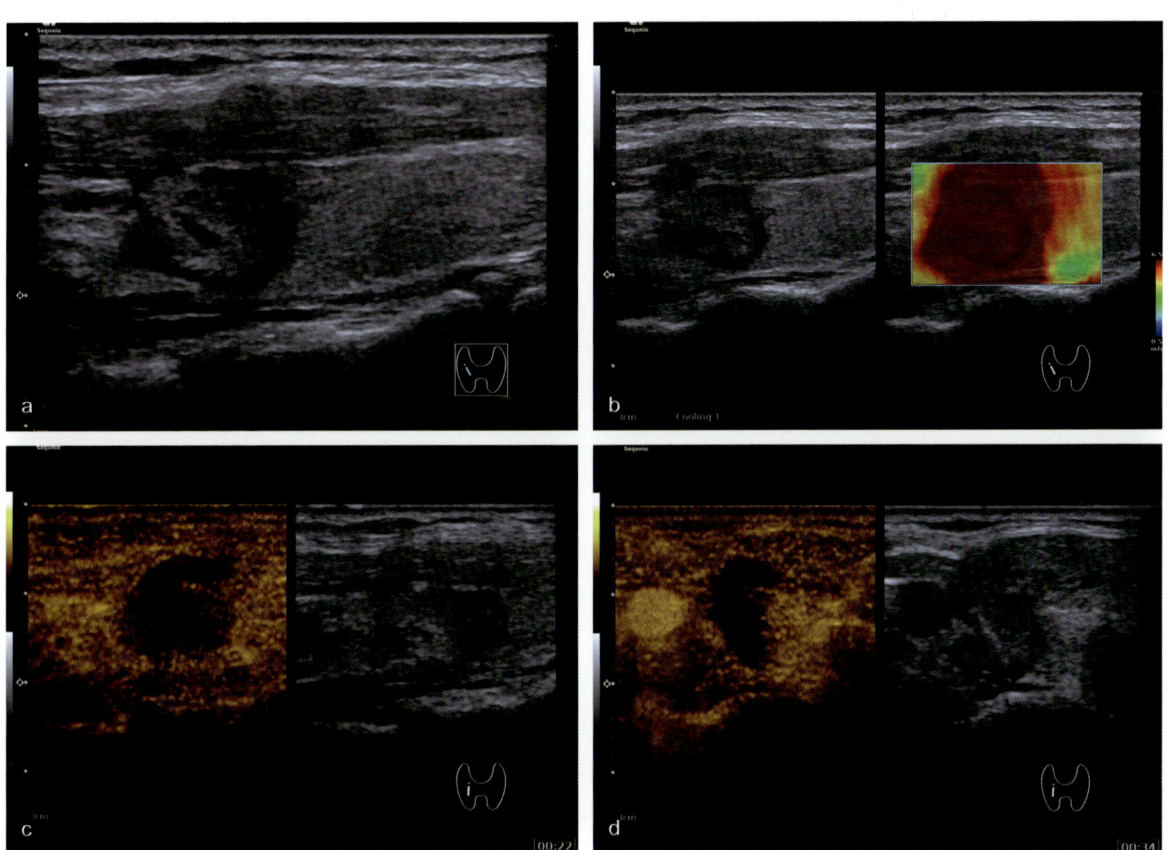

图 3-10 病例 6:消融治疗术后 3 个月、可见针道回声的甲状腺乳头状癌

病例 7

消融治疗术后 1 个月的甲状腺乳头状癌

患者，男性，36 岁，甲状腺左叶实质占位行消融治疗术后 1 个月来我院复查。常规灰阶超声显示甲状腺左叶中部见 1.4 cm × 1.0 cm 低回声实质团块，紧贴包膜，边界不清，形态不规则，内回声分布不均匀（图 3-11a、b）。彩色多普勒血流成像显示病灶内未见彩色血流信号（图 3-11c）。超声弹性成像显示，病灶内部硬度明显高于周围组织（图 3-11d，绿—黄—红：硬度依次递增）。注射超声造影剂 SonoVue™ 2 mL 后，甲状腺左叶中部低回声病灶始终未见增强，内部无血供（图 3-11e）。

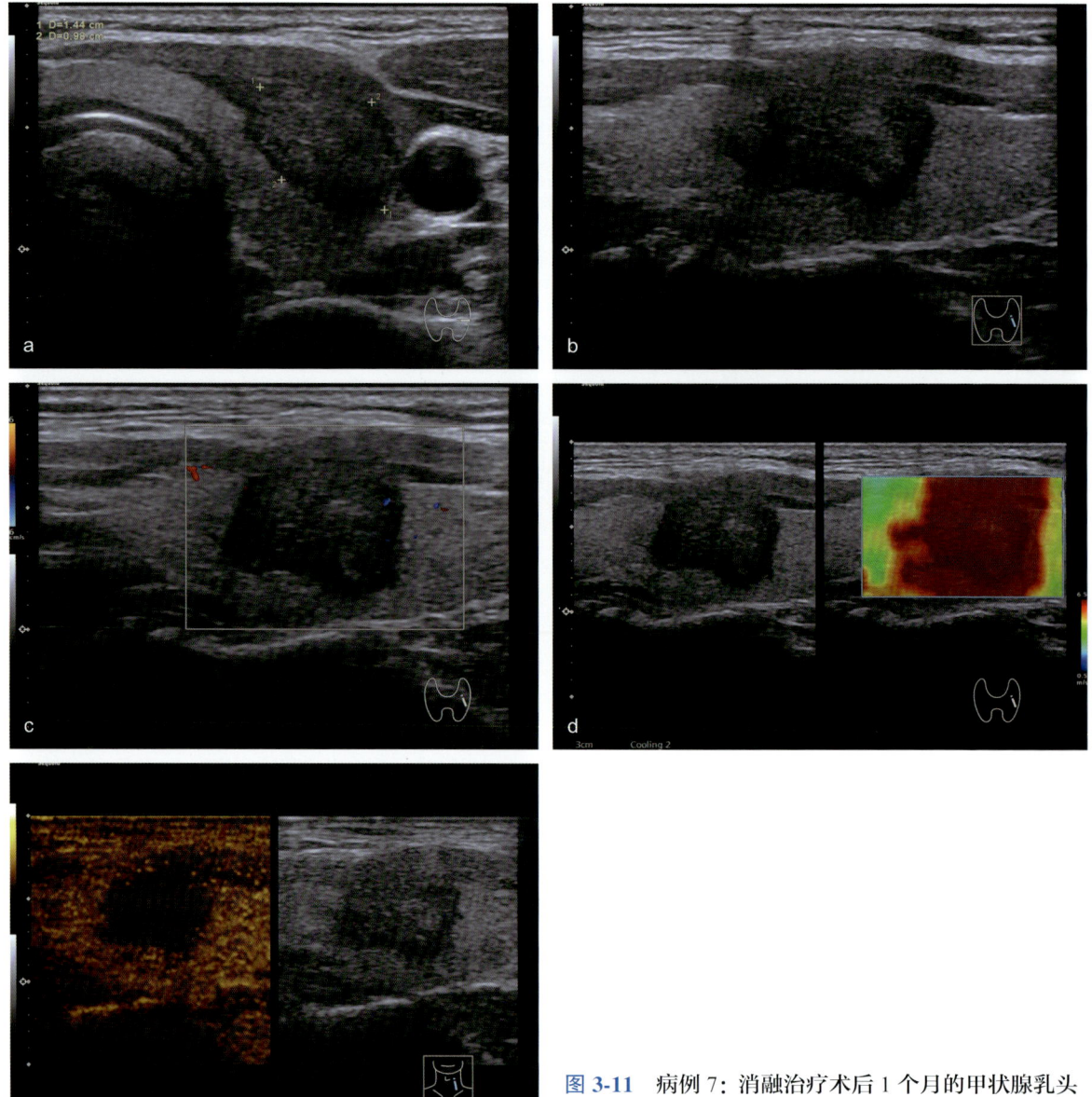

图 3-11 病例 7：消融治疗术后 1 个月的甲状腺乳头状癌

病例 8

消融治疗术后 3 个月的甲状腺乳头状癌

患者，男性，27 岁，甲状腺右叶实质占位行消融治疗术后 3 个月来我院复查。常规灰阶超声显示甲状腺右叶中部见 1.0 cm × 0.9 cm 低回声实质团块，边界不清，形态不规则，内回声分布不均匀，可见针道回声（图 3-12a），彩色多普勒血流成像显示病灶内未见彩色血流信号（图 3-12b）。超声弹性成像显示，病灶内部硬度不均匀，部分位置硬度高于周围组织（图 3-12c，绿—黄—红：硬度依次递增）。注射超声造影剂 SonoVue™ 2 mL 后，甲状腺右叶中部低回声病灶始终未见增强，内部无血供（图 3-12d）。

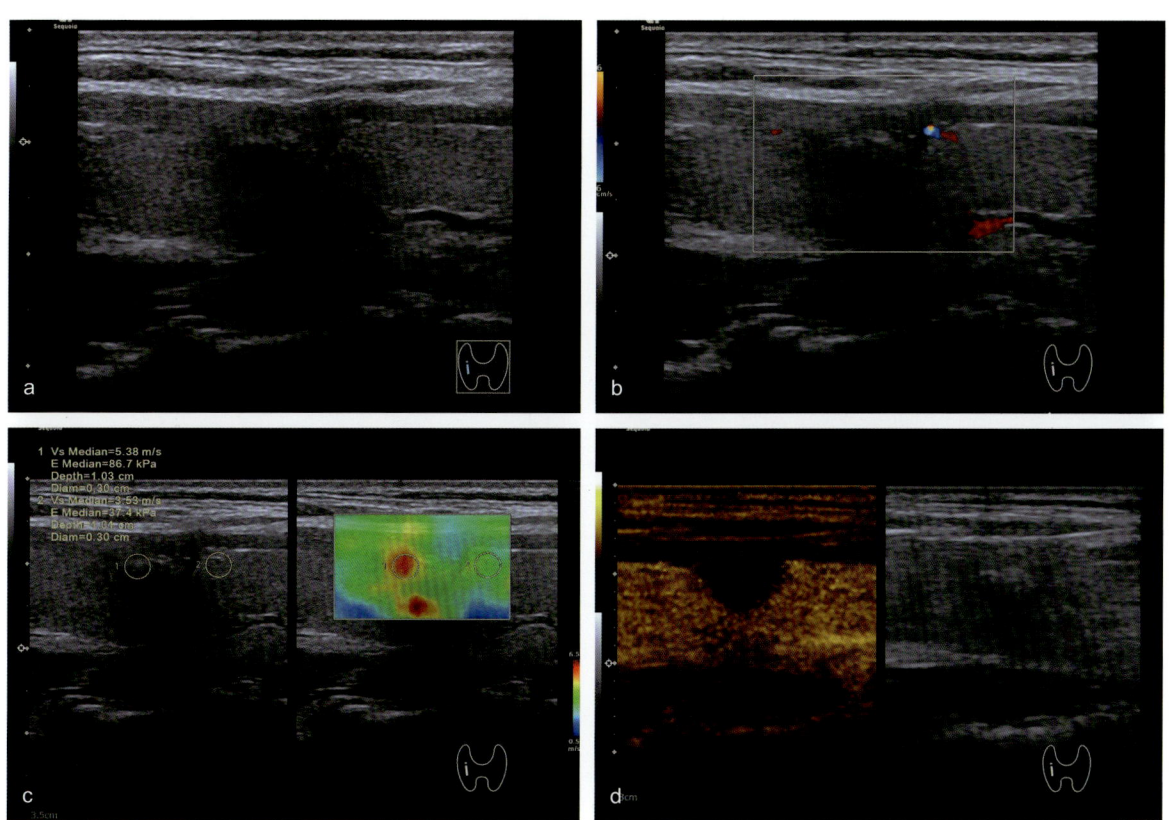

图 3-12　病例 8：消融治疗术后 3 个月的甲状腺乳头状癌

病例 9

超声造影呈"动脉环"的甲状腺腺瘤

患者，男性，35 岁，既往有甲状腺结节病史。实验室检查无殊，甲状腺功能标志物均在正常范围内。常规灰阶超声示甲状腺峡部见 1.6 cm × 1.0 cm 低回声实质不均质团块（图 3-13a），边界不清，形态不规则，彩色多普勒成像示病灶见较丰富短线状彩色血流信号（图 3-13b）。弹性成像显示病灶呈黄绿相间，结节质较软（图 3-13c）。CEUS 显示甲状腺峡部低回声病灶于注射超声造影剂 SonoVue™ 2 mL 后 10 秒开始增强，病灶周边可见环状高增强（图 3-13d），15 秒达峰值，静脉期及延迟期始终呈等回声（图 3-13e）。考虑甲状腺峡部良性结节，腺瘤可能大，TIRADS 3 级。患者于外院行甲状腺结节消融治疗术，病理证实为甲状腺腺瘤。

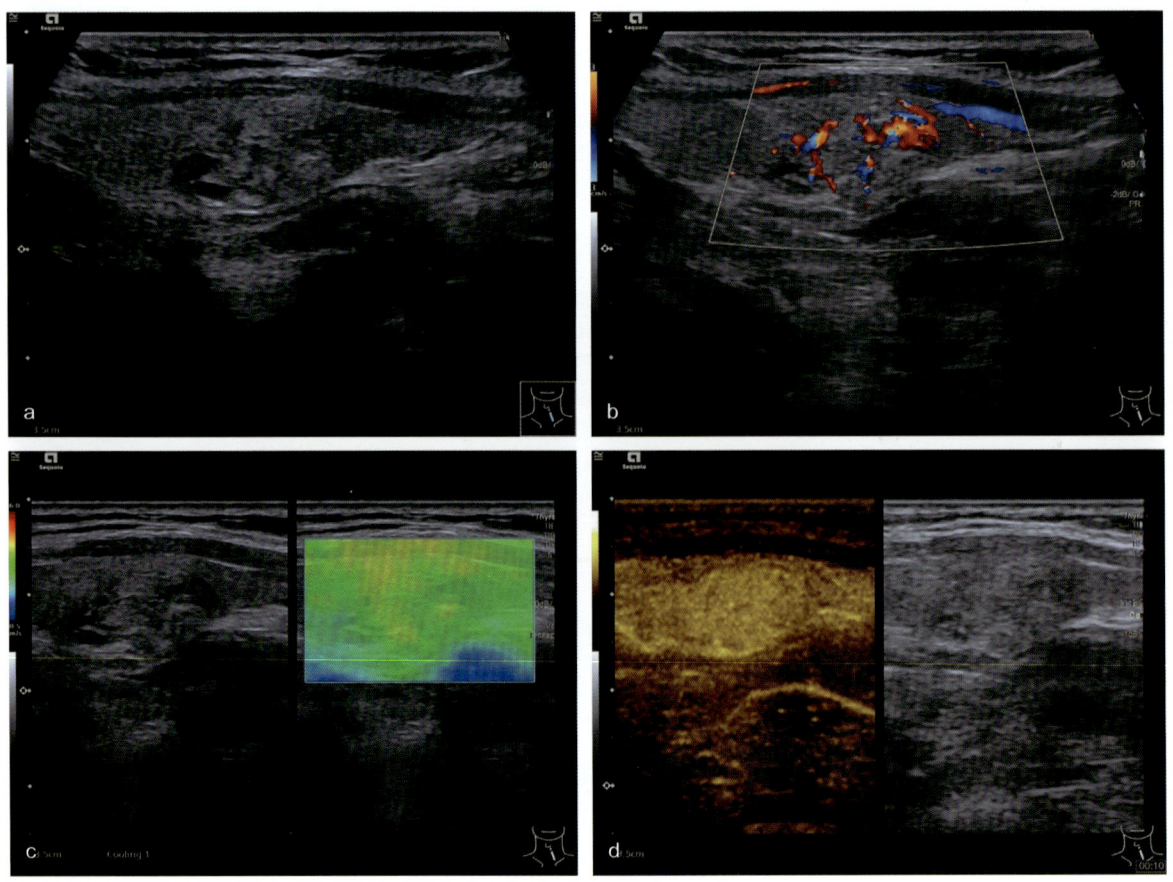

图 3-13 病例 9：超声造影呈"动脉环"的甲状腺腺瘤

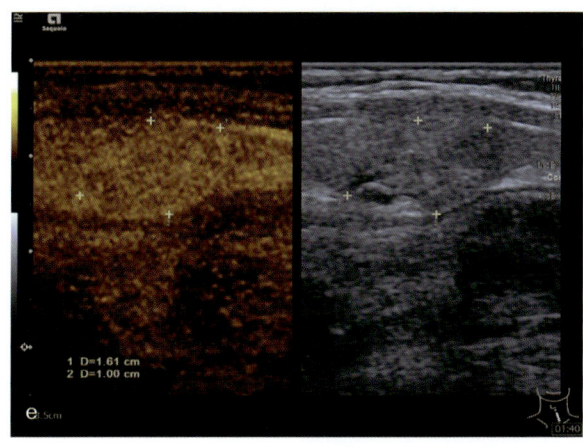

图 3-13（续） 病例 9：超声造影呈"动脉环"的甲状腺腺瘤

病例 ⑩

超声造影呈"动脉环"的甲状腺腺瘤（有囊变）

患者，男性，47 岁，既往无甲状腺结节病史。患者体检发现甲状腺结节。实验室检查无殊，甲状腺功能标志物均在正常范围内。常规灰阶超声示甲状腺右叶中部见 1.3 cm × 0.7 cm 低回声实质不均质团块（图 3-14a），边界尚清，形态尚规则。弹性成像显示病灶呈蓝绿相间，结节质软（图 3-14b）。CEUS 显示甲状腺右叶中部低回声病灶于注射超声造影剂 SonoVue™ 2 mL 后第 11 秒开始增强，仅在周边见不均匀高回声增强（图 3-14c，增强区域直径约 0.12 cm），20 秒达峰值，峰值时呈等回声，病灶内见大片状始终不增强区，静脉期及延迟期（图 3-14d、e）均呈等回声改变。考虑甲状腺右叶良性结节，腺瘤伴囊变可能，TIRADS 3 级。患者随即于外院行超声引导下甲状腺结节消融术，病理学诊断提示甲状腺腺瘤。

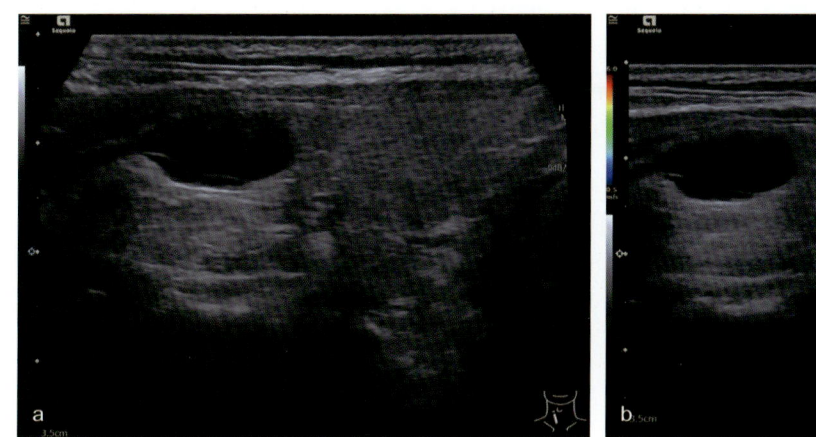
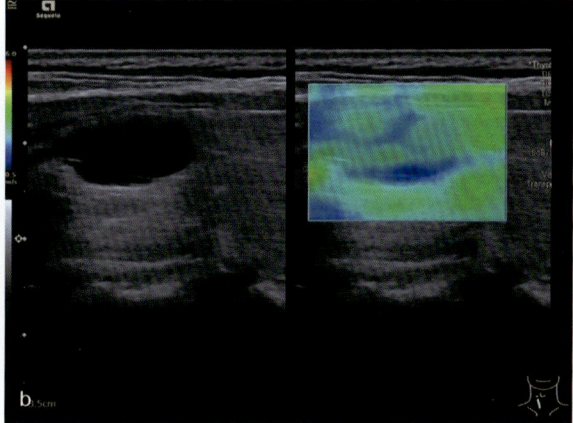

图 3-14 病例 10：超声造影呈"动脉环"的甲状腺腺瘤（有囊变）

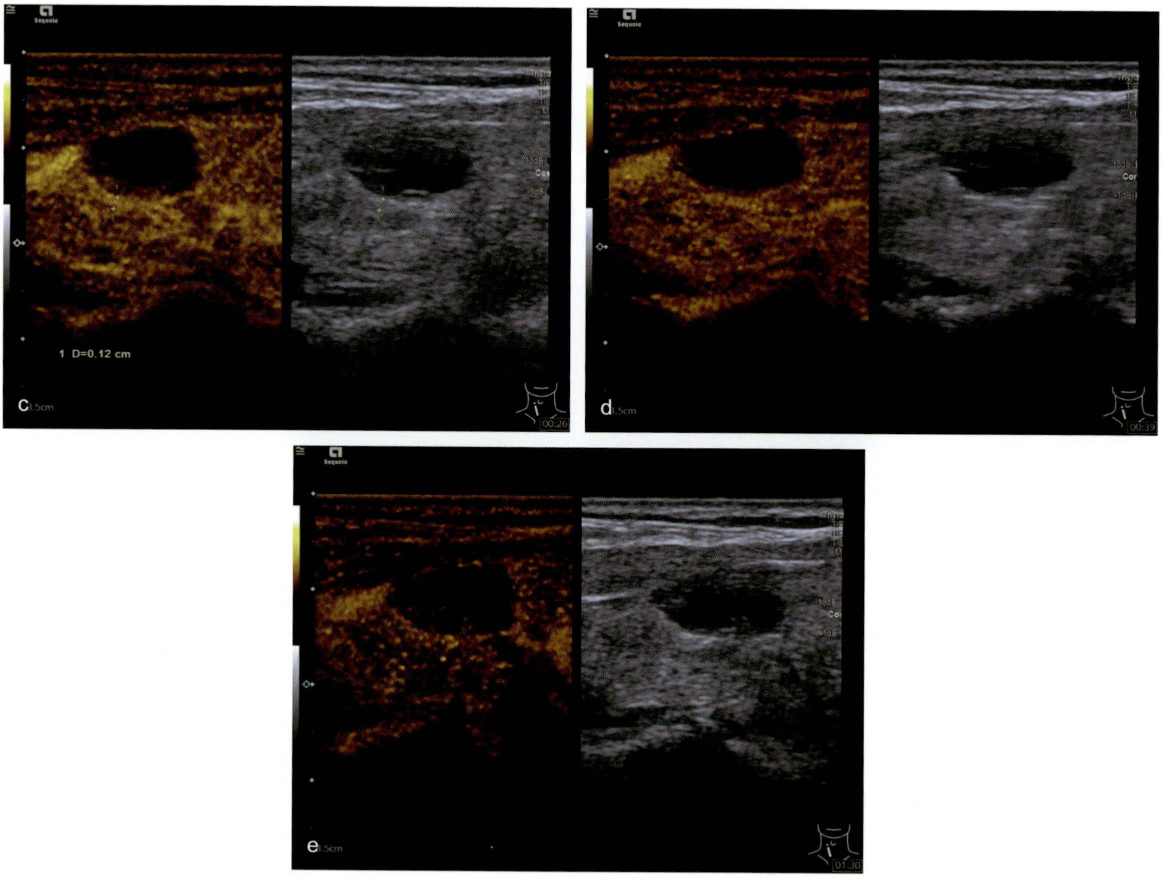

图 3-14（续） 病例 10：超声造影呈"动脉环"的甲状腺腺瘤（有囊变）

病例 ⑪

超声造影呈"动脉环"的甲状腺腺瘤

患者，女性，27 岁，既往无甲状腺结节病史。患者体检发现甲状腺结节。实验室检查无殊，甲状腺功能标志物均在正常范围内。常规灰阶超声示甲状腺右叶中部见 2.3 cm×1.4 cm 囊实性团块（图 3-15a），边界不清，形态规则，彩色多普勒成像示病灶周边可见点状彩色血流信号（图 3-15b）。弹性成像显示病灶呈均匀蓝色，结节质软（图 3-15c）。CEUS 显示甲状腺右叶中部囊实性病灶于注射超声造影剂 SonoVue™ 2 mL 后第 11 秒开始增强，仅在病灶周边见不均匀高回声增强，17 秒达峰值，峰值时病灶周边可见环状高回声（图 3-15d，增强区域直径约 0.14 cm），静脉期及延迟期（图 3-15e）均呈稍高回声改变。考虑甲状腺右叶良性结节，腺瘤伴囊变可能，TIRADS 3 级。患者随即于外院行超声引导下甲状腺结节消融术，病理学诊断提示甲状腺右叶腺瘤。

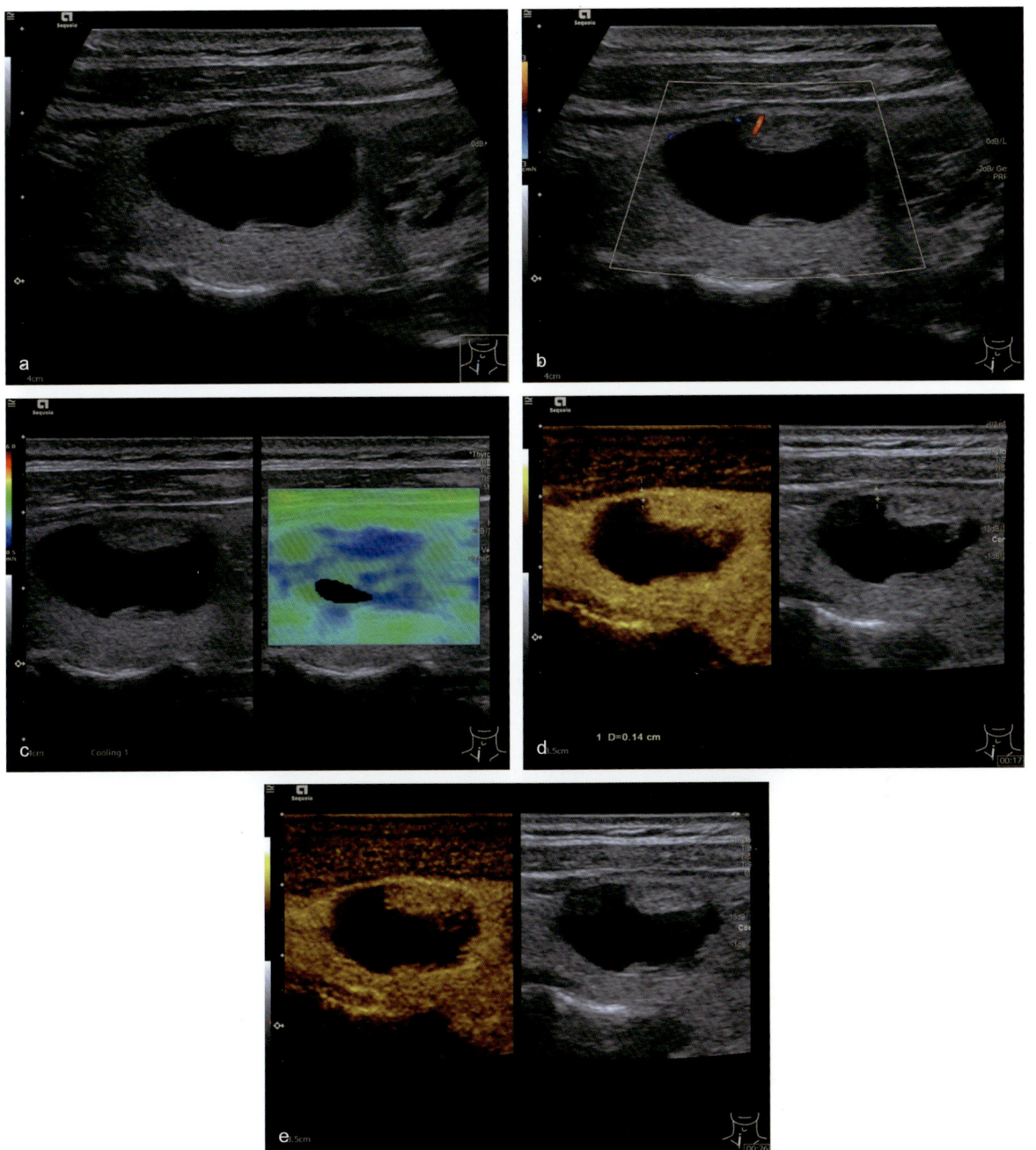

图 3-15 病例 11：超声造影呈"动脉环"的甲状腺腺瘤

病例 12

弹性成像示"炎症带"的消融后甲状腺结节

患者，女性，27 岁，既往甲状腺结节消融术。实验室检查无殊，甲状腺功能标志物均在正常范围内。常规灰阶超声示甲状腺左叶中部见 1.7 cm × 1.4 cm 低回声实质不均质团块（图 3-16a），边界不清，形态不规则。弹性成像显示病灶内部呈均匀红色，结节质硬，边缘呈均匀绿色，质地较软（图 3-16b）。CEUS 显示甲状腺左叶中部低回声病灶于注射超声造影剂 SonoVue™ 2 mL 后始终未见明显增强（图 3-16c）。弹性成像敏感显示病灶周边炎症反应。考虑甲状腺左叶结节消融术后（无血供）。

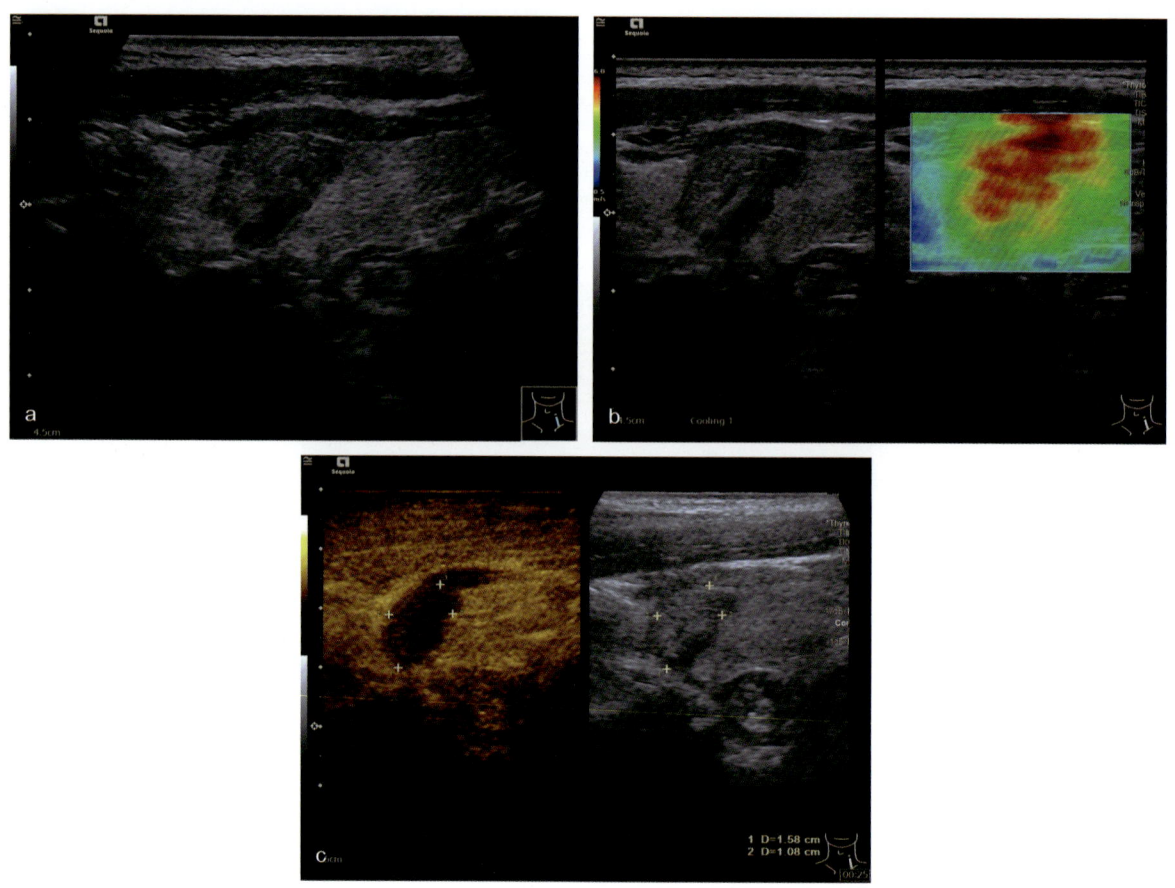

图 3-16 病例 12：弹性成像示"炎症带"的消融后甲状腺结节

病例 13

超声造影 Mixed 模式评估消融治疗术后巨大型甲状腺结节

患者，男性，65 岁，患者甲状腺结节消融治疗术后 1 天评估。实验室检查无殊，甲状腺功能标志物均在正常范围内。常规灰阶超声示甲状腺右叶中部见 5.3 cm×4.4 cm 低回声实质不均质团块（图 3-17a），边界不清，形态不规则。巨大型甲状腺结节双幅成像未能完整清晰显示病灶增强模式，CEUS Mixed 模式显示甲状腺右叶中部低回声病灶于注射超声造影剂 SonoVue™ 2 mL 后始终未见明显增强，未增强区范围约 3.1 cm×2.8 cm（图 3-17b）。考虑甲状腺右叶结节消融术后（无血供）。

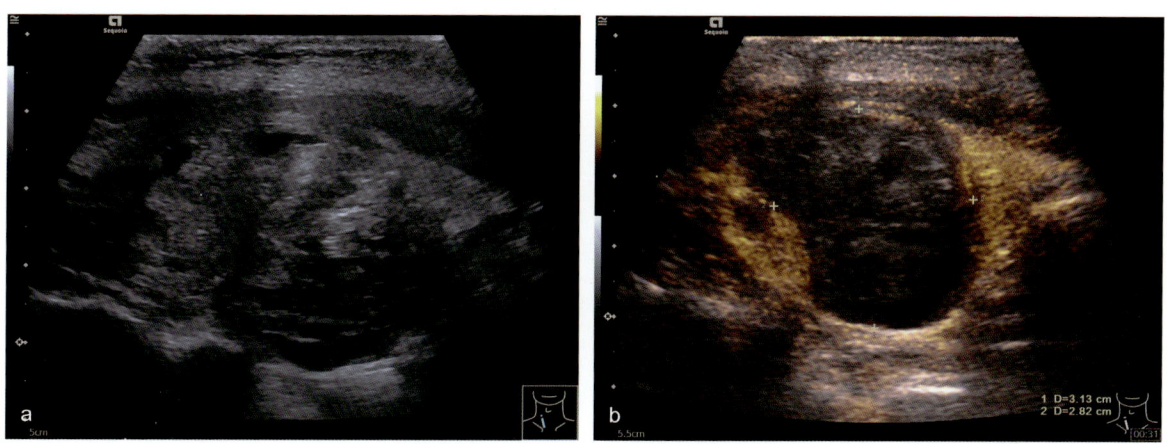

图 3-17 病例 13：超声造影 Mixed 模式评估消融治疗术后巨大型甲状腺结节

病例 14

超声弹性成像呈"轮辐状"的消融治疗术后甲状腺结节

患者，男性，35 岁，患者行甲状腺结节消融治疗术后。实验室检查无殊，甲状腺功能标志物均在正常范围内。常规灰阶超声示甲状腺右叶中部见 1.3 cm×0.7 cm 低回声实质不均质团块（图 3-18a），边界清，形态不规则，彩色多普勒血流成像示病灶内未见明显彩色血流信号（图 3-18b）。弹性成像显示病灶呈轮辐状（图 3-18c）。CEUS 显示甲状腺右叶中部低回声病灶于注射超声造影剂 SonoVue™ 2 mL 后始终未见明显增强（图 3-18d）。考虑甲状腺右叶结节消融术后（无血供）。

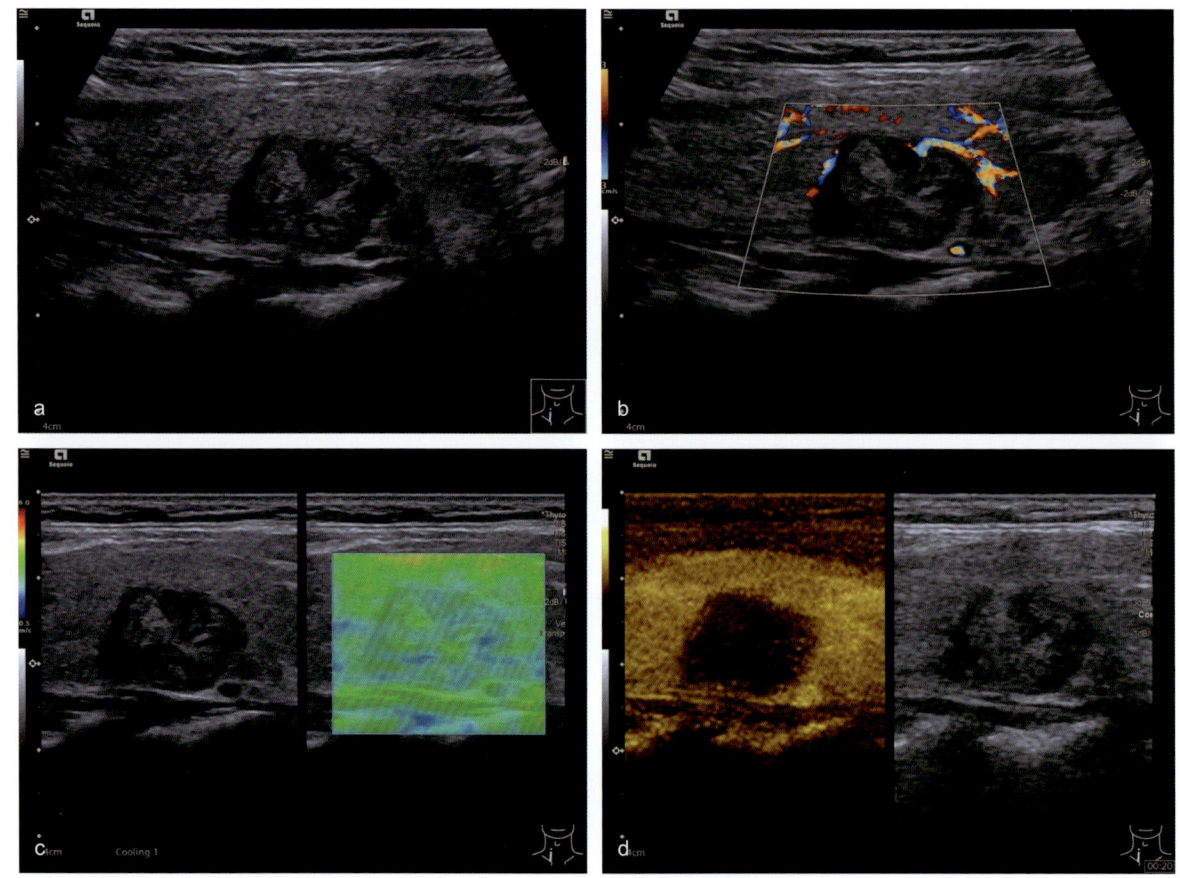

图 3-18　病例 14：超声弹性成像呈"轮辐状"的消融治疗术后甲状腺结节

病例 ⑮

超声造影 Mixed 模式评估巨大型甲状腺结节消融疗效

患者，男性，65 岁，患者行甲状腺结节消融治疗术后 3 个月余。实验室检查无殊，甲状腺功能标志物均在正常范围内。常规灰阶超声示甲状腺左叶中部见 4.3 cm × 2.4 cm 低回声实质不均质团块（图 3-19a），边界不清，形态不规则，彩色多普勒成像示病灶内未见明显彩色血流信号。巨大型甲状腺结节双幅成像未能完整清晰显示病灶增强模式，CEUS Mixed 模式显示甲状腺左叶中部低回声病灶于注射超声造影剂 SonoVue™ 2 mL 后始终未见明显增强，未增强区大小约 3.9 cm × 1.8 cm（图 3-19b）。CEUS 延迟期未能显示病灶边界（图 3-19c）。考虑甲状腺左叶结节消融术后（无血供）。

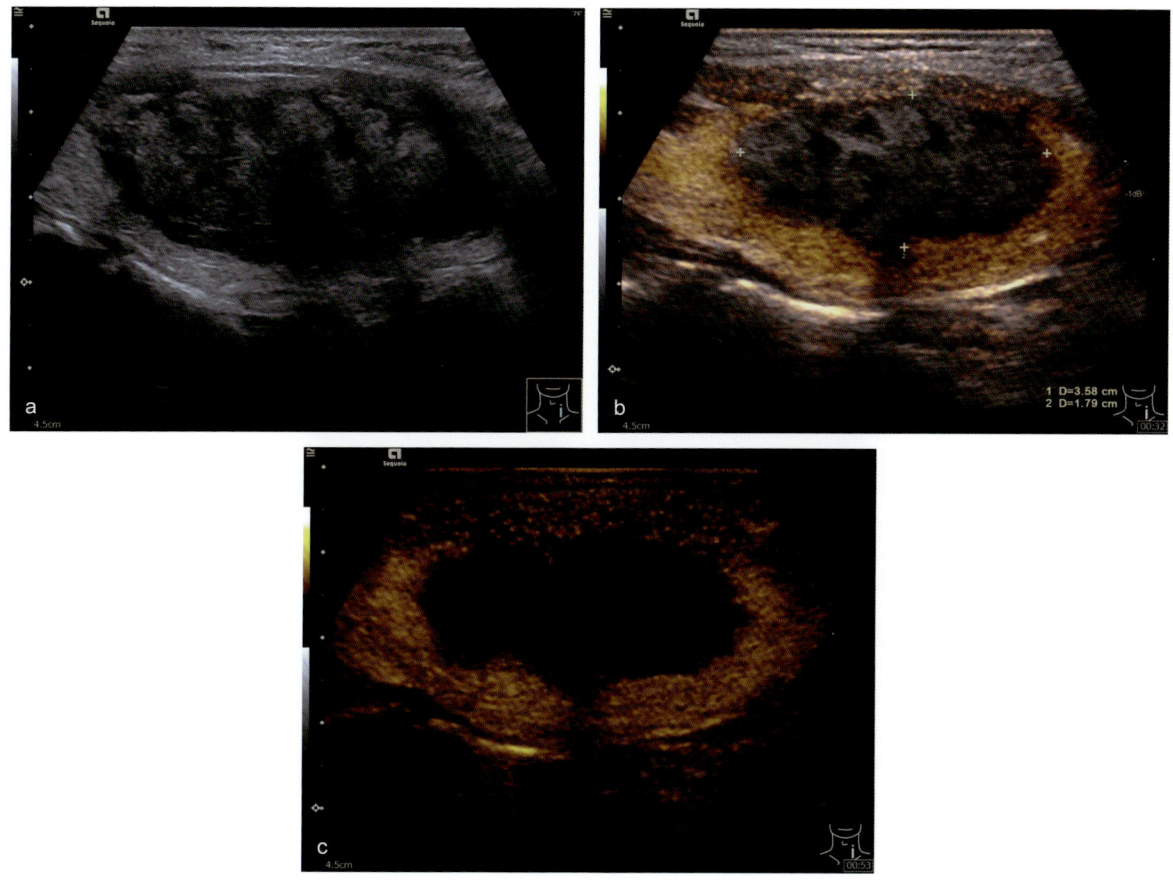

图 3-19　病例 15：超声造影 Mixed 模式评估巨大型甲状腺结节消融疗效

病例 16

超声造影呈"无增强"的甲状腺消融治疗术后结节

患者，男性，65 岁，患者于 2 个月前行甲状腺结节消融治疗术后。实验室检查无殊，甲状腺功能标志物均在正常范围内。常规灰阶超声示甲状腺右叶中部见 0.8 cm × 0.4 cm 低回声实质不均质团块（图 3-20a），边界不清，形态不规则，彩色多普勒成像示病灶内未见明显彩色血流信号（图 3-20b）。弹性成像显示病灶呈均匀绿色，结节质较硬（图 3-20c）。CEUS 显示甲状腺右叶中部低回声病灶于注射超声造影剂 SonoVue™ 2 mL 后始终未见明显增强，未增强区大小约 0.6 cm × 0.3 cm（图 3-20d）。考虑甲状腺右叶结节消融术后（无血供）。

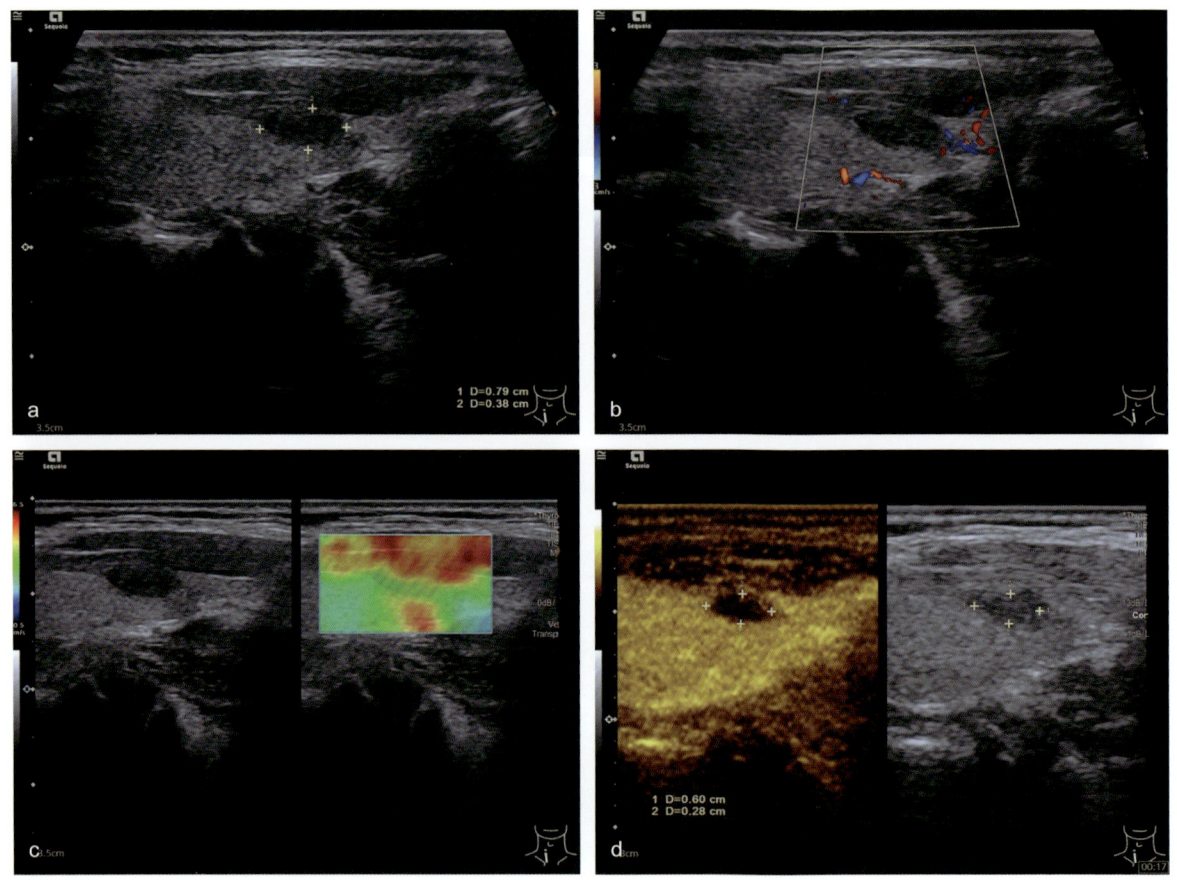

图 3-20　病例 16：超声造影呈"无增强"的甲状腺消融治疗术后结节

病例 ⑰

超声造影呈"无增强"的消融术后甲状腺结节

患者，女性，32 岁，行甲状腺结节消融术 5 天后。实验室检查无殊，甲状腺功能标志物均在正常范围内。常规灰阶超声示甲状腺右叶见 1.9 cm × 1.6 cm 低回声实质不均质团块（图 3-21a，消融术前病灶距离包膜 0.7 mm；图 3-21e，消融术后病灶），边界清，形态不规则，彩色多普勒成像示病灶内未见明显彩色血流信号（图 3-21b，消融术前病灶；图 3-21f，消融术后病灶）。弹性成像显示病灶呈红绿相间，结节质硬（图 3-21c，消融术前病灶；图 3-21g，消融术后病灶）。CEUS 显示甲状腺右叶低回声病灶于注射超声造影剂 SonoVue™ 2 mL 后始终未见明显增强（图 3-21d，消融术前病灶；图 3-21h，消融术后病灶）。考虑甲状腺右叶消融术后（无血供）。

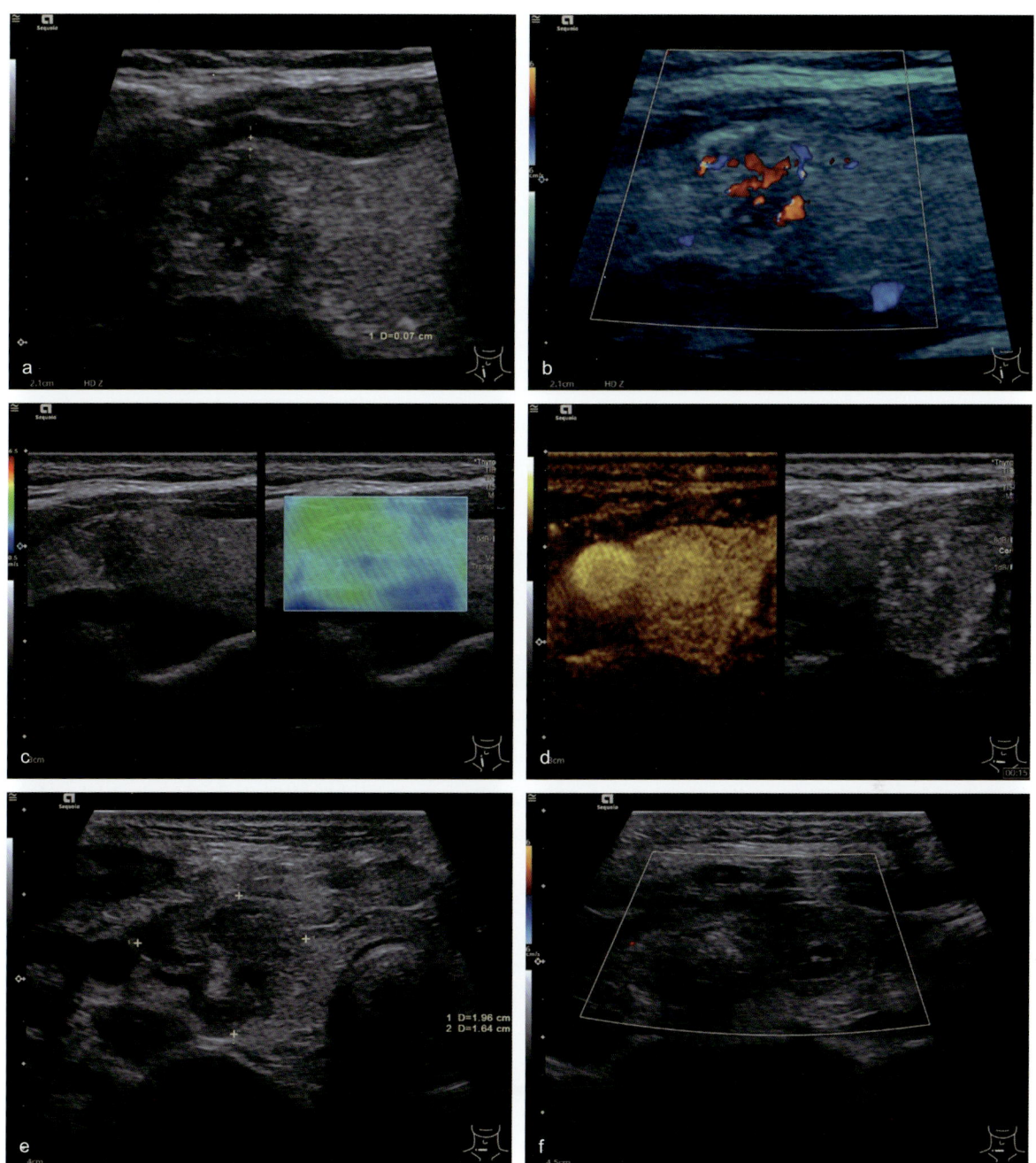

图 3-21 病例 17：超声造影呈"无增强"的消融术后甲状腺结节

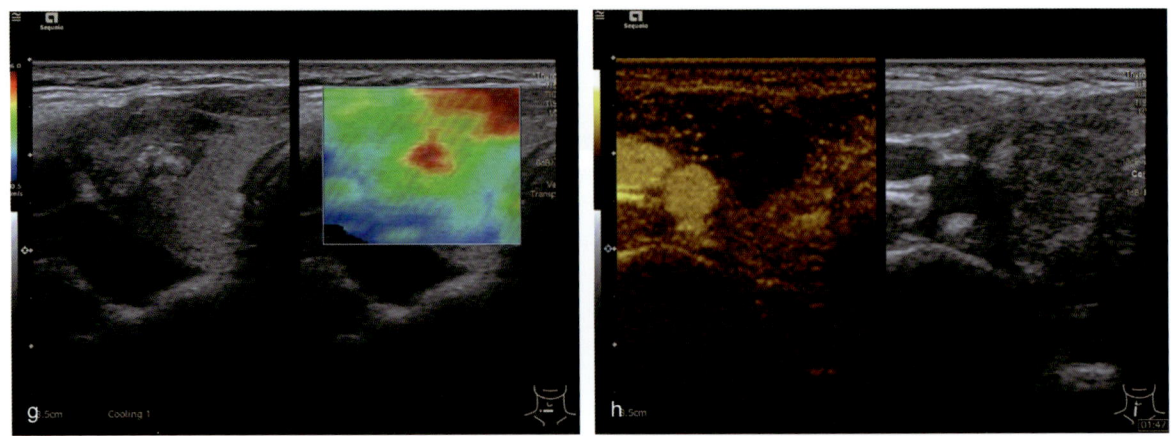

图 3-21（续） 病例 17：超声造影呈"无增强"的消融术后甲状腺结节

病例 ⑱

超声造影评估"大片声影"的消融术后甲状腺结节

患者，女性，45 岁，患者行甲状腺结节消融术后 1 月余。实验室检查无殊，甲状腺功能标志物均在正常范围内。常规灰阶超声示甲状腺右叶上极见 0.8 cm×0.7 cm 低回声实质不均质团块（图 3-22a），边界不清，形态不规则，内见弧形强回声团块，后方伴大片声影。弹性成像显示病灶呈均匀绿色，结节质硬（图 3-22b）。CEUS 显示甲状腺右叶上极低回声病灶于注射超声造影剂 SonoVue^{TM} 2 mL 后始终未见明显增强（图 3-22c），未增强区大小 0.6 cm×0.6 cm（图 3-22d）。考虑甲状腺右叶结节消融术后（无血供）。

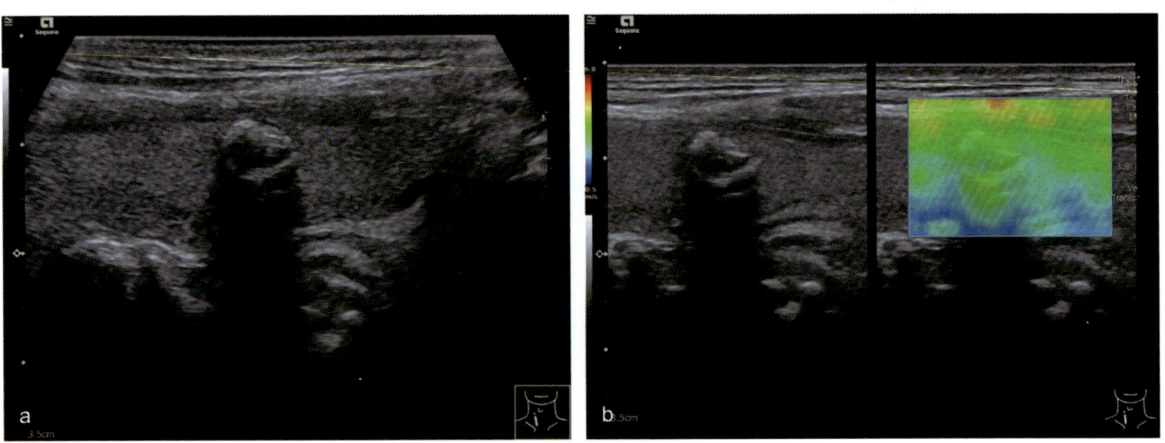

图 3-22 病例 18：超声造影评估"大片声影"的消融术后甲状腺结节

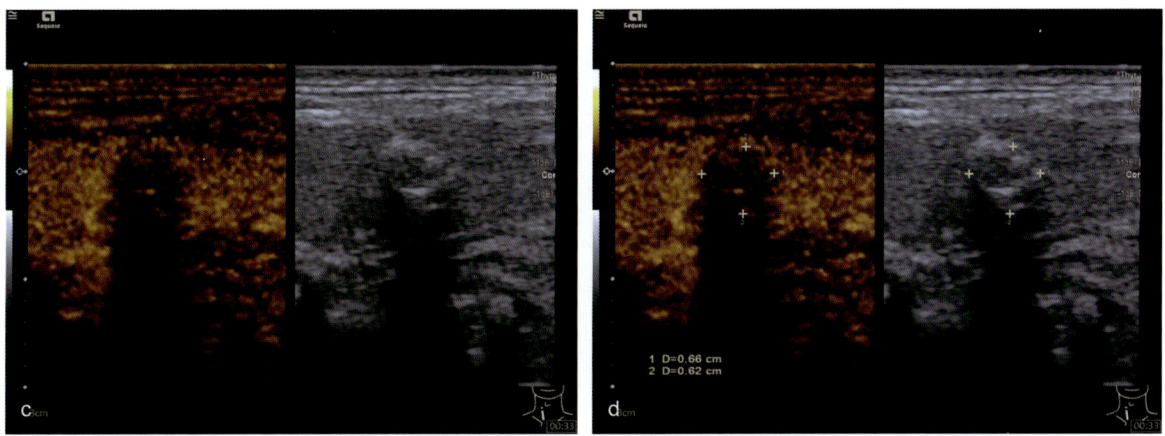

图 3-22（续） 病例 18：超声造影评估"大片声影"的消融术后甲状腺结节

病例 ⑲

超声造影评估逐渐消失的消融术后甲状腺结节

患者，男性，38 岁，既往有甲状腺结节病史，已行甲状腺结节消融术。实验室检查无殊，甲状腺功能标志物均在正常范围内。常规灰阶超声示甲状腺左叶中部见 0.8 cm×0.6 cm 低回声实质不均质团块（图 3-23a，消融术后 5 天病灶；图 3-23d，消融术后 2 个月病灶；图 3-23g，消融术 6 个月后病灶），边界清，形态不规则，彩色多普勒成像示病灶内未见明显彩色血流信号。弹性成像显示病灶呈均匀绿色，结节质较软（图 3-23e，消融术后 2 个月病灶；图 3-23h，消融术后 6 个月病灶）。CEUS 显示甲状腺左叶中部低回声病灶于注射超声造影剂 SonoVue™ 2 mL 后始终未见明显增强（图 3-23b，消融术后 5 天动脉期病灶；图 3-23c，消融术后 5 天延迟期病灶；图 3-23f，消融术后 2 个月病灶；图 3-23i，消融术后 6 个月病灶）。与消融术后 5 天及 2 月余检查相比，病灶明显缩小。考虑甲状腺左叶消融术后（无血供）。

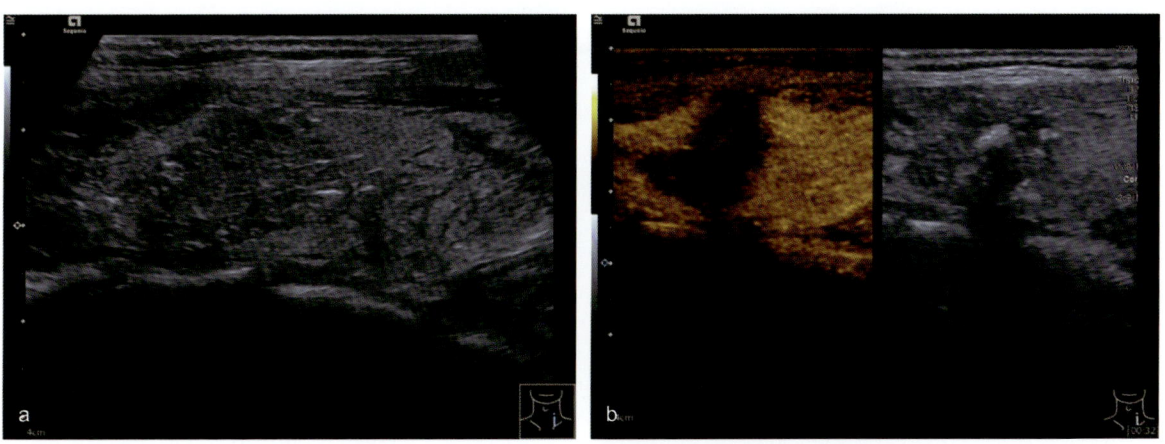

图 3-23 病例 19：超声造影评估逐渐消失的消融术后甲状腺结节

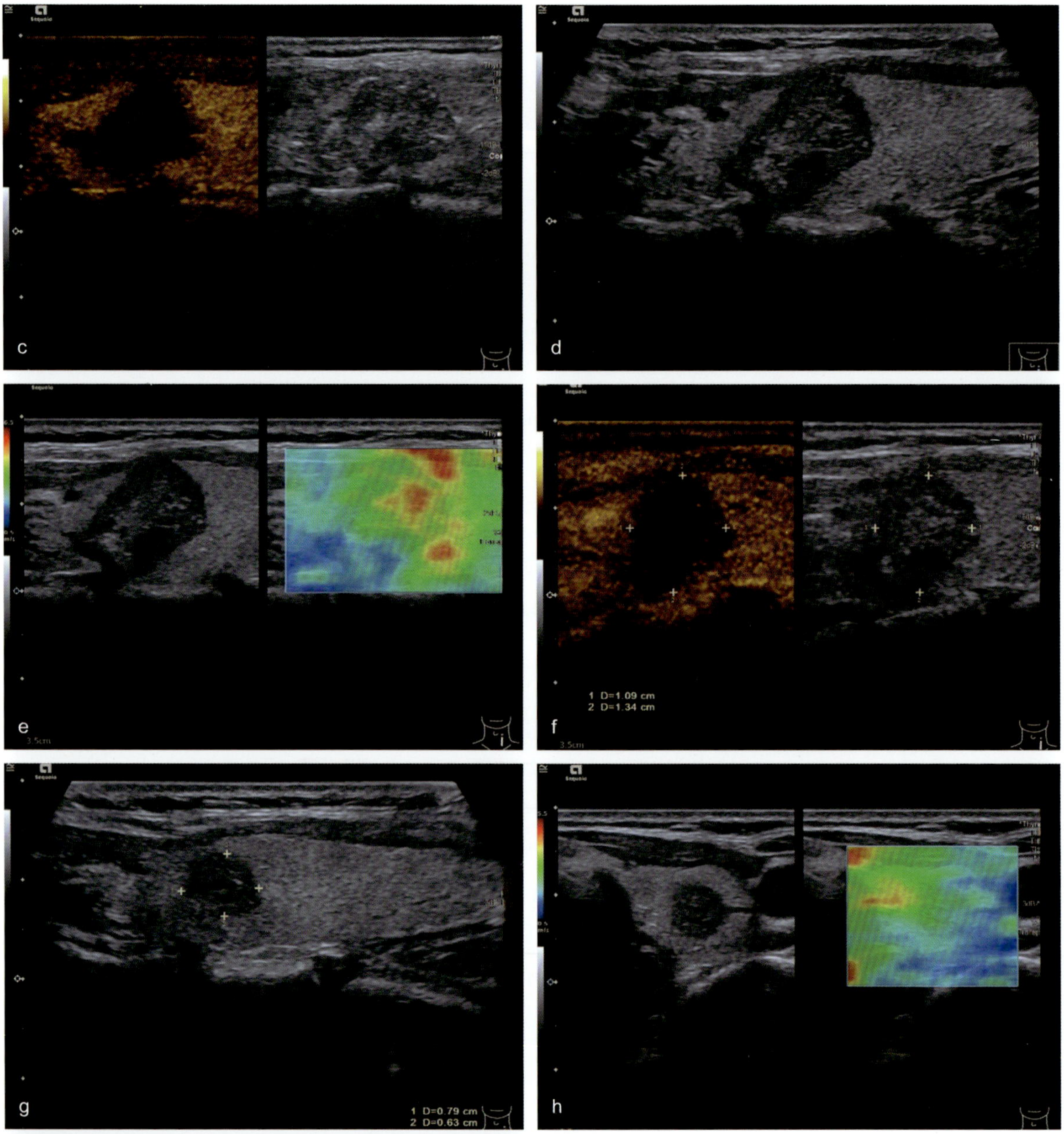

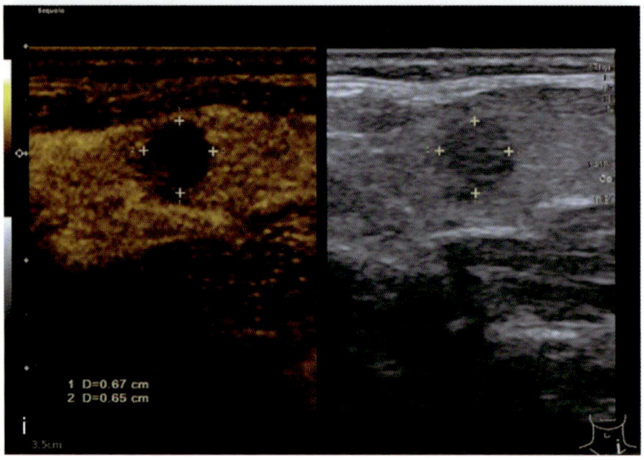

图 3-23（续） 病例 19：超声造影评估逐渐消失的消融术后甲状腺结节

病例 20

超声造影 Mixed 模式评估巨大型甲状腺结节消融术后疗效

患者，男性，42 岁，患者甲状腺结节消融术后 2 天评估。实验室检查无殊，甲状腺功能标志物均在正常范围内。常规灰阶超声示甲状腺左叶见 6.3 cm × 3.4 cm 低回声实质不均质团块（图 3-24a），边界不清，形态不规则。弹性成像示病灶内呈均匀红色，结节质硬（图 3-24b）。CEUS Mixed 模式显示甲状腺左叶低回声病灶于注射超声造影剂 SonoVue™ 2 mL 后始终未见明显增强（图 3-24c）。CEUS 静脉期未能显示病灶边界（图 3-24d）。考虑甲状腺左叶结节消融术后（无血供）。

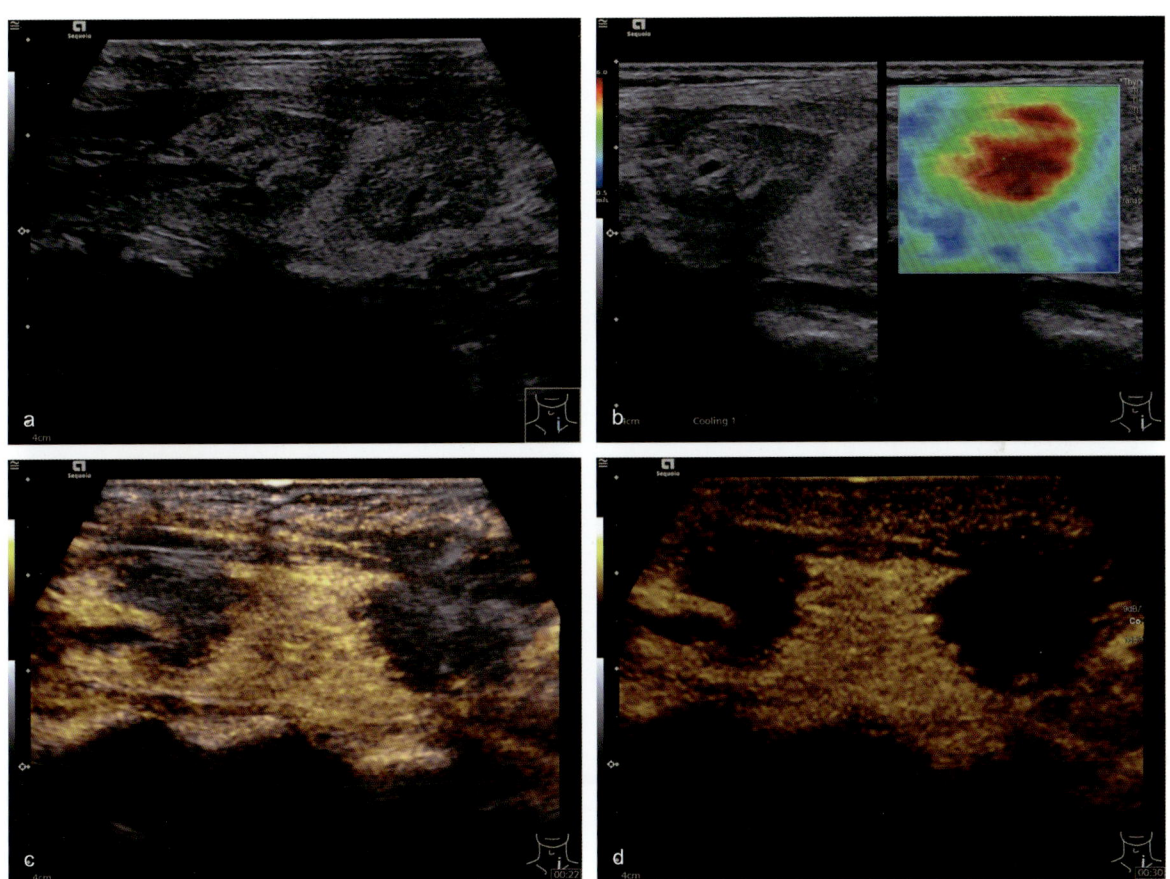

图 3-24 病例 20：超声造影 Mixed 模式评估巨大型甲状腺结节消融术后疗效

病例 21

超声造影 Mixed 模式评估消融术后巨大型甲状腺结节

患者，女性，65 岁，患者甲状腺结节消融术后 3 天评估。实验室检查无殊，甲状腺功能标志物均在正常范围内。常规灰阶超声示甲状腺左叶中部见 4.5 cm×3.3 cm 低回声实质不均质团块（图 3-25a），边界不清，形态不规则，内可见片状无回声区。弹性成像示病灶内部呈红绿相间，结节质硬（图 3-25b）。CEUS Mixed 模式显示甲状腺左叶中部低回声病灶于注射超声造影剂 SonoVue™ 2 mL 后始终未见明显增强（图 3-25c），未增强区范围约 3.9 cm×2.2 cm（图 3-25d）。考虑甲状腺左叶结节消融术后（无血供）。

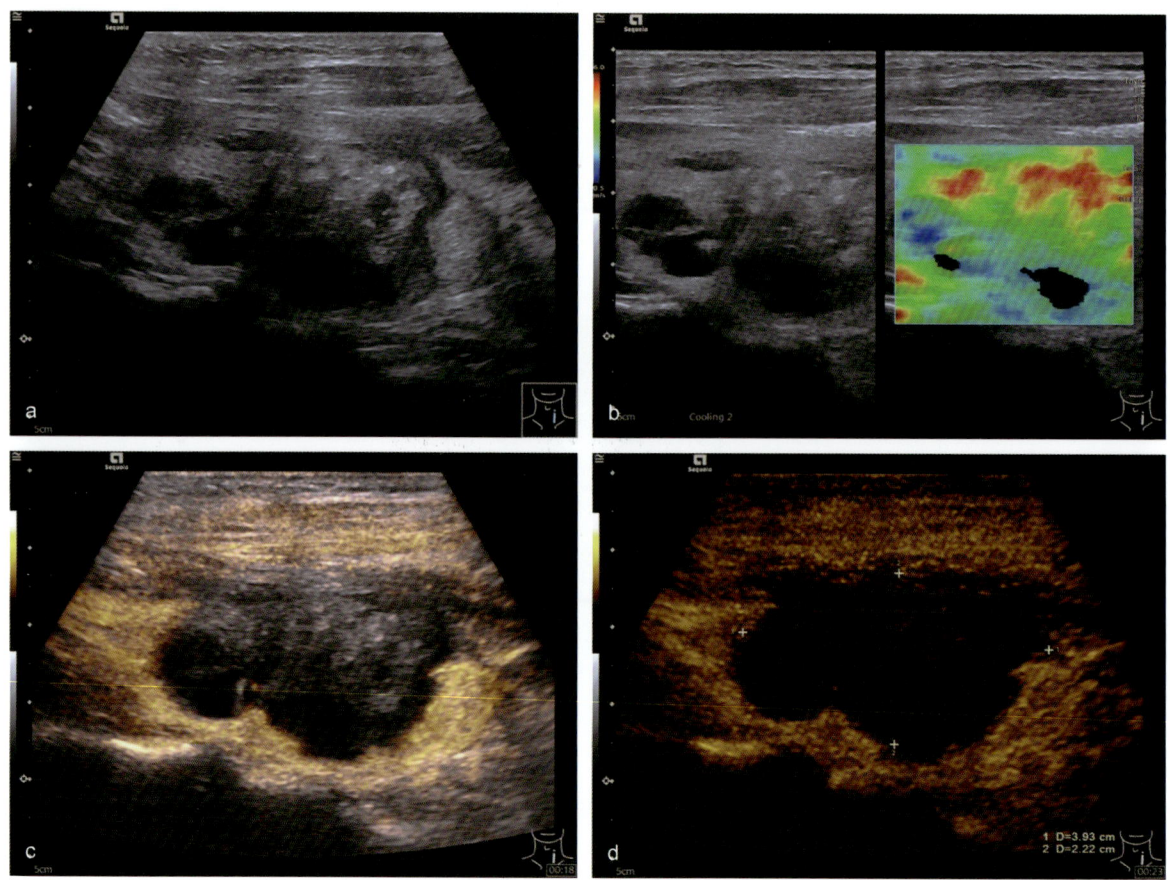

图 3-25 病例 21：超声造影 Mixed 模式评估消融术后巨大型甲状腺结节

病例 22

超声造影显影甲状腺结节消融术后"炎症带"

患者，女性，30岁，患者行甲状腺结节消融术后1天。实验室检查无殊，甲状腺功能标志物均在正常范围内。常规灰阶超声示甲状腺右叶中部见 1.1 cm × 1.1 cm 低回声实质不均质团块（图 3-26a），边界不清，形态不规则。弹性成像显示病灶呈均匀绿色，结节质硬（图 3-26b）。CEUS 显示甲状腺右叶中部低回声病灶于注射超声造影剂 SonoVue™ 2 mL 后始终未见明显增强（图 3-26c），未增强区大小为 1.5 cm × 1.0 cm（图 3-26d）。SWE 与 CEUS 图像对比，见 SWE 可见病灶周边炎症反应带。考虑甲状腺右叶结节消融术后（无血供）。

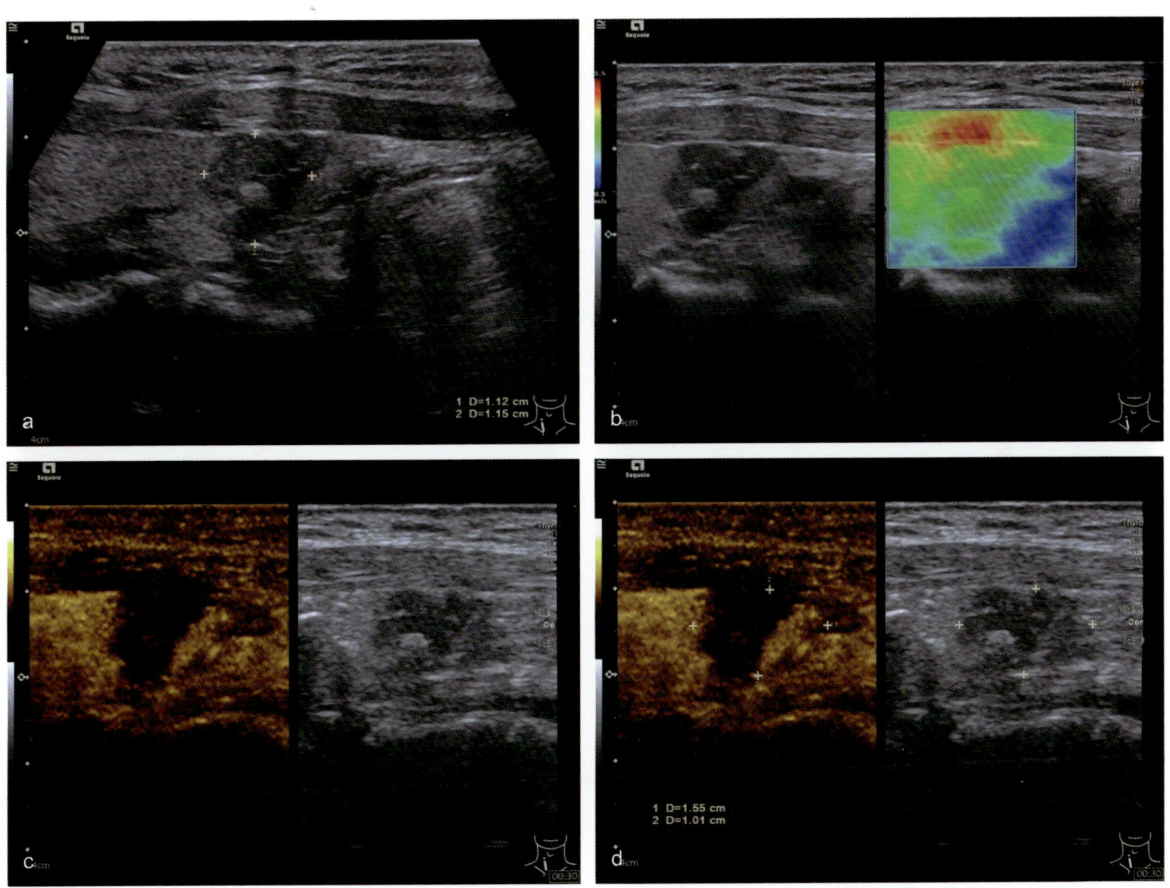

图 3-26 病例 22：超声造影显影甲状腺结节消融术后"炎症带"

病例 23

超声造影呈"无增强"的甲状腺消融术后结节

患者,男性,65 岁,患者于 2 个月前行甲状腺双侧叶结节消融术后。实验室检查无殊,甲状腺功能标志物均在正常范围内。常规灰阶超声示甲状腺右叶中部见 0.8 cm×0.6 cm、左叶中部见 1.3 cm×0.8 cm 低回声实质不均质团块(图 3-27a,右叶病灶;图 3-27d,左叶病灶),边界不清,形态不规则,彩色多普勒成像示病灶内未见明显彩色血流信号。弹性成像显示病灶呈均匀绿色,结节质硬(图 3-27b,右叶病灶;图 3-27e,左叶病灶)。CEUS 显示甲状腺双侧叶低回声病灶于注射超声造影剂 SonoVue™ 2 mL 后始终未见明显增强(图 3-27c,右叶病灶;图 3-27f,左叶病灶)。考虑甲状腺双侧叶结节消融术后。

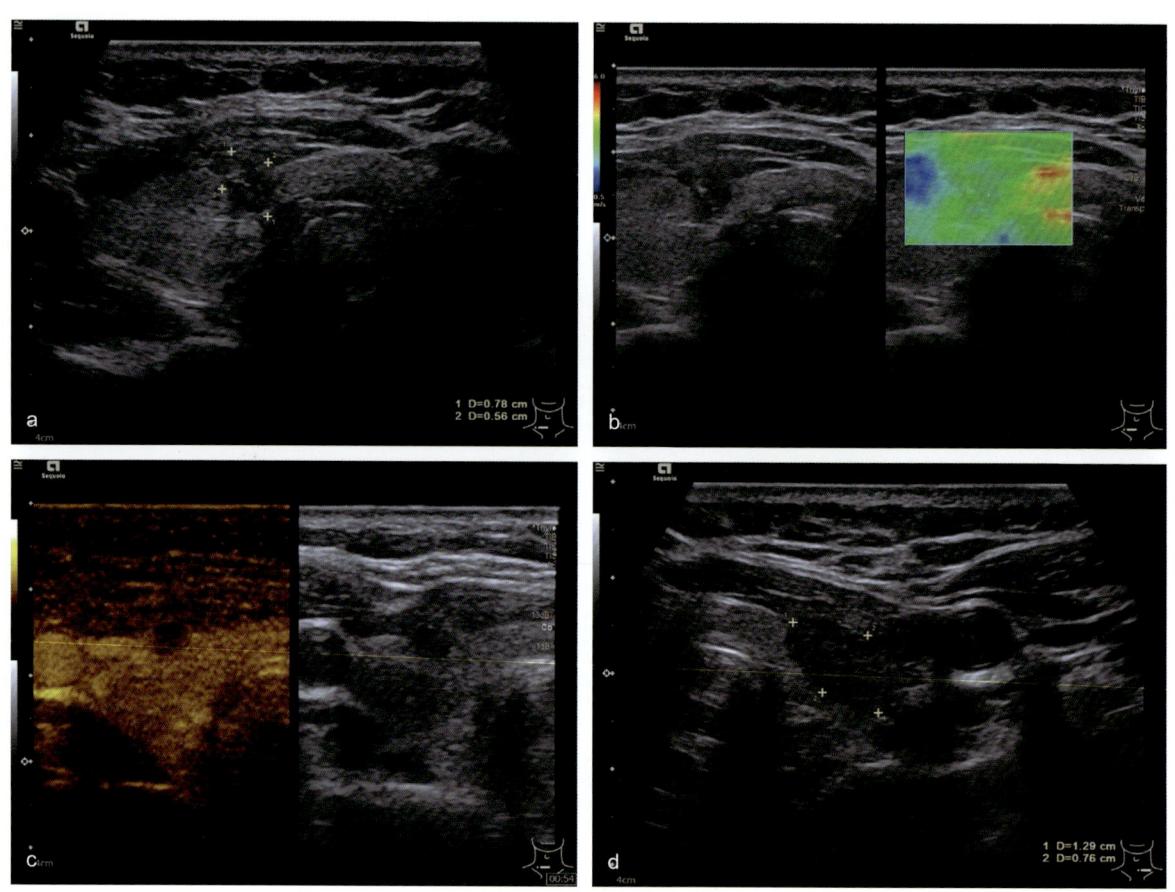

图 3-27 病例 23:超声造影呈"无增强"的甲状腺消融术后结节

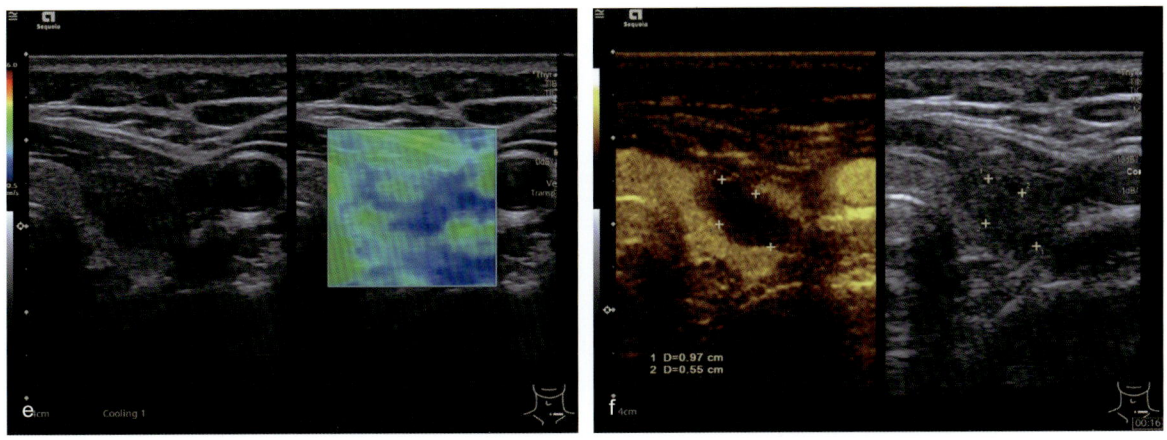

图 3-27（续） 病例 23：超声造影呈"无增强"的甲状腺消融术后结节

病例 24

超声造影监测后甲状腺结节消融术后疗效

患者，男性，35 岁，已行甲状腺结节消融术 1 年。实验室检查无殊，甲状腺功能标志物均在正常范围内。对比上次超声检查报告，常规灰阶超声示甲状腺左叶中部未见异常低回声实质不均质团块（图 3-28a，消融术后 1 天病灶；图 3-28e，消融术后 3 个月病灶；图 3-28i，消融术后 6 个月病灶；图 3-28l，消融术后 1 年病灶），边界清，形态不规则，CDFI 病灶内未见明显彩色血流信号（图 3-28b，消融术后 1 天病灶；图 3-28f，消融术后 3 个月病灶）。弹性成像显示病灶呈均匀绿色，结节质软（图 3-28c，消融术后 1 天病灶；图 3-28g，消融术后 3 个月病灶；图 3-28j，消融术后 6 个月病灶；图 3-28m，消融术后 1 年病灶）。CEUS 显示甲状腺左叶注射超声造影剂 SonoVue™ 2 mL 后始终未见明显异常增强（图 3-28d，消融术后 1 天病灶；图 3-28h，消融术后 3 个月病灶；图 3-28k，消融术后 6 个月病灶；图 3-28n，消融术后 1 年病灶）。超声造影可准确评估甲状腺结节消融术疗效。考虑甲状腺左叶消融术后，与上次检查相比未见明显病灶区域。

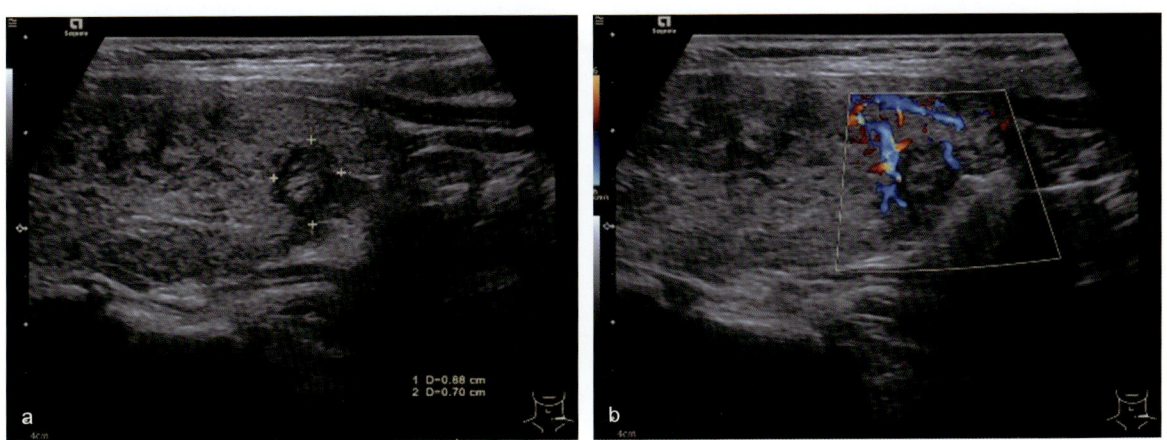

图 3-28 病例 24：超声造影监测后甲状腺结节消融术后疗效

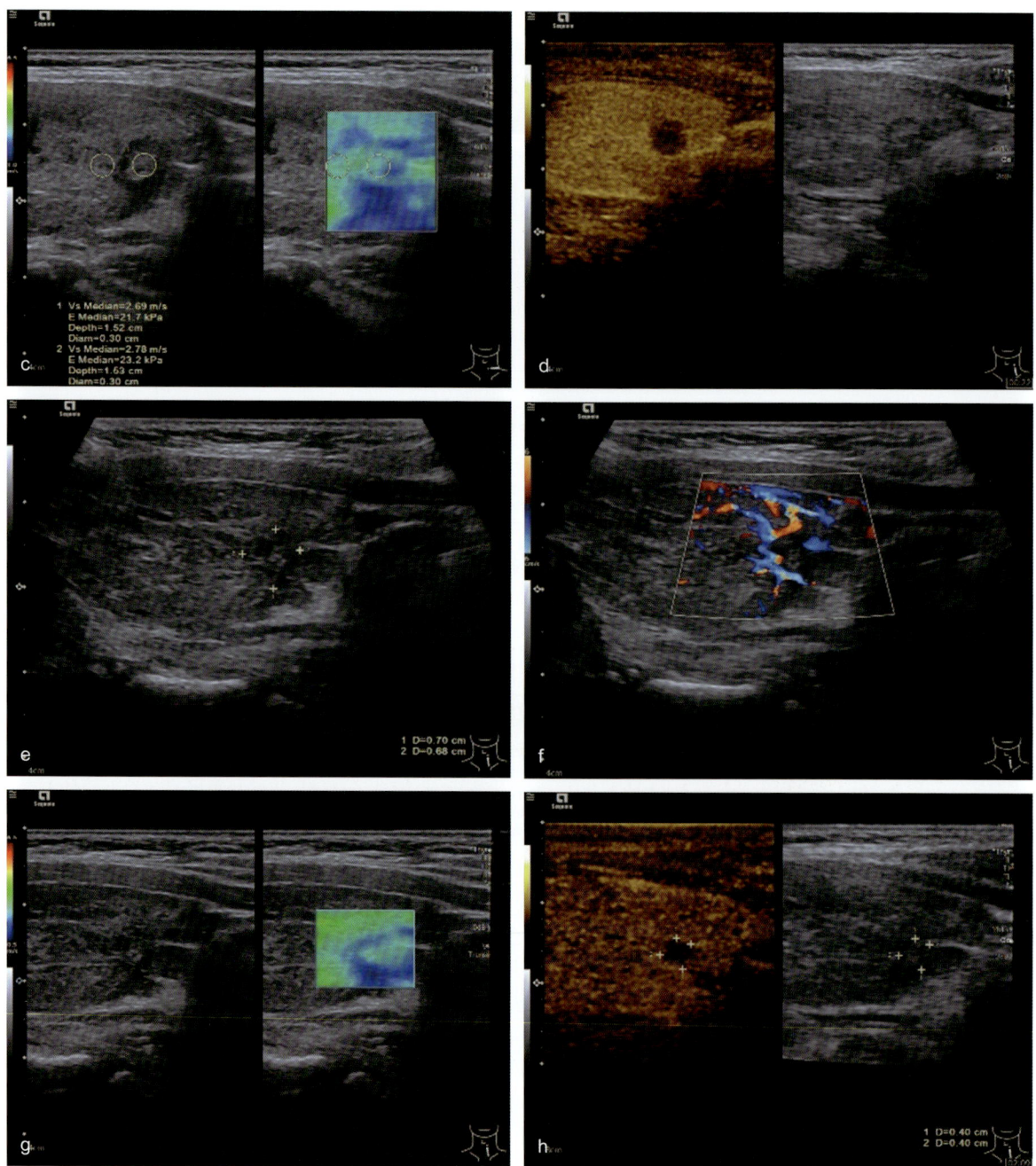

图 3-28（续） 病例 24：超声造影监测后甲状腺结节消融术后疗效

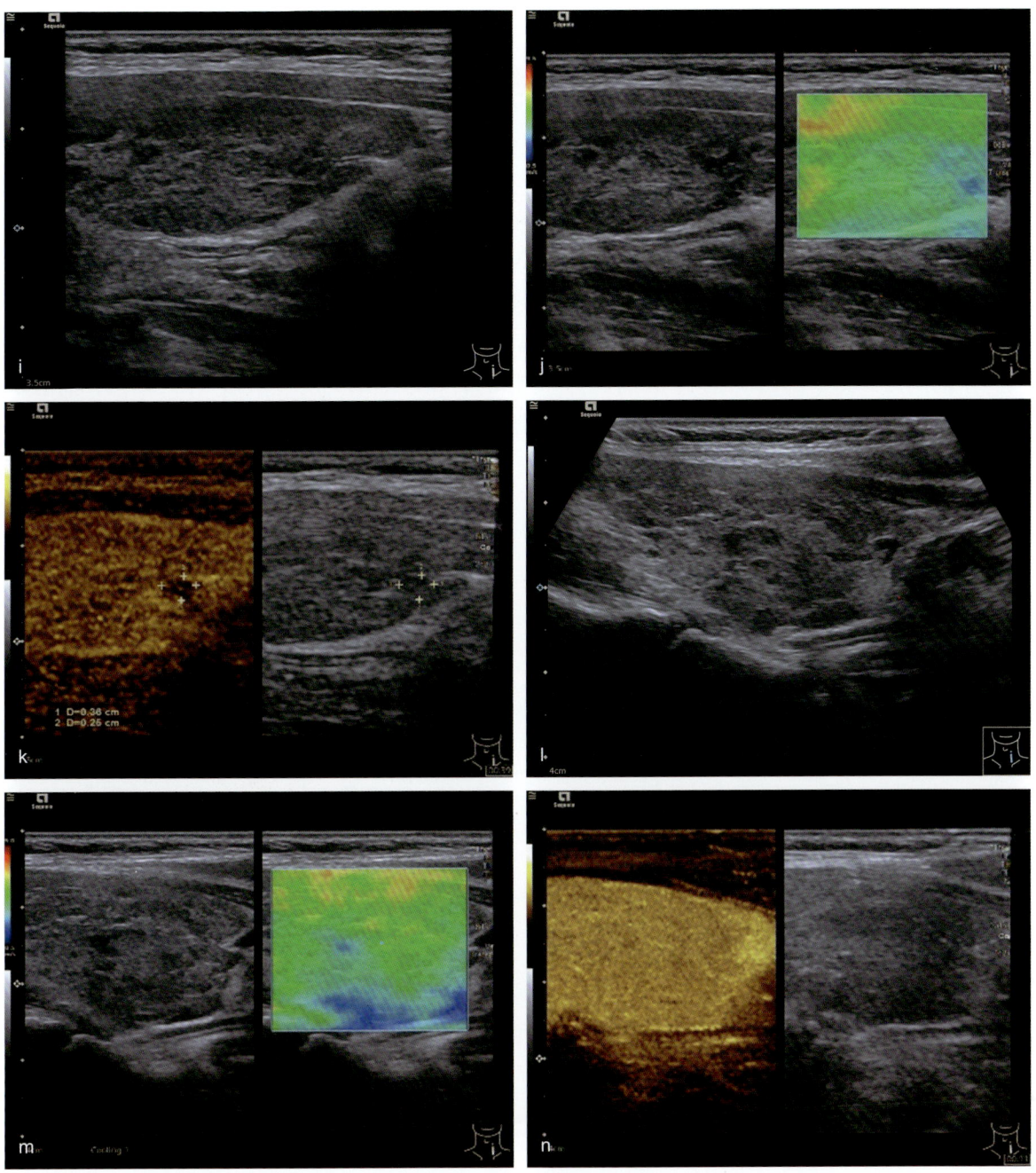

图 3-28(续) 病例 24:超声造影监测后甲状腺结节消融术后疗效

病例 25

超声造影评估甲状腺微小结节消融术后疗效

患者,女性,27 岁,既往有甲状腺结节病史,已行甲状腺结节消融术 5 个月余。实验室检查无殊,甲状腺功能标志物均在正常范围内。常规灰阶超声示甲状腺右叶中部见 1.3 cm × 0.8 cm 低回声实质不均质团块(图 3-29a,消融术前病灶;图 3-29e,消融术后病灶),边界清,形态不规则,彩色多普勒成像示病灶内未见明显彩色血流信号。弹性成像显示病灶呈蓝绿相间,结节质硬(图 3-29b,消融术前病灶;图 3-29f,消融术后病灶)。CEUS 显示甲状腺右叶中部低回声病灶于注射超声造影剂 SonoVue™ 2 mL 后动脉期未见明显增强(图 3-29c,消融术前病灶;图 3-29g,消融术后病灶),静脉期病灶始终未见明显增强(图 3-29d,消融术前病灶;图 3-29h,消融术后病灶)。考虑甲状腺右叶消融术后(无血供)。

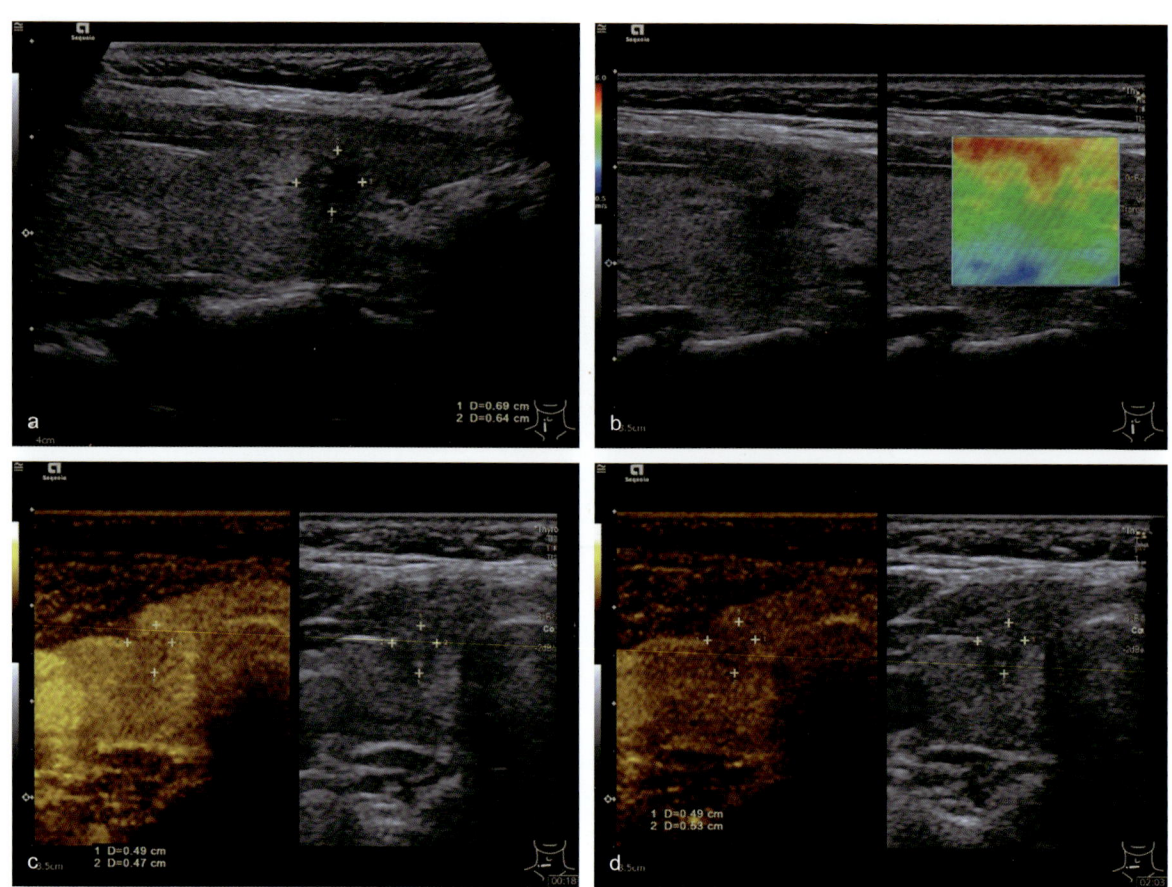

图 3-29 病例 25:超声造影评估甲状腺微小结节消融术后疗效

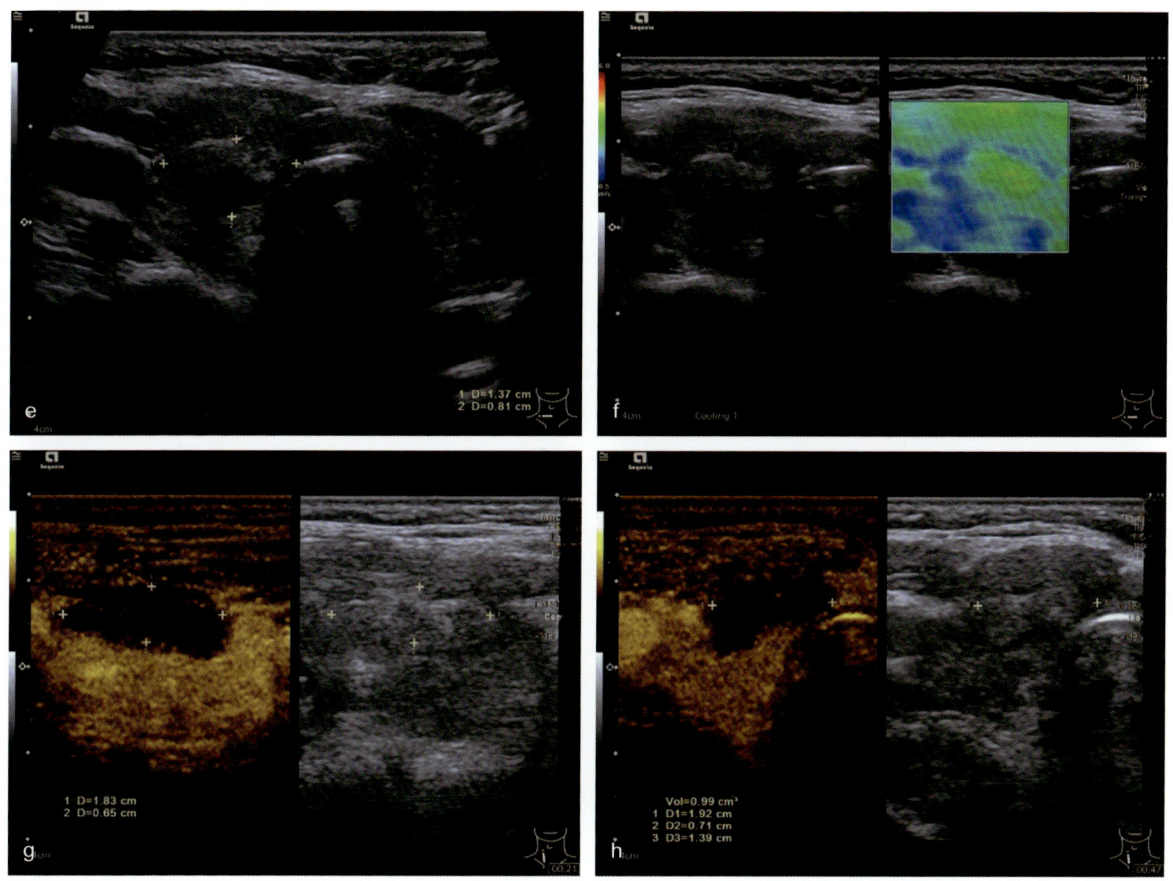

图 3-29（续） 病例 25：超声造影评估甲状腺微小结节消融术后疗效

病例 26

超声造影评估甲状腺微小结节消融术后疗效

患者，女性，37 岁，既往有甲状腺结节病史，已行甲状腺结节消融术 3 个月余。实验室检查无殊，甲状腺功能标志物均在正常范围内。常规灰阶超声示甲状腺右叶下极见 0.8 cm×0.8 cm、0.7 cm×0.6 cm 低回声实质不均质团块（图 3-30a、e，消融术前病灶；图 3-30h，消融术后病灶），边界清，形态不规则，彩色多普勒成像示病灶内未见明显彩色血流信号。弹性成像显示病灶呈均匀蓝色，结节质软（图 3-30b、f，消融术前病灶；图 3-30i，消融术后病灶）。CEUS 显示甲状腺右叶下极低回声病灶于注射超声造影剂 SonoVue^{TM} 2 mL 后始终未见明显增强（图 3-30c、d、g，消融术前病灶；图 3-30j，消融术后病灶）。考虑甲状腺右叶消融术后（无血供）。

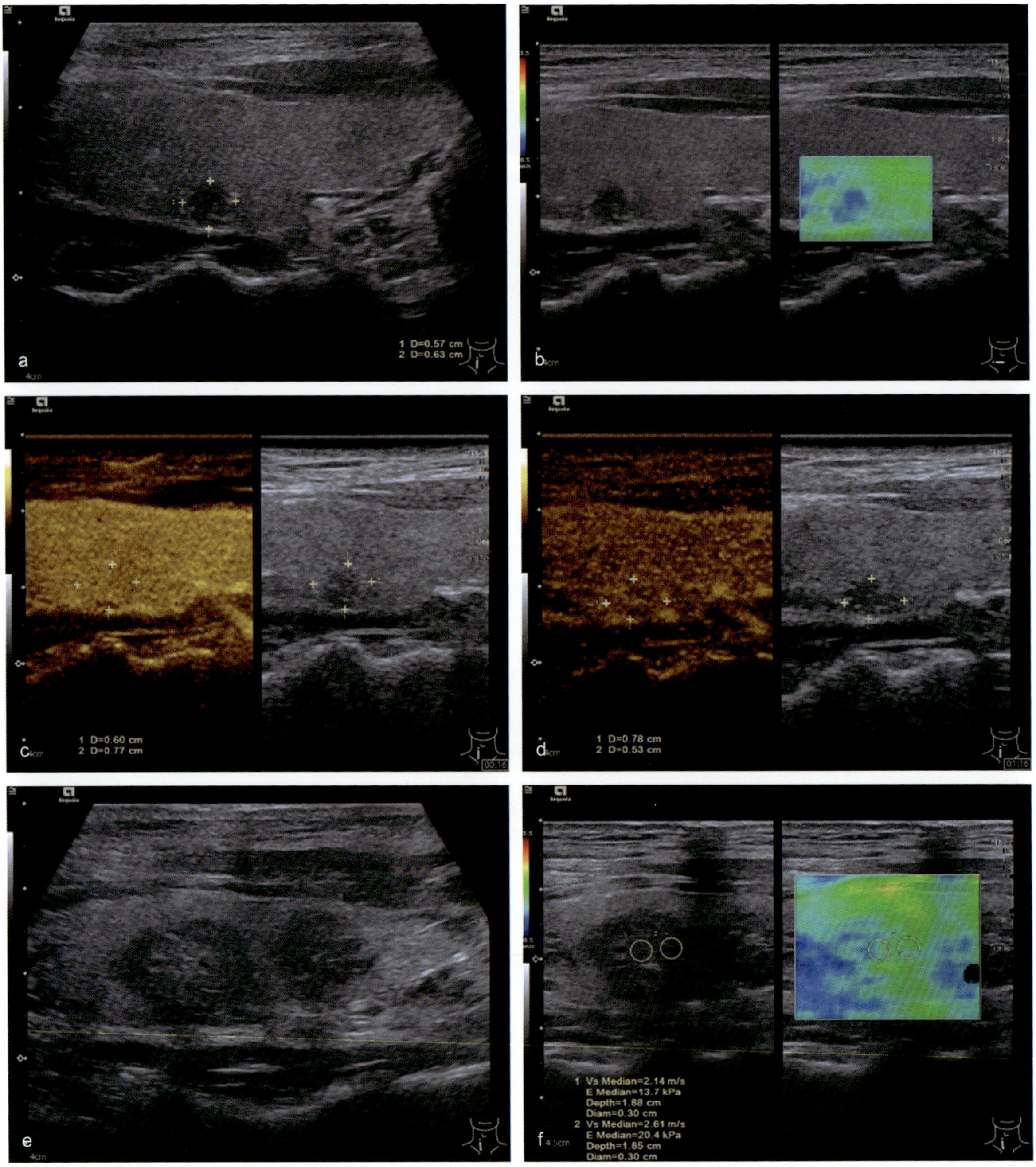

图 3-30 病例 26：超声造影评估甲状腺微小结节消融术后疗效

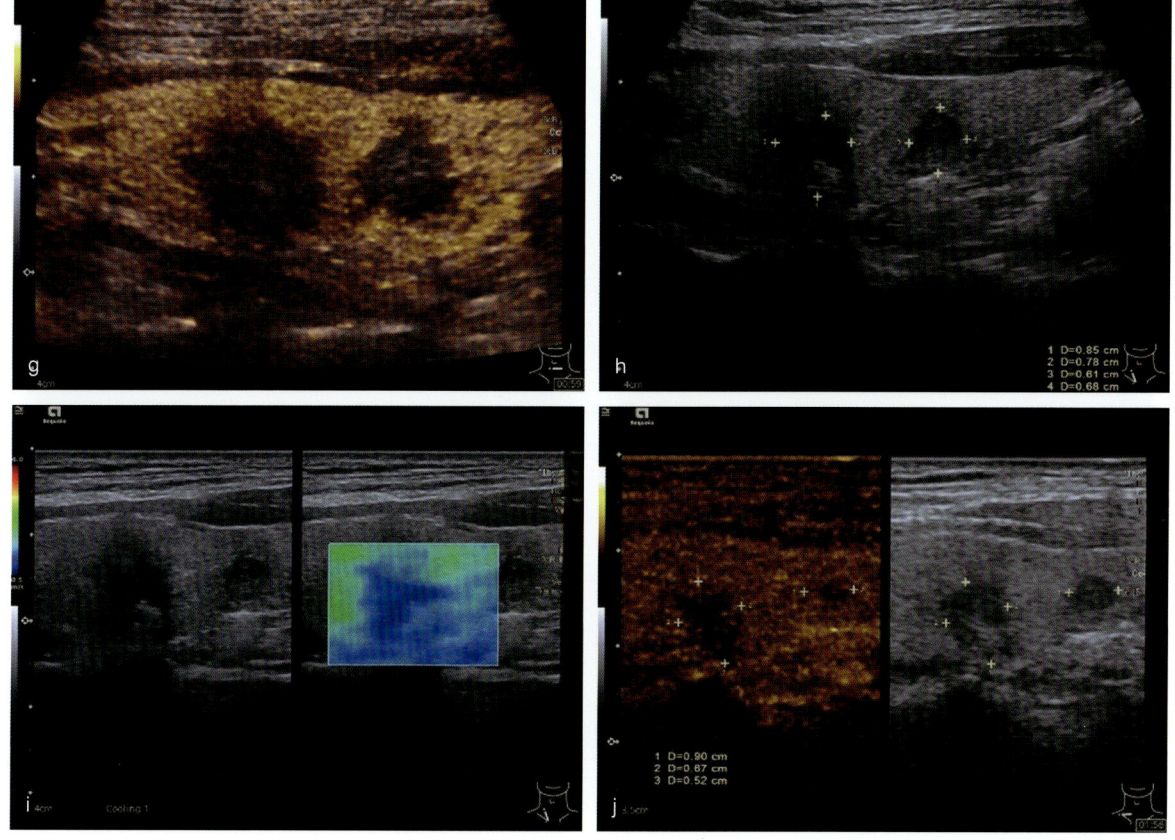

图 3-30（续） 病例 26：超声造影评估甲状腺微小结节消融术后疗效

病例 27

超声造影评估甲状腺恶性结节消融术后疗效

患者，男性，37 岁，既往有甲状腺结节病史，已行甲状腺结节消融术 9 个月余。实验室检查无殊，甲状腺功能标志物均在正常范围内。常规灰阶超声示甲状腺右叶上极见 0.8 cm × 0.8 cm 低回声实质不均质团块（图 3-31a，消融术前病灶；图 3-31e，消融术后 4 个月病灶；图 3-31i，消融术后 9 个月病灶），边界清，形态不规则，彩色多普勒成像示病灶内未见明显彩色血流信号。弹性成像显示病灶呈均匀红色，结节质硬（图 3-31b，消融术前病灶；图 3-31f，消融术后 4 个月病灶；图 3-31j，消融术后 9 个月病灶）。CEUS 显示甲状腺右叶上极低回声病灶于注射超声造影剂 SonoVue™ 2 mL 后动脉期未见明显增强（图 3-31c，消融术前病灶；图 3-31g，消融术后 4 个月病灶；图 3-31k，消融术后 9 个月病灶），静脉期始终未见明显增强（图 3-31d，消融术前病灶；图 3-31h，消融术后 4 个月病灶；图 3-31l，消融术后 9 个月病灶）。考虑甲状腺右叶消融术后（无血供）。

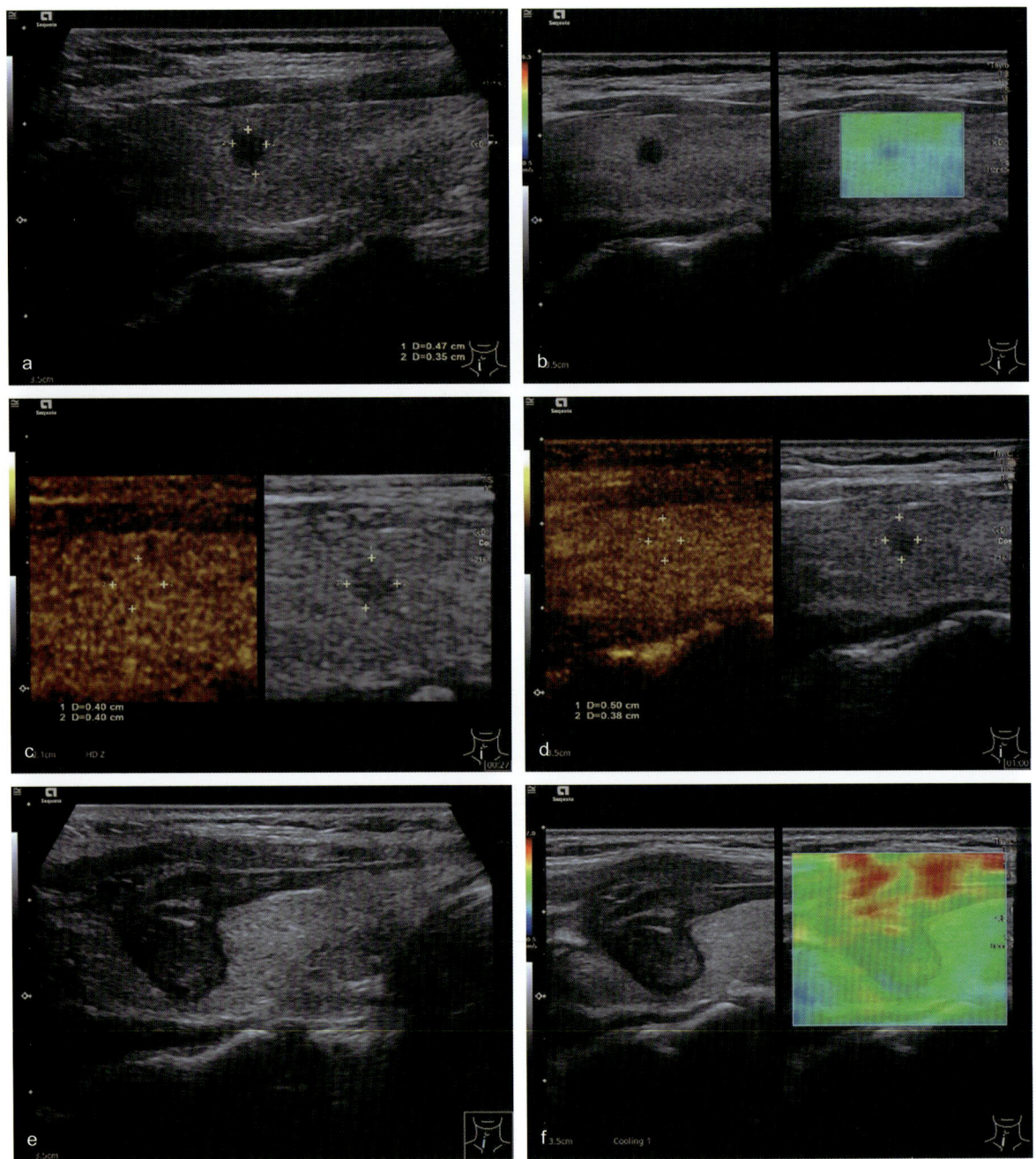

图 3-31 病例 27：超声造影评估甲状腺恶性结节消融术后疗效

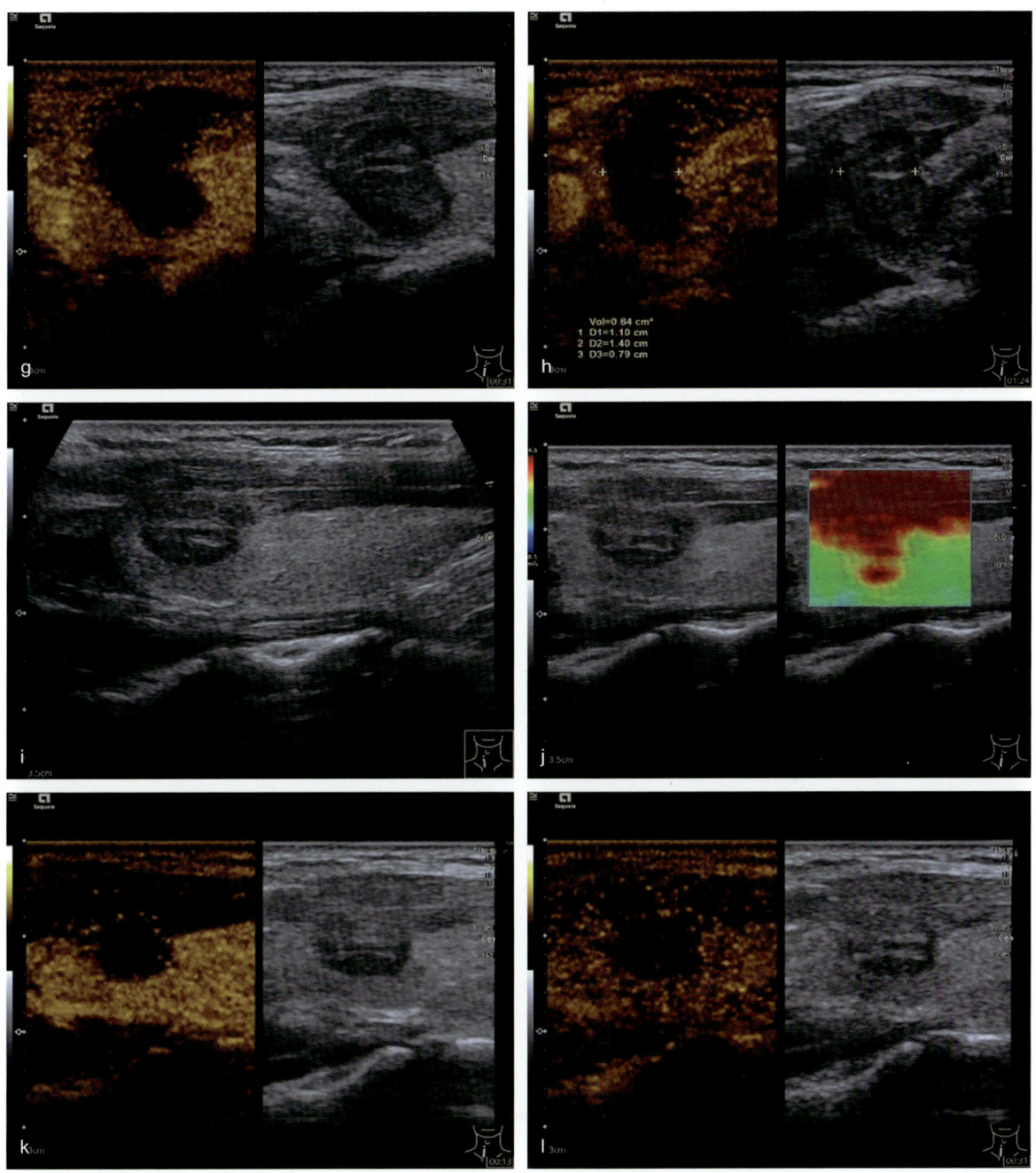

图 3-31（续） 病例 27：超声造影评估甲状腺恶性结节消融术后疗效

病例 28

超声造影呈"无增强"的消融术后甲状腺结节

患者，男性，30 岁，既往有甲状腺结节病史，已行甲状腺结节消融术 1 天。实验室检查无殊，甲状腺功能标志物均在正常范围内。常规灰阶超声示甲状腺左叶中部见 2.4 cm × 1.6 cm 低回声实质不均质团块（图 3-32a，消融术前病灶；图 3-32f，消融术后病灶），边界清，形态不规则，彩色多普勒成像示病灶内未见明显彩色血流信号（图 3-32b，消融术前病灶；图 3-32g，消融术后病灶）。弹性成像显示病灶呈均匀绿色，结节质较软（图 3-32c，消融术前病灶；图 3-32h，消融术后病灶）。CEUS 显示甲状腺左叶中部低回声病灶于注射超声造影剂 SonoVue™ 2 mL 后动脉期未见明显增强（图 3-32d，消融术前病灶；图 3-32i，消融术后病灶），静脉期始终未见明显增强（图 3-32e，消融术前病灶；图 3-32j，消融术后病灶）。考虑甲状腺左叶消融术后（无血供）。

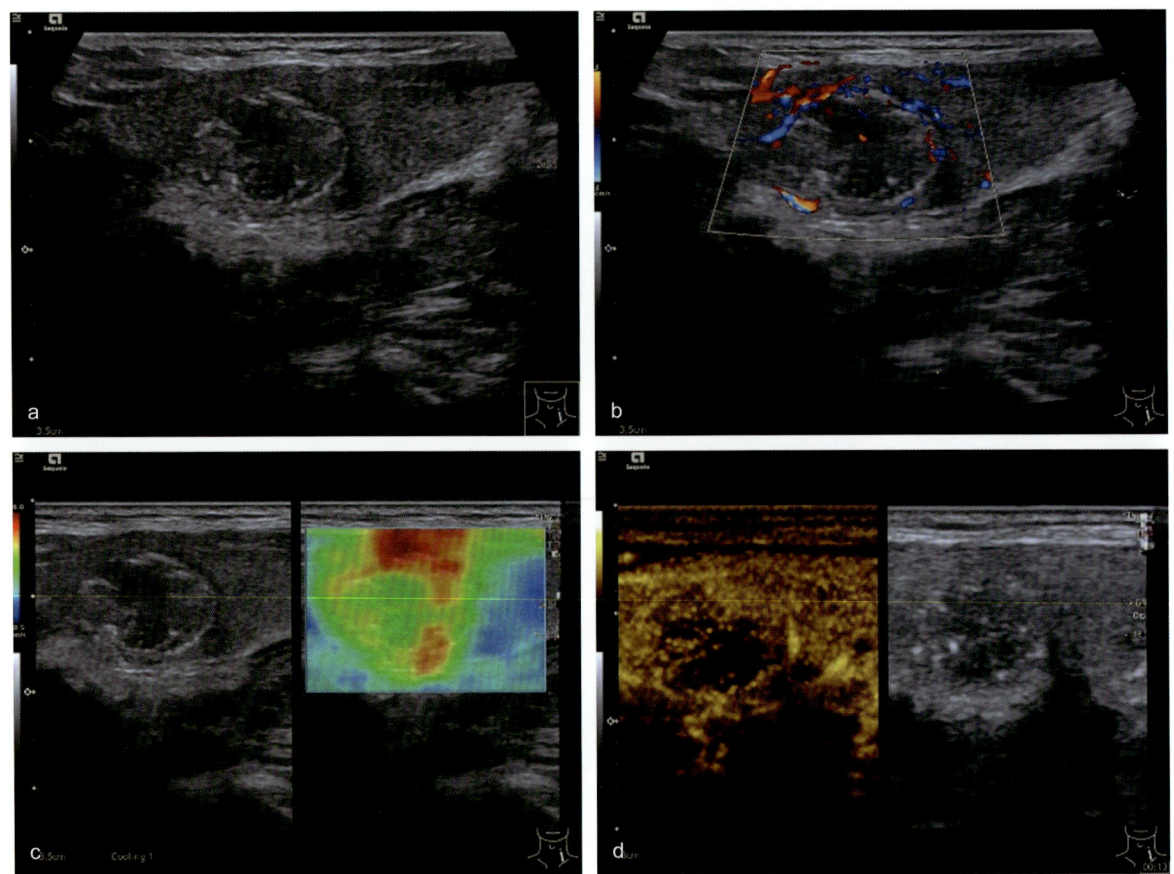

图 3-32　病例 28：超声造影呈"无增强"的消融术后甲状腺结节

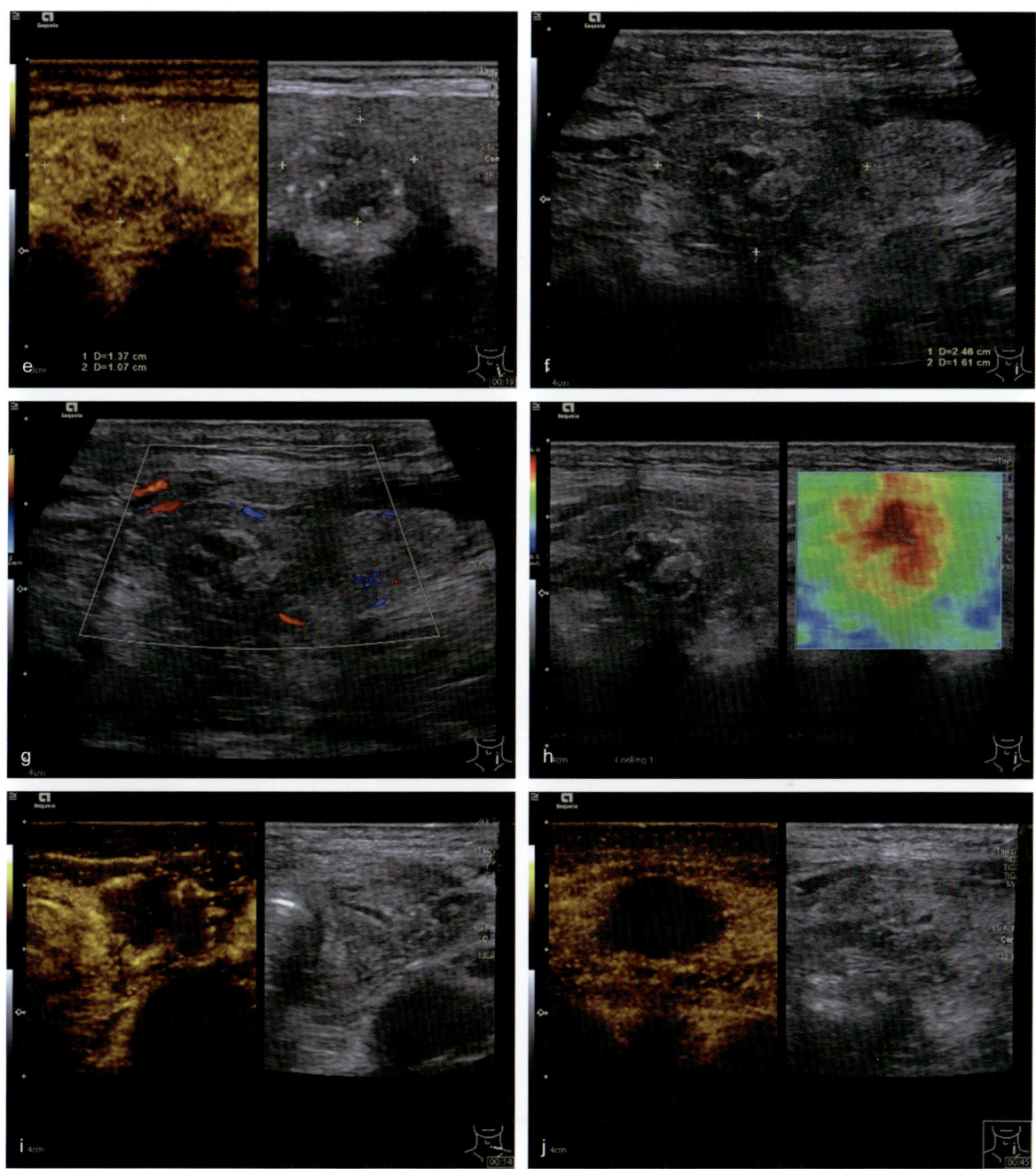

图 3-32（续） 病例 28：超声造影呈"无增强"的消融术后甲状腺结节

病例 29

超声造影呈"分枝状高增强"的巨大甲状腺腺瘤（有囊变）

患者，男性，26岁，既往无甲状腺结节病史。患者体检发现甲状腺结节。实验室检查无殊，甲状腺功能标志物均在正常范围内。常规灰阶超声示甲状腺左叶见 5.3 cm × 3.2 cm 低回声实质不均质团块（图3-33a），边界不清，形态不规则，彩色多普勒成像示病灶周边可见短线状彩色血流信号（图3-33b）。弹性成像显示病灶呈均匀蓝色，结节质软（图3-33c）。CEUS Mixed 模式显示甲状腺左叶低回声病灶于注射超声造影剂 SonoVue™ 2 mL 后内实质部分动脉期呈分枝状高增强（图3-33d~f），静脉期及延迟期均呈等回声改变。考虑甲状腺左叶良性结节，腺瘤伴囊变可能，TIRADS 3级。患者随即于外院行超声引导下甲状腺结节消融术，病理学诊断提示甲状腺左叶腺瘤囊性变。

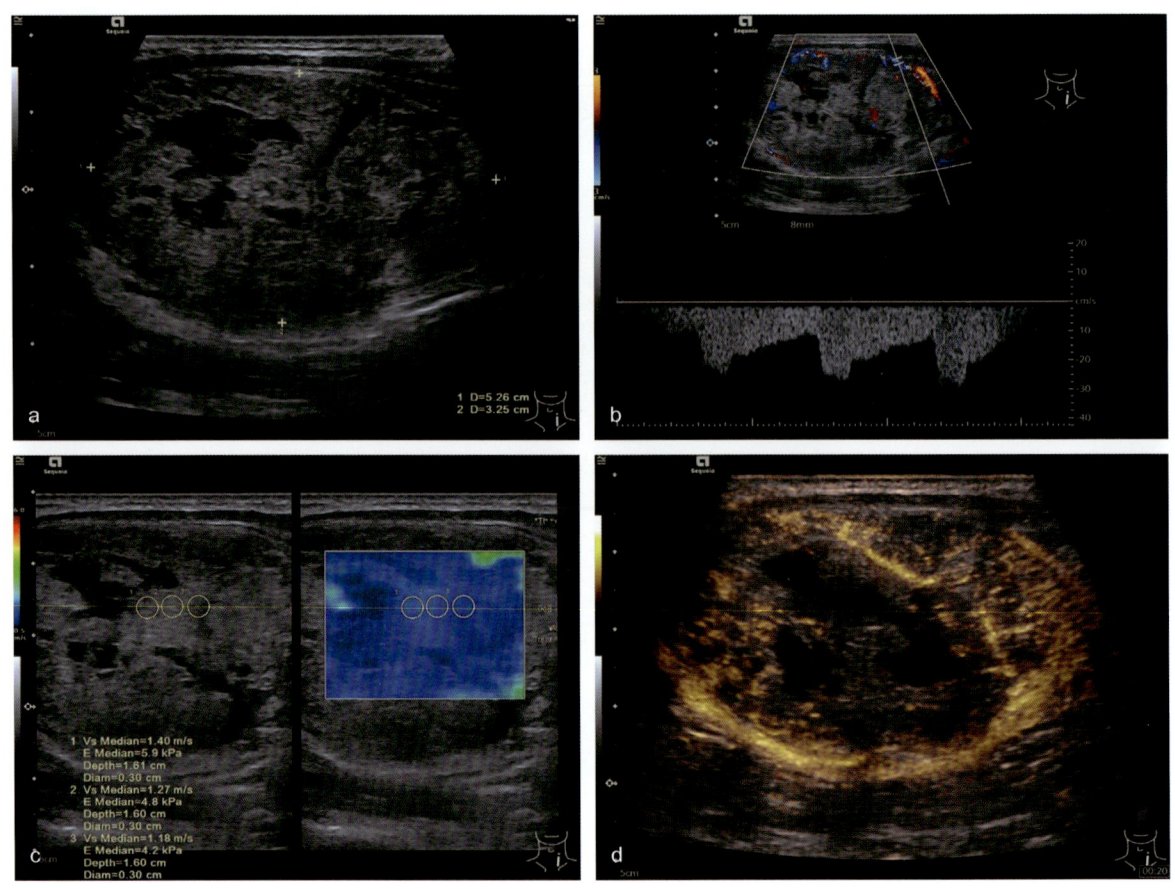

图 3-33　病例 29：超声造影呈"分枝状高增强"的巨大甲状腺腺瘤（有囊变）

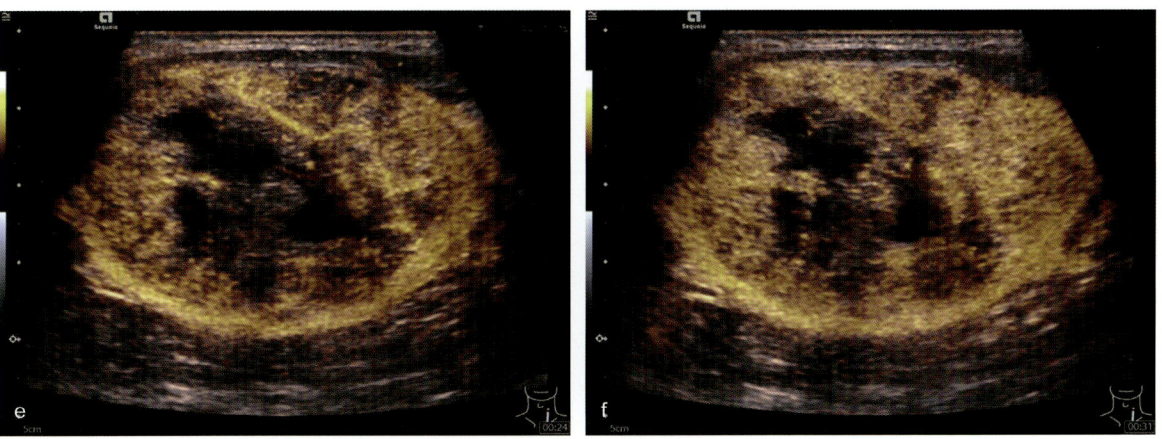

图 3-33（续） 病例 29：超声造影呈"分枝状高增强"的巨大甲状腺腺瘤（有囊变）

病例 30

超声造影 Mixed 模式评估甲状腺结节消融术后疗效

患者，男性，46 岁，患者甲状腺结节消融术后 1 天评估。实验室检查无殊，甲状腺功能标志物均在正常范围内。常规灰阶超声示甲状腺左叶上极见 4.3 cm×3.4 cm 低回声实质不均质团块（图 3-34a），边界不清，形态不规则。CEUS Mixed 模式显示甲状腺上极低回声病灶于注射超声造影剂 SonoVue^{TM} 2 mL 后始终未见明显增强（图 3-34b）。CEUS 延迟期未能清晰显示结节边界（图 3-34c）。考虑甲状腺左叶结节消融术后（无血供）。

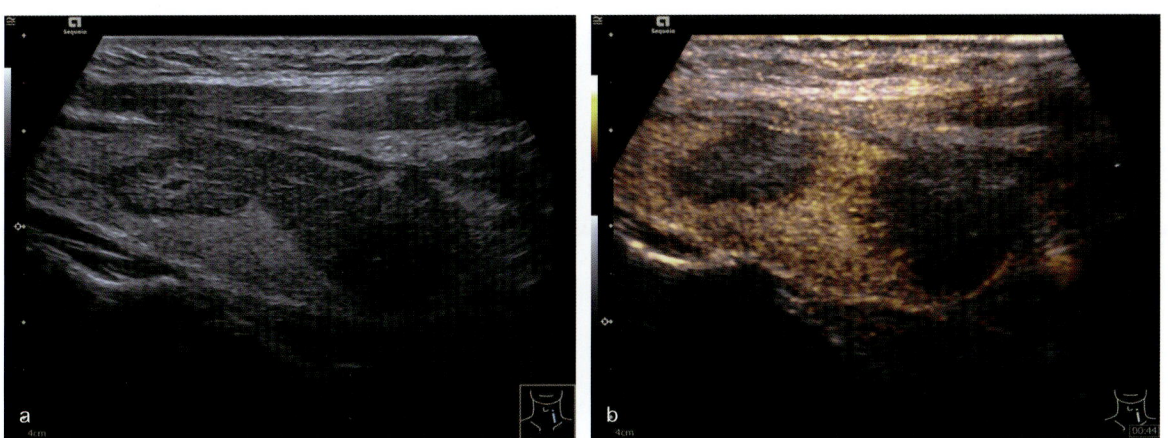

图 3-34 病例 30：超声造影 Mixed 模式评估甲状腺结节消融术后疗效

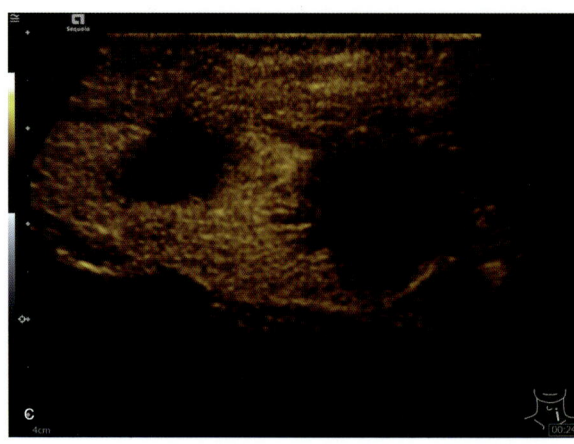

图 3-34（续） 病例 30：超声造影 Mixed 模式评估甲状腺结节消融术后疗效

（刘凌晓　陆志强　王飞航）

参考文献

[1] 中国医师协会超声医师分会. 甲状腺微小乳头状癌热消融诊疗指征专家共识[J]. 中华医学超声杂志（电子版），2019, 16(8):571-574.

[2] Dietrich C F, Muller T, Bojunga J, et al. Statement and Recommendations on Interventional Ultrasound as a Thyroid Diagnostic and Treatment Procedure[J]. Ultrasound Med Biol, 2018, 44(1):14-36.

[3] Lim H K, Lee J H, Ha E J, et al. Radiofrequency ablation of benign non-functioning thyroid nodules: 4-year follow-up results for 111 patients[J]. Eur Radiol, 2013, 23(4):1044-1049.

[4] Sung J Y, Baek J H, Jung S L, et al. Radiofrequency ablation for autonomously functioning thyroid nodules: a multicenter study[J]. Thyroid, 2015, 25(1):112-117.

[5] Deandrea M, Sung J Y, Limone P, et al. Efficacy and Safety of Radiofrequency Ablation Versus Observation for Nonfunctioning Benign Thyroid Nodules: A Randomized Controlled International Collaborative Trial[J]. Thyroid, 2015, 25(8):890-896.

[6] Hu K, Wu J, Dong Y, et al. Comparison between ultrasound-guided percutaneous radiofrequency and microwave ablation in benign thyroid nodules[J]. Journal of Cancer Research and Therapeutics, 2019, 15(7):1535-1540.

[7] Baek J H, Lee J H, Sung J Y, et al. Complications encountered in the treatment of benign thyroid nodules with US-guided radiofrequency ablation: a multicenter study[J]. Radiology, 2012, 262(1):335-342.

[8] 陈吉东, 岳林先, 尹立雪, 等. 经皮微波消融治疗自主功能性甲状腺结节的临床研究[J]. 中华超声影像学杂志, 2018, 27(11):958-962.

[9] Cao X J, Wang S R, Che Y, et al. Efficacy and Safety of Thermal Ablation for Treatment of Solitary T1N0M0 Papillary Thyroid Carcinoma: A Multicenter Retrospective Study[J]. Radiology, 2021, 300(1):209-216.

[10] Mauri G, Nicosia L, Della Vigna P, et al. Percutaneous laser ablation for benign and malignant thyroid diseases[J]. Ultrasonography, 2019, 38(1):25-36.

[11] Autrusseau P A, Schneegans O, Koch G, et al. Safety and efficacy of percutaneous cryoablation of extraspinal thyroid cancer bone metastases with curative intent: single-center experience with a median follow-up of more than 5 years[J]. J Vasc Interv Radiol, 2022, 33(7):797-804.

[12] 中国抗癌协会肿瘤消融治疗专业委员会, 中国临床肿瘤学会（CSCO）肿瘤消融专家委员会, 中国医师协会介入医师分会肿瘤消融专业委员会, 等. 甲状腺乳头状癌热消融治疗专家共识（2024 版）[J]. 中华内科杂志, 2024, 63(4):355-364.

[13] 中国医师协会甲状腺肿瘤消融治疗技术专家组, 中国抗癌协会甲状腺癌专业委员会, 中国医师协会介入医师分会超声介入专业委员会, 等. 甲状腺良性结节、微小癌及颈部转移性淋巴结热消融治疗专家共识（2018 版）[J]. 中国肿瘤, 2018, 27(10):768-773.

第四章
剪切波弹性成像在甲状腺肿瘤诊断及微创消融中的应用

剪切波弹性成像（shear wave elasto-graphy，SWE）技术应用于甲状腺病变的研究最早于2010年发表，初步研究发现其可用于甲状腺结节的良恶性鉴别。美国甲状腺协会（American Thyroid Association，ATA）于2015年发布的《成人甲状腺结节与分化型甲状腺癌诊治指南》中提出：超声弹性成像有望成为一种非侵入性评估甲状腺癌风险的手段，虽然不普遍适用于所有甲状腺结节，但可作为常规超声检查的补充。

目前可应用于临床的超声弹性检查技术包括应变弹性超声成像、声辐射力脉冲辐射成像和实时剪切波弹性超声成像检查技术。SWE作为第三代弹性成像技术，其定性分析将弹性图分为各种颜色模式，定量分析采用实时追踪剪切波在组织中的传播速度，获得感兴趣区内任意部位的弹性模量值，可为甲状腺结节的诊断提供可供比较的数据作为依据。SWE是目前在各种不同弹性成像技术中重复性最好、对操作者依赖性最低的弹性超声技术。中华医学会超声医学分会甲状腺弹性成像专家组于2018年发表的《临床应用剪切波弹性成像评估甲状腺结节的指南和建议》基于循证医学证据，以及超声医学协会、中国医师协会专家的共识，共列出21条主要推荐，旨在为临床医生提供使用SWE辅助治疗甲状腺结节的建议。指南中明确指出弹性成像在良恶性结节的鉴别诊断、细针吸取（fine needle aspiration，FNA）检查细胞学结果不确定的甲状腺结节中的应用，以及在可能用于甲状腺结节的恶性风险分层、预测甲状腺周围组织扩散及颈部淋巴结转移中的重要价值。

一、剪切波弹性成像在甲状腺肿瘤诊断中的应用

（一）SWE在鉴别良恶性甲状腺肿瘤中的应用

触诊肿瘤以评估组织硬度是临床实践中使用的一种基本而古老的临床检查，且触诊结果高度依赖于研究者。通常恶性肿瘤被认为比良性肿瘤更硬，但也有例外，如结节内部产生纤维化或囊性区域。实时弹性超声成像技术在甲状腺结节的鉴别诊断方面拓展了常规超声的应用，弥补了常规超声技术不能直接提供组织弹性信息的缺陷。

定量SWE参数是甲状腺恶性肿瘤的独立预测因素，与灰阶超声检查结合有助于预测甲状

腺恶性肿瘤。SWE通过检测剪切波传导速度实现对甲状腺结节组织弹性的实时定量评估。甲状腺良性结节大多由滤泡细胞组成，其内充满胶质成分，质地相对较软，而恶性病变的间质部分多含纤维、血管及呈同心圆状排列的钙化小体，质地偏硬，在SWE彩色编码弹性图像上通常比良性结节表现得更硬、更不均匀。

SWE通过计算剪切波在组织中的传播速度获得组织弹性模量值，定量评价组织硬度，当前文献已研究了多个定量参数，包括最大值（SWE_{max}）、平均值（SWE_{mean}）、最小值（SWE_{min}）和标准差（SWE_{sd}），其中SWE_{max}和SWE_{mean}是最为常见且诊断效能最高的指标，采用这些指标的SWE诊断甲状腺癌的敏感性可达75%~93%，特异性可达71%~94%。

目前国内外已有多项研究探讨该技术应用于甲状腺结节的鉴别诊断，但各项研究结果各异，国内研究获得的甲状腺恶性结节的SWE测量值比国外研究获得的相应值偏低，可能与中西方人群甲状腺组织的结构存在一定差异有关，也可能与结节大小、结节是否伴有钙化及检查时探头是否施压等因素皆有关。侵犯被膜的甲状腺恶性结节的SWE_{mean}大于无被膜侵犯的结节，可能是恶性肿瘤对周围组织侵犯和浸润可增加间质纤维化，导致更多的胶原纤维增生，使结节硬度增加。甲状腺乳头状癌相比其他类型的甲状腺癌在SWE图像上表现得更硬，所以非乳头状甲状腺癌的SWE杨氏模量测值相对较低。因此，目前尚未获得国际认可的甲状腺良恶性鉴别诊断的杨氏模量分界值与阈值范围。

（二）SWE在甲状腺微小癌诊断中的应用

有研究表明病理钙化中的沙砾体、基质钙化、沙砾体基质混合钙化均是甲状腺乳头状癌病灶SWE_{mean}的独立影响因素，基质钙化比聚集的沙砾体致密，基质钙化组的结节硬度高于沙砾体组的结节。但是值得一提的是，病理钙化和超声钙化存在不一致的情况。超声显示的微钙化不完全为病理砂砾体，可能为多种病理结构，包括胶体结晶、纤维条索。但是纤维组织或浓缩的胶体在超声检查图像上与微钙化相似，因此无法通过常规超声进行鉴别，可导致假阳性的判断。

较小的甲状腺乳头状癌在显微镜下仍可呈乳头状生长，乳头分支多，间质内有纤维和血管，同时可伴有沙砾体形成，这些成分可增加组织硬度。结节硬度与细胞外基质的纤维成分密切相关，纤维含量越多，结节越硬。大结节纤维增生多于小结节，但对于直径小于1 cm的微小癌，其内所含的纤维含量及沙砾体较少，致使病灶硬度减低，增加了SWE的诊断难度。也有研究表明，甲状腺恶性结节的SWE定量参数值与结节大小并无关联，可能是与不同研究所纳入的样本差异性较大有关。

因此，SWE在鉴别体积较小的结节时，其定量参数值相对较低，可能会增加诊断难度，需结合常规超声表现及超声造影表现进行综合判断。

（三）SWE在评估甲状腺肿瘤周围侵犯时的应用

在常规甲状腺超声检查过程中，同时扫查甲状腺周围及颈部区域是否存在可疑淋巴结也是一项不可或缺的检查任务。颈部淋巴结的评估用于判断甲状腺恶性肿瘤是否存在转移、TNM分期及治疗后是否存在复发等情况，术前准确识别颈部淋巴结转移有助于提高低危患者的手术疗效和生活质量，术后定期有效评估有助于对甲状腺恶性肿瘤患者制订个性化治疗方案和预后情况进行预测。超声图像可通过淋巴结的位置、大小、形态、数量等特征来提示是否存在异常淋巴结。

由于恶性淋巴结内可存在肿瘤细胞、肿瘤坏死和钙化，导致其内部回声不均匀，而良性淋巴结质地偏弱且均匀，因此，良恶性淋巴结之间的硬度差异可以区分淋巴结状态，以此提供重要信息。无痛性的硬度较大的淋巴结通常提示转移性肿瘤或肉芽肿性病变。

SWE 是常规超声诊断恶性淋巴结的一种有应用前景的辅助成像技术。恶性淋巴结在 SWE 图像上可显示病变边缘和其邻近组织的硬度增加。SWE 已被证实是一种诊断和区分良恶性淋巴结的成像方式，将其纳入常规超声检查可更全面评估可疑淋巴结，并可减少侵入性手术或暴露于电离辐射的放射检查需求。

然而，SWE 可提供用于比较的各种定量参数，其诊断能力及诊断准确性尚未得到证实，且不同解剖部位淋巴结的弹性定量参数的截断值也有差异，需要更多的证据来讨论不同 SWE 定量参数的意义及其对于淋巴结鉴别的诊断潜力。目前有研究证实甲状腺外侵犯与甲状腺乳头状癌的 SWE_{mean}、SWE_{max} 和 SWE_{min} 相关。SWE 的弹性定量参数可用于鉴别淋巴结，因为多数恶性淋巴结的 SWE 弹性值高于良性淋巴结。SWE 可预测甲状腺乳头状癌颈部淋巴结的转移，癌灶的 SWE_{mean}、SWE_{max} 可能与中央区淋巴结转移相关，而 SWE_{min} 可能与颈部淋巴结转移相关。

因此，术前判断甲状腺肿瘤基本情况时，可适当结合 SWE 技术，预测周围实质侵犯和颈部淋巴结有无转移，以制订合理的手术治疗方案。

（四）SWE 在甲状腺弥漫性疾病伴甲状腺结节诊断中的应用

甲状腺弥漫性疾病主要包括甲状腺功能亢进、桥本甲状腺炎、亚急性甲状腺炎和结节性甲状腺肿等。由弥漫性病变产生的纤维化和炎症均可增加甲状腺整体的腺体硬度，产生不同程度的炎症，导致甲状腺实质不同程度变硬。当患者伴有自身免疫性甲状腺疾病时，甲状腺实质的硬度也会显著增加。

SWE 通过定量评估弥漫性甲状腺疾病患者的甲状腺组织硬度，有助于评估甲状腺腺体的纤维化水平，从而为临床诊断提供参考数据。对于多结节性甲状腺肿中的恶性结节的识别，SWE 显示出比结节大小或可疑常规超声特征指标更好的性能。虽然 SWE 在自身免疫性甲状腺炎的情况下也可用于鉴别甲状腺良恶性结节，但是可能由于甲状腺背景实质内存在纤维化，如慢性自身免疫性甲状腺炎中的良性结节，SWE 和 ARFI 的研究中均发现结节僵硬与甲状腺组织标本中的纤维化程度呈正相关，甲状腺实质纤维化可能至少部分解释了恶性和良性结节之间弹性测量值的重叠。

因此，SWE 用于甲状腺弥漫性疾病背景下的良恶性结节的判定结果可能受甲状腺周围组织硬度改变的影响，应结合患者实际情况进行综合判断。

（五）SWE 结合 TIRADS 分级在甲状腺肿瘤诊断中的应用

采用甲状腺影像学报告和数据系统（TIRADS）可对甲状腺结节进行初步分级，主要从病灶回声、外观形态、是否有钙化及血流分布等方面进行初步判断，使临床医生能够快速有效地研读超声报告并对患者进行分类管理。但由于 4 类结节在临床上较为常见，且其覆盖的恶性比例范围较大，此类结节往往需要更多的有助于诊断的信息来进一步明确诊断。目前，临床上常用的无创性辅助检查手段主要包括弹性成像和超声造影等技术，而弹性成像因不需要考虑造影剂注射等具体问题，因此更易在不同等级的医院内推广普及。

有研究建议，对根据 TIRADS 分类为 3 类以上的任何甲状腺结节进行 SWE 检查，但由于不同研究得到的 SWE 定量参数截断值有一定差异，因此目前尚未得到统一被认可的 SWE 弹性参数用于指导临床实践。不过一旦检测出甲状腺结节有较高 SWE 弹性，无论是定性还是定量，均可提高该结节的 TIRADS 分级，必要时可对可疑结节行进一步的 FNA 检查。

二、剪切波弹性成像结合细针穿刺抽吸术在甲状腺肿瘤诊断中的应用

细针穿刺抽吸术（FNA）是目前常规超声评估后确定甲状腺结节性质的最常用、最准确且最经济的检查手段，其穿刺取得的细胞进行评估后可作为指导患者后续是否需要手术的可靠方式。然而，由于细胞学诊断的局限性，仍有一些非诊断或缺失病例。约 25% 的甲状腺结节无法通过 FNA 进行明确诊断，FNA 结果良性的结节中仍有高达 3% 有恶性肿瘤风险。根据目前的临床指导方针，这些结节将被漏诊，如何从 FNA 良性结节中发现甲状腺癌目前仍是一个尚未解决的难题。近年来，随着细胞学检查不确定的甲状腺结节越来越多地涌现，SWE 作为一种补充手段，具有较高的灵敏度，有望减少良性肿瘤的重复 FNA。

虽然高分辨超声结合 FNA 是目前鉴别恶性和良性甲状腺结节的标准方法，敏感性和特异性分别为 60%~98% 和 54%~90%。但仍有 15%~30% 的 FNA 样本不能被归类为良性或恶性，尽管重复 FNA 可以诊断出 30%~60% 的病例是恶性的，但它是有创的，不能作为筛查甲状腺结节的首选。而 SWE 可以作为 FNA 的补充，减少不必要的重复 FNA。SWE 检测到甲状腺 4 类结节弹性值较高时，即使 FNA 后细胞学检查未检测到恶性细胞，仍需提示有进一步检查或治疗的必要。当 SWE 与 TIRADS 类别结合使用时，SWE 提高了细胞学检查未确定的甲状腺结节诊断的敏感性和准确性。

三、剪切波弹性成像在甲状腺肿瘤微创消融中的应用

甲状腺微创消融技术目前在临床越来越普及，其具有损伤小、效率高、治疗效果显著等多种优势。SWE 在甲状腺结节消融治疗前可提示肿块的硬度，提供良恶性鉴别诊断依据，并且在术中及术后有效评估消融范围，既可保证组织消融完全、减少复发，同时可有效避免过度消融所导致的消融病灶周围器官和正常组织结构损伤。消融的结节及其周边组织在热消融治疗后可发生变性及凝固性坏死，导致其硬度增高，此时其弹性定量参数的测量值与周围正常组织明显不同。因此，SWE 在甲状腺结节消融后通过组织的硬度差异清晰分辨消融区与周围正常组织的界线，精确评估组织热消融的范围。研究证实，整个消融坏死区的体积与切除病理标本所测体积有良好的相关性，提示 SWE 有望成为甲状腺结节消融术后即刻评估消融效果的新方法。另有研究表明，SWE 测量硬度值不受消融后气体播散的影响，而消融持续时间、是否联合无水乙醇注射则会影响消融灶杨氏模量值测定，对促进热消融的发展具有一定意义。

四、剪切波弹性成像的局限性

高分辨率超声检查是鉴别甲状腺结节的首选影像学检查方法，国内外相关指南中均指出超声在甲状腺癌诊断中具有重要应用价值，但仍存在一定的局限性。弹性成像存在诸多局限，包括操作者依赖、是否加压、缺乏统一操作及评分标准。不同研究中关于 SWE 定量参数截断值的巨大差异可能是与研究样本差异和研究方法差异都有关。

首先，SWE 反映的是甲状腺结节的硬度信息，仅仅是一项物理属性，现实中所遇到的甲状腺良性结节可产生纤维化或钙化而提升自身硬度，恶性结节也可因内部出血或囊性变而降低自身硬度，使得 SWE 的测值在甲状腺结节鉴别诊断中出现一定的重叠，而导致假阳性或假阴性的弹性结果。因此，SWE 不能作为一项甲状腺结节的良恶性独立判断指标，其结果仍要结合常规超声图像进行综合判断。在评估甲状腺结节硬度时，重要的是考虑到由细胞密度、钙化、纤维化、脂肪组织和囊性区域引起的甲状腺结节的异质性，这些因素尤其适用于乳头状癌，可以表示为非均匀弹性图。Vorlander 等的研究表明，与非钙化型甲状腺结节相比，钙化型甲状腺结节的误诊率明显更高。

其次，SWE 是否可提高甲状腺非乳头状癌的诊断尚未可知。当操作者使用 SWE 来确定甲状腺结节良恶性时，应意识到并不是所有的甲状腺肿瘤都是硬的，也可能是软的或存在异质性。例如，一些滤泡性甲状腺肿瘤伴有低硬度值，因其由分化程度不同的滤泡组成；髓样癌可呈现为良性的弹性图模式，目前尚未有 SWE 应用于间变性癌及甲状腺淋巴瘤的文章。

另外，目前仍存在多种因素可能会影响甲状腺结节的弹性成像评估，包括颈动脉搏动、患者的自身状况、气管运动、边缘钙化、操作者加压等。SWE 成像可因这些因素参杂而呈现不同程度的采集质量较低及伪影，可能会影响甲状腺结节硬度的真实测值。通过 SWE 评估的淋巴结与手术切除的淋巴结之间的匹配度不够，也可能会影响评估结果的准确性。

因此，在实际操作中，操作者在做出诊断前，需要综合考虑这些因素是否存在及潜在影响。

五、总结与展望

综上所述，SWE 克服了传统弹性成像对操作者的依赖性，可以定量评估组织和病灶的硬度，在甲状腺结节的良恶性鉴别、结合 FNA、预测周围侵犯、监测随访消融疗效等方面均具有重要参考价值，是超声诊疗甲状腺肿瘤过程中不可或缺的辅助手段。随着剪切波弹性成像技术的进步，相信其未来的临床应用前景将越发广阔。

病例分享

侵犯包膜的甲状腺恶性肿瘤

患者，女性，60 岁，因体检发现甲状腺左叶实质占位来我院行进一步检查。常规灰阶超声显示甲状腺左叶中部见 1.3 cm×1.2 cm 低回声实质团块，边界不清，形态不规则，邻近处包膜连续性中断，内回声分布不均匀（图 4-1a~c）。超微血流成像（ultrasound microvascular angiography，UMA）显示病灶内未见彩色血流信号（图 4-1d）。超声弹性成像显示，病灶内部硬度明显高于周围组织（图 4-1e，绿—黄—红：硬度依次递增）。注射超声造影剂 SonoVue™ 2 mL 后，甲状腺左叶中部低回声病灶 10 秒开始增强，呈整体不均匀低增强（图 4-1f），30 秒达峰时呈等回声，48 秒消退，静脉期及延迟期始终呈低回声改变。显微造影（super resolution contrast enhanced ultrasound，SR CEUS）显示病灶内部无明显血管，与造影结果相符合（图 4-1g）。甲状腺病灶（黄色曲线）和周围甲状腺组织（紫色曲线）的时间强度曲线（TIC）显示，动脉期甲状腺病灶的增强程度低于周围组织，且达峰时间较长；病灶在静脉期与延迟期的强化程度与周围组织相当（图 4-1h）。超声造影考虑恶性肿瘤可能大，TIRADS 4B 级。为求进一步证实，该患者在我院行超声引导下甲状腺穿刺活检。

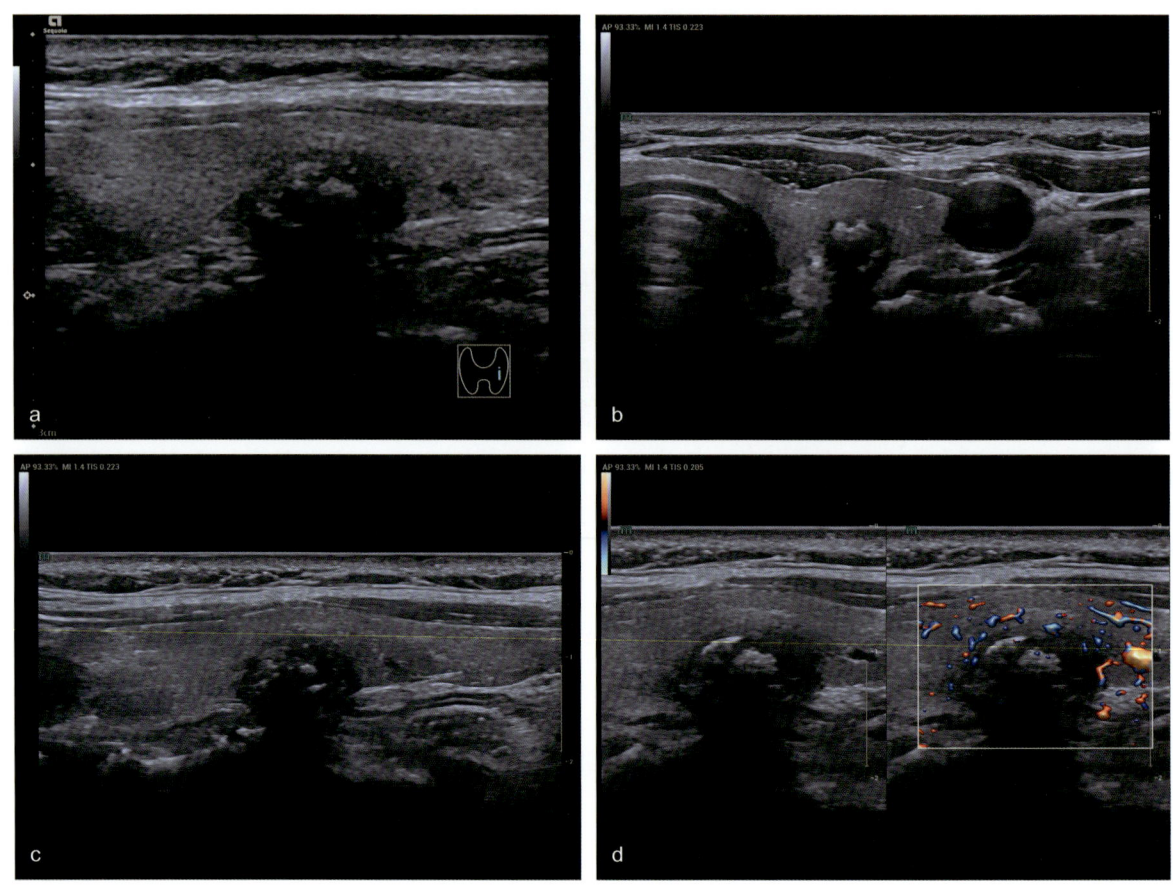

图 4-1　病例 1：侵犯包膜的甲状腺恶性肿瘤

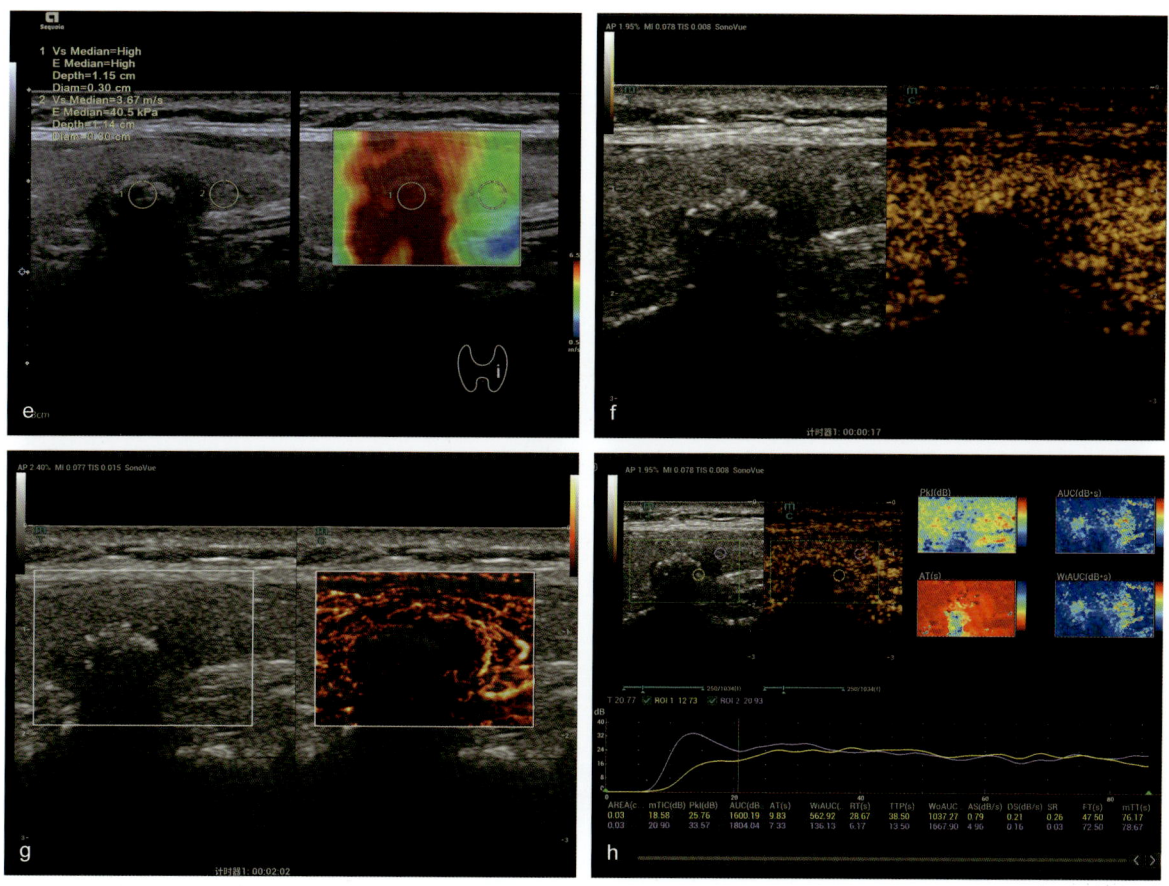

图 4-1（续） 病例 1：侵犯包膜的甲状腺恶性肿瘤

病例 ❷

直径小且伴钙化的甲状腺恶性肿瘤

患者，女性，67 岁，既往超声检查发现甲状腺左叶实质占位，故来我院行进一步检查。常规灰阶超声显示甲状腺左叶中部见 0.6 cm × 0.4 cm 低回声实质团块，边界不清，形态不规则，内回声分布不均匀，见细点状强回声，后无明显声影（图 4-2a），彩色多普勒血流成像显示病灶内未见彩色血流信号（图 4-2b）。超声弹性成像显示，病灶内部硬度稍高于周围组织（图 4-2c，蓝—绿—黄：硬度依次递增）。注射超声造影剂 SonoVue™ 2 mL 后，甲状腺左叶中部低回声病灶 11 秒开始增强，仅在周边出现少量低增强，大小约 0.5 cm × 0.4 cm（图 4-2d），15 秒达峰时呈等回声，26 秒消退，静脉期及延迟期始终呈低回声改变（图 4-2e）。甲状腺病灶（紫色曲线）和周围甲状腺组织（黄色曲线）的时间强度曲线（TIC）显示，动脉期甲状腺病灶的增强程度低于周围组织，而在静脉期与延迟期与周围组织同步（图 4-2f）。超声造影考虑该病灶为恶性肿瘤的可能大，TIRADS 4B 级。

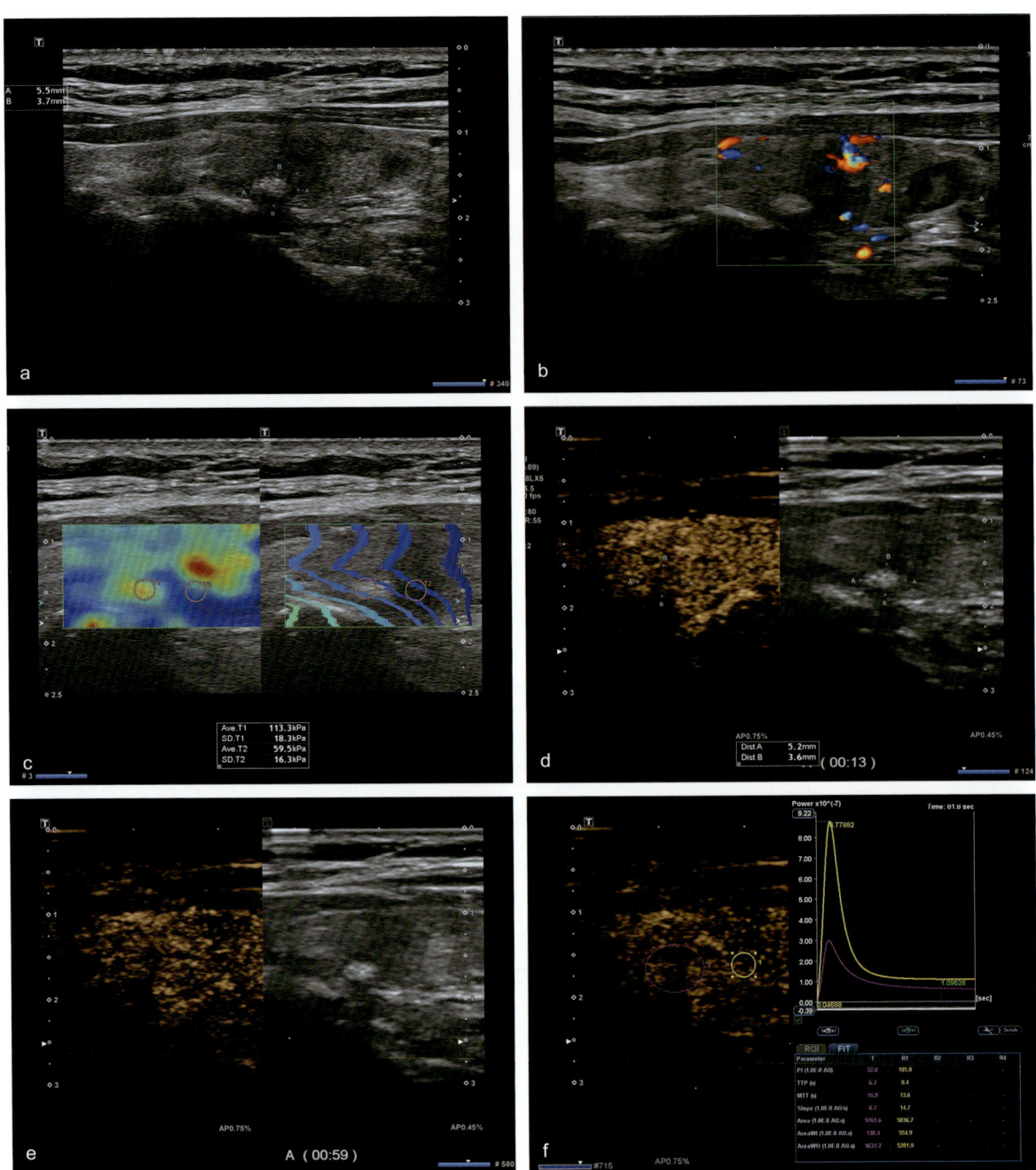

图 4-2 病例 2：直径小且伴钙化的甲状腺恶性肿瘤

病例 ❸

体积小而黏性大的甲状腺恶性肿瘤

患者，女性，43岁，既往超声检查发现甲状腺左叶实质占位，故来我院行进一步检查。常规灰阶超声显示甲状腺左叶中上部见 0.5 cm × 0.4 cm 低回声实质团块，边界不清，形态不规则，纵横比大于1，内回声分布不均匀（图 4-3a）。超微血流成像显示病灶内见点状彩色血流信号（图 4-3b）。超声弹性成像显示，病灶内部硬度高于周围组织（图 4-3c，绿—黄—红：硬度依次递增）。超声黏弹性成像显示，病灶内部黏性不均匀且高于周围组织（图 4-3d）。注射超声造影剂 SonoVue™ 2 mL 后，甲状腺左叶中上部低回声病灶 6 秒开始增强，由周边开始，快速向内填充，10 秒达峰值，20 秒开始消退，静脉期及延迟期始终呈稍低回声改变（图 4-3e、f）。显微造影显示病灶内部存在细小血管（图 4-3g）。3D 后处理技术可显示病灶内部血管的立体形态（图 4-3h）。甲状腺病灶（紫色曲线）和周围甲状腺组织（黄色曲线）的时间强度曲线（TIC）显示，甲状腺病灶的增强程度在动脉期、静脉期与延迟期均低于周围组织（图 4-3i）。超声造影考虑该病灶为恶性肿瘤的可能大，TIRADS 4B 级。

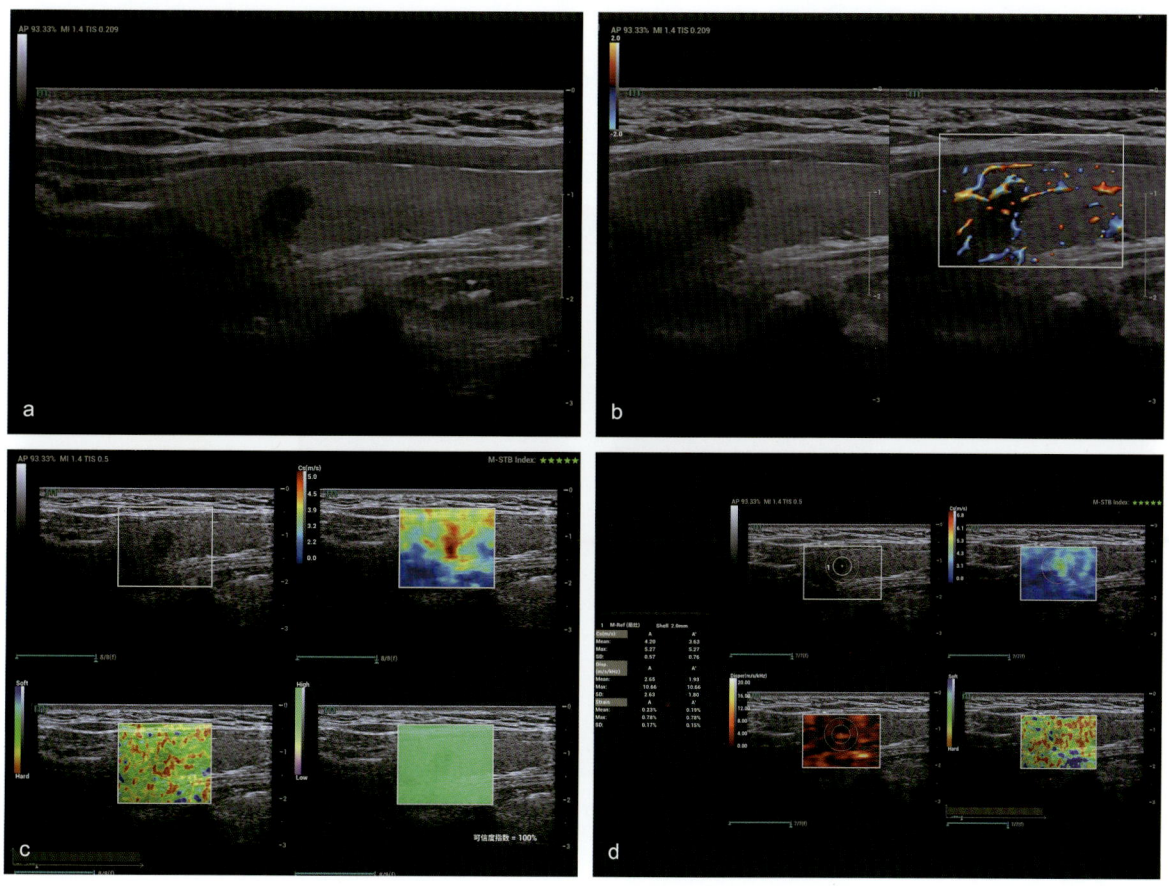

图 4-3 病例 3：体积小而黏性大的甲状腺恶性肿瘤

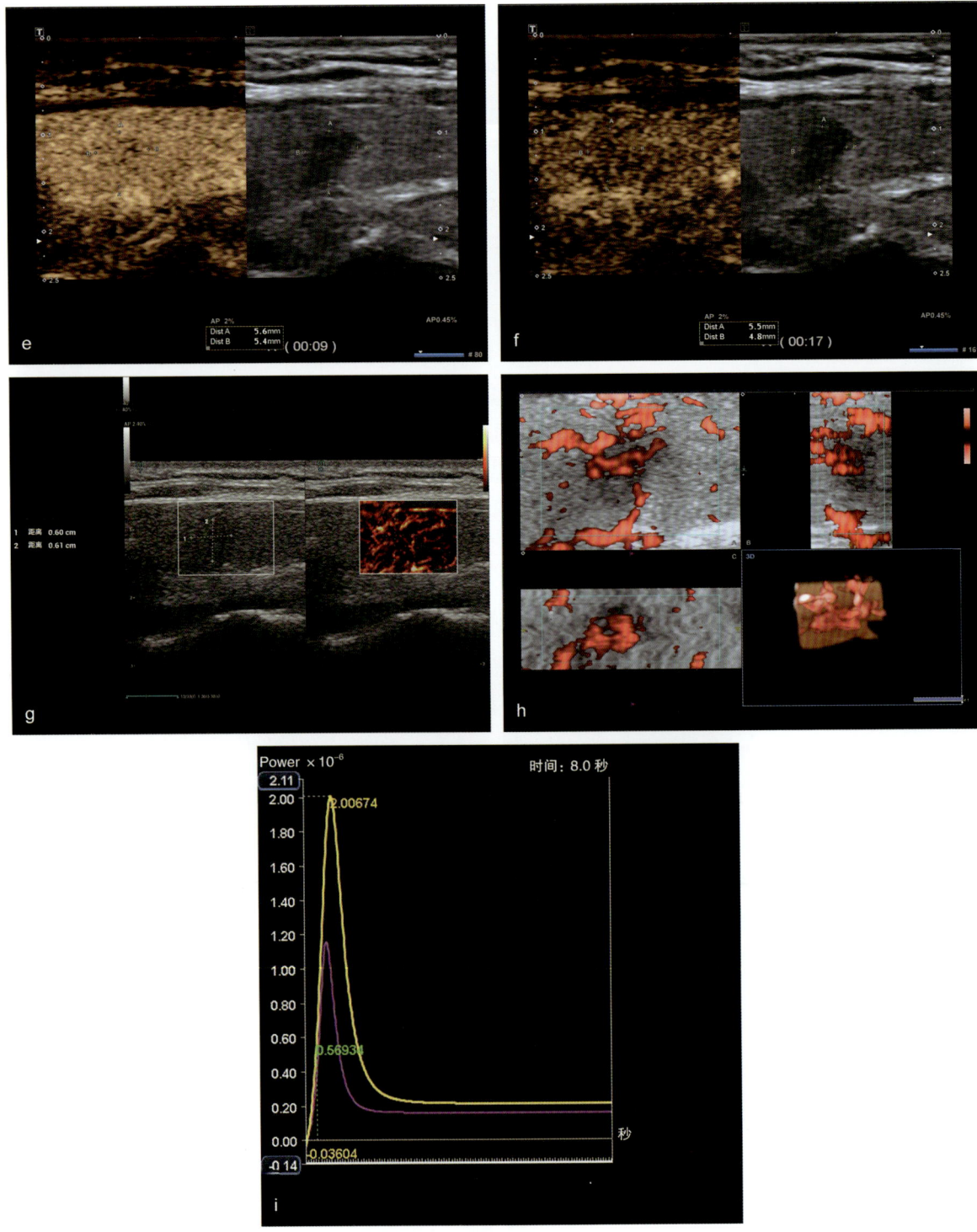

图 4-3（续） 病例 3：体积小而黏性大的甲状腺恶性肿瘤

病例 4

超声弹性成像边界清晰的甲状腺恶性肿瘤

患者，女性，47岁，因既往超声检查发现甲状腺右叶实质占位而至我院行进一步检查。常规灰阶超声显示甲状腺右叶近峡部见 0.7 cm × 0.5 cm 低回声实质团块，边界不清，形态不规则，纵横比大于1，内回声分布不均匀（图4-4a）。超声弹性成像显示，病灶内部硬度明显高于周围组织，且边界清晰（图4-4b，边界呈黄色）。

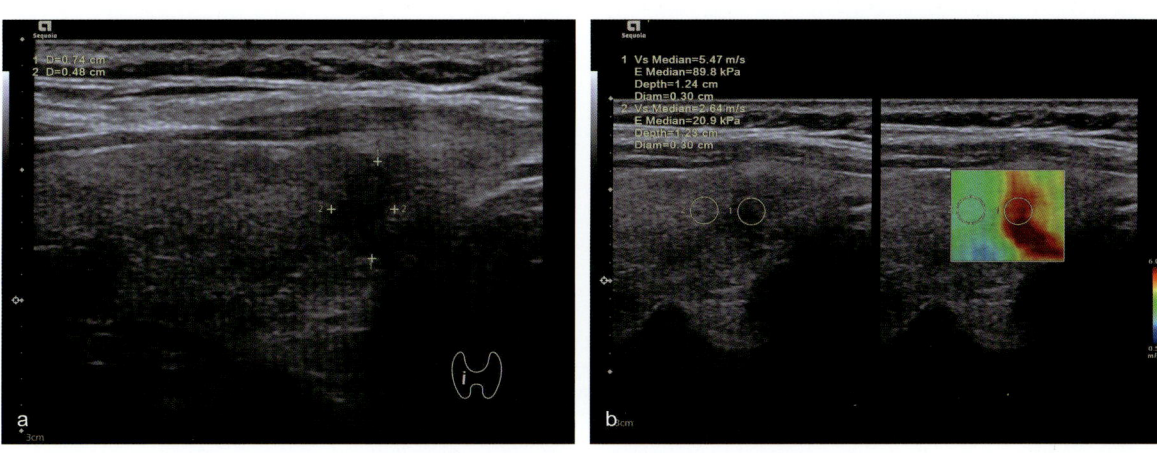

图 4-4　病例4：超声弹性成像边界清晰的甲状腺恶性肿瘤

病例 5

高弹性硬度伴细钙化的甲状腺乳头状癌

患者，女性，30岁，既往超声检查发现甲状腺右叶实质占位而至我院行进一步检查。常规灰阶超声显示甲状腺右叶中部见 1.9 cm × 1.9 cm 低回声实质团块，边界不清，形态不规则，内回声分布不均匀，见细点状强回声，后无明显声影（图4-5a）。彩色多普勒血流成像显示病灶周边及内部见短线状彩色血流信号（图4-5b）。超声弹性成像显示，病灶内部硬度明显高于周围组织（图4-5c，绿—黄—红：硬度依次递增）。注射超声造影剂 SonoVue™ 2 mL 后，甲状腺右叶中部低回声病灶7秒开始增强，呈整体不均匀低增强，14秒达峰值，峰值时呈稍低回声，静脉期及延迟期始终呈低回声改变（图4-5d、e）。超声造影考虑恶性肿瘤可能大，TIRADS 4C 级。该患者在我院行超声引导下甲状腺穿刺活检，病理证实为甲状腺乳头状癌。

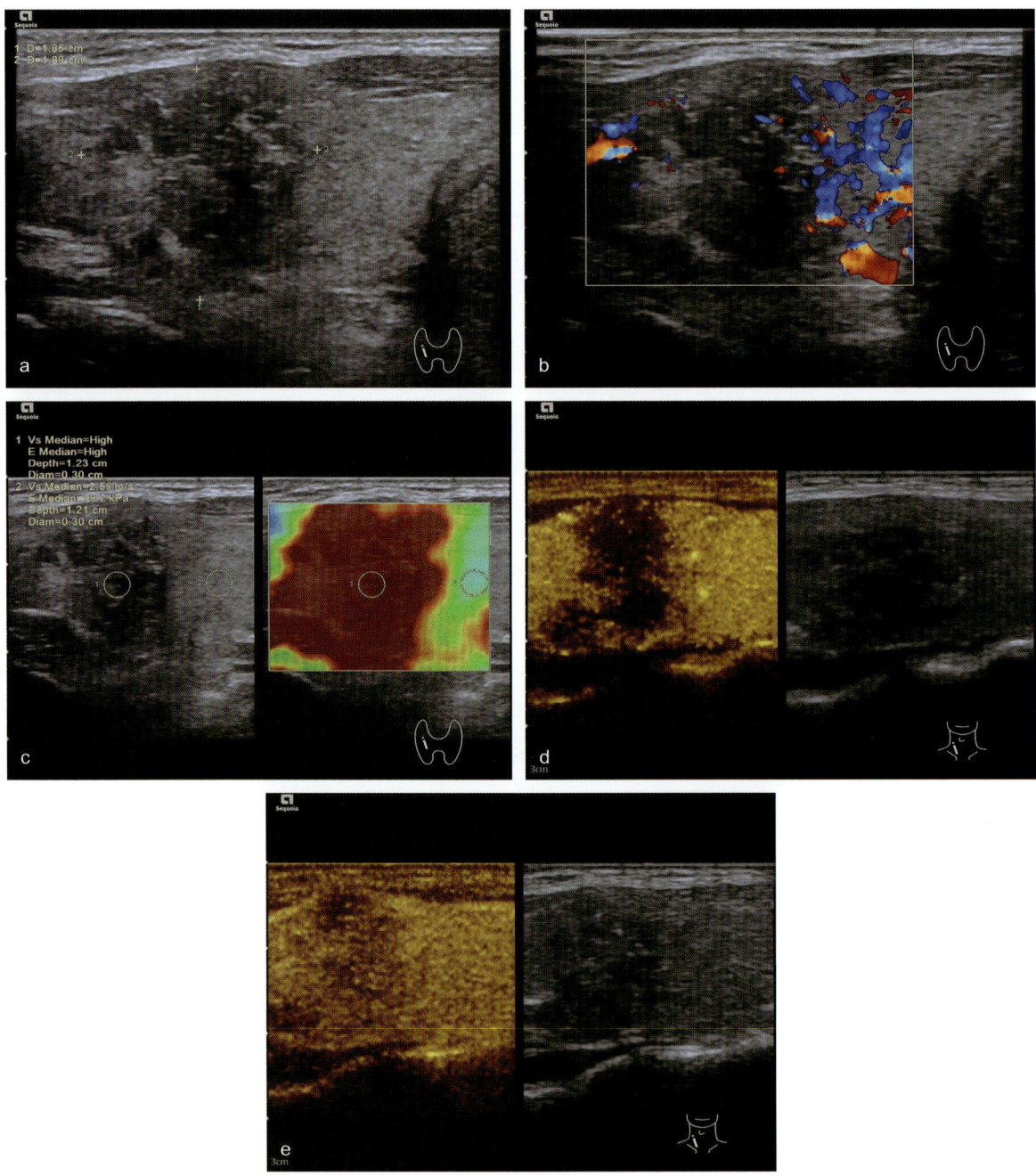

图 4-5 病例 5：高弹性硬度伴细钙化的甲状腺乳头状癌

病例 6

高弹性值伴细钙化的甲状腺乳头状癌

患者，女性，30岁，既往超声检查发现甲状腺左叶实质占位而至我院行进一步检查。常规灰阶超声显示甲状腺左叶见 1.0 cm × 0.7 cm 低回声实质团块，边界不清，形态不规则，纵横比大于1，内回声分布不均匀，见细点状强回声，后无明显声影（图 4-6a）。彩色多普勒血流成像显示病灶内未见彩色血流信号（图 4-6b）。超声弹性成像显示，病灶内部弹性值高，硬度明显高于周围组织（图 4-6c，绿—黄—红：硬度依次递增）。超声考虑该病灶为恶性肿瘤，TIRADS 4C级，该患者最终行超声引导下穿刺活检，病理结果为甲状腺乳头状癌。

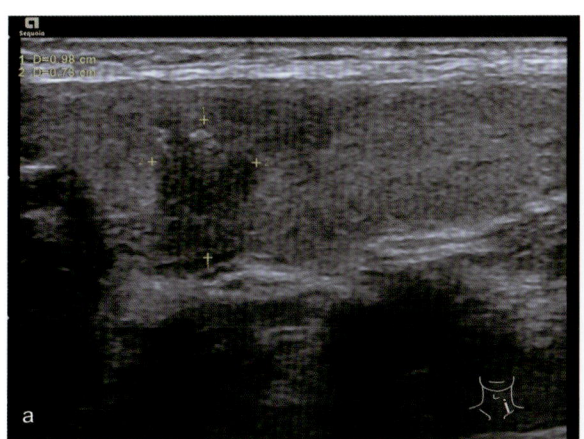
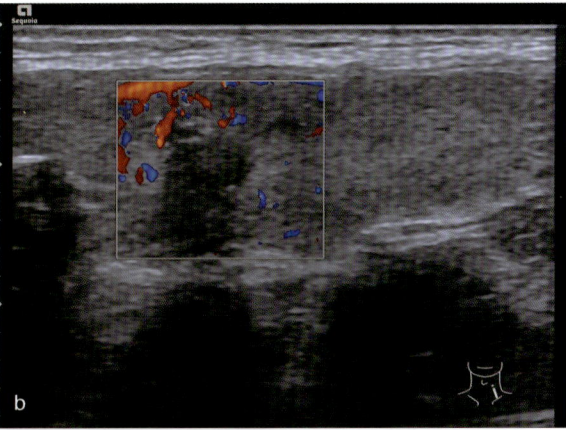
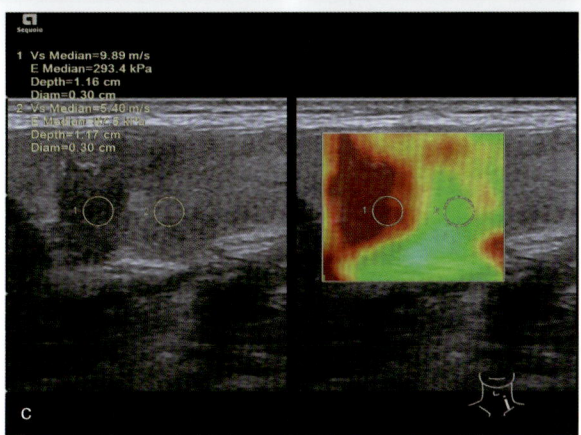

图 4-6　病例 6：高弹性值伴细钙化的甲状腺乳头状癌

病例 7

弹性值高、钙化多的甲状腺恶性肿瘤

患者，男性，61岁，体检发现甲状腺右叶中部实质占位，故来我院行进一步检查。常规灰阶超声显示甲状腺右叶中部见 1.0 cm×0.8 cm 低回声实质团块，边界不清，形态不规则，周围包膜连续性中断，内回声分布不均匀，内见细点状强回声，后无明显声影（图 4-7a）。彩色多普勒血流成像显示病灶内未见彩色血流信号（图 4-7b）。超声弹性成像显示，病灶内部硬度不均匀且明显高于周围组织（图 4-7c，绿—黄—红：硬度依次递增）。超声考虑该病灶为恶性肿瘤，TIRADS 4B 级。

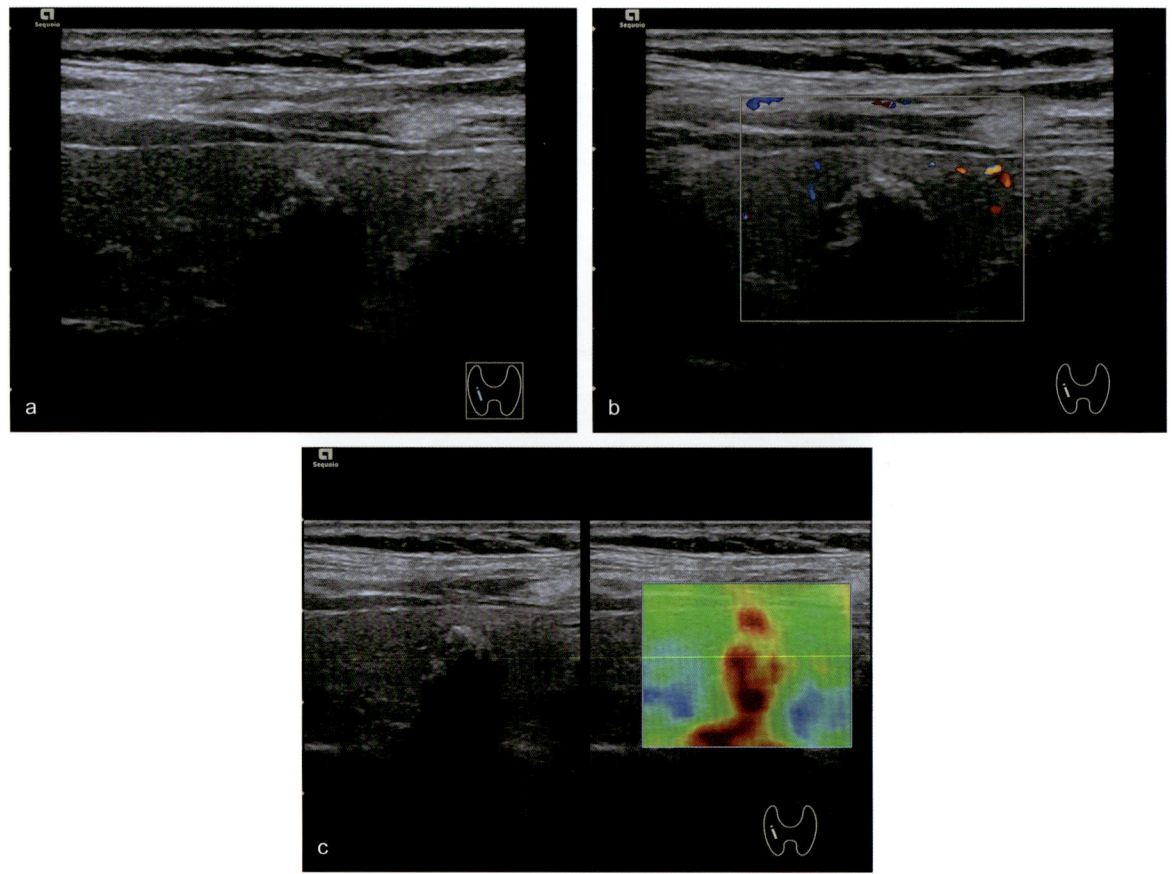

图 4-7 病例 7：弹性值高、钙化多的甲状腺恶性肿瘤

病例 8

弹性值高且伴钙化的甲状腺恶性肿瘤

患者，男性，45岁，体检发现甲状腺右叶实质占位，故来我院行进一步检查。常规灰阶超声显示甲状腺右叶中部见 1.1 cm×1.0 cm 低回声实质团块，边界不清，形态不规则，内回声分布不均匀，见细点状强回声，后无明显声影（图 4-8a）。超声弹性成像显示，病灶内部硬度不均匀且明显高于周围组织（图 4-8b，绿—黄—红：硬度依次递增）。注射超声造影剂 SonoVue™ 2 mL 后，甲状腺右叶中部低回声病灶 9 秒开始增强，由周边开始，呈整体不均匀低增强，17 秒达峰值，峰值时呈稍低回声，25 秒开始消退，静脉期及延迟期始终呈低回声改变（图 4-8c~e）。超声考虑该病灶为恶性肿瘤的可能大，TIRADS 4C 级。

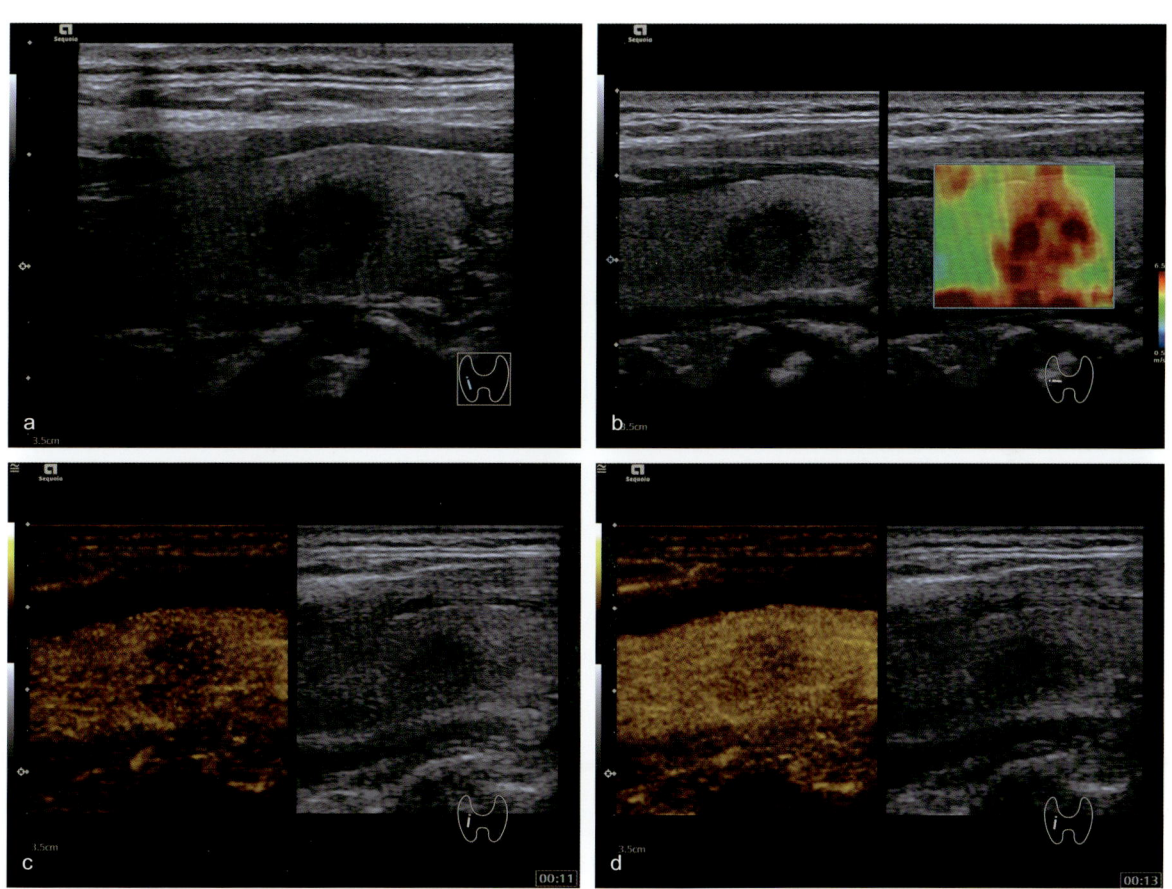

图 4-8 病例 8：弹性值高且伴钙化的甲状腺恶性肿瘤

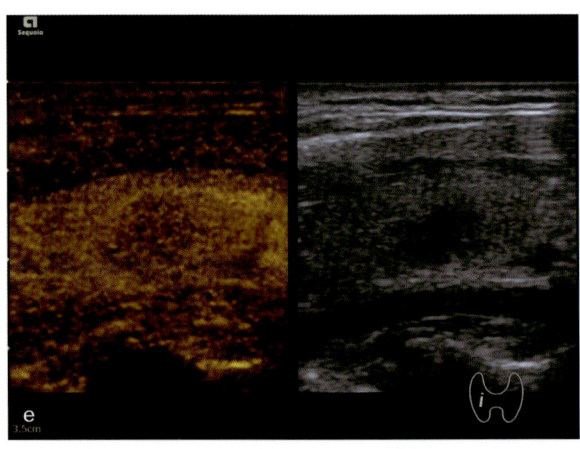

图 4-8（续） 病例 8：弹性值高且伴钙化的甲状腺恶性肿瘤

病例 9

伴细小钙化的甲状腺微小恶性肿瘤

患者，女性，41 岁，既往超声检查发现甲状腺左叶中部实质占位，故来我院行进一步检查。常规灰阶超声显示甲状腺左叶中上部见 0.6 cm × 0.4 cm 低回声实质团块，边界不清，形态不规则，纵横比大于 1，内回声分布不均匀，见细点状强回声，后无明显声影（图 4-9a）。彩色多普勒血流成像显示病灶内未见彩色血流信号（图 4-9b）。超声弹性成像显示，病灶内部硬度高于周围组织（图 4-9c，绿—黄—红：硬度依次递增）。注射超声造影剂 SonoVue™ 2 mL 后，甲状腺左叶中上部低回声病灶 7 秒开始增强，由周边开始，呈整体不均匀低增强，13 秒达峰值，峰值时呈稍低回声，22 秒开始消退，静脉期及延迟期始终呈低回声改变（图 4-9d～图 4-9f）。超声造影考虑恶性肿瘤可能大，TIRADS 4C 级。

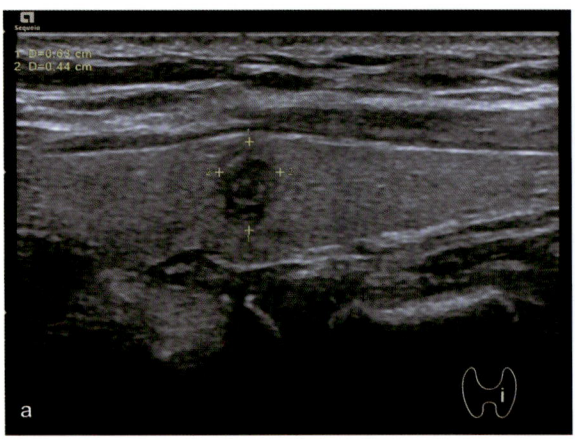
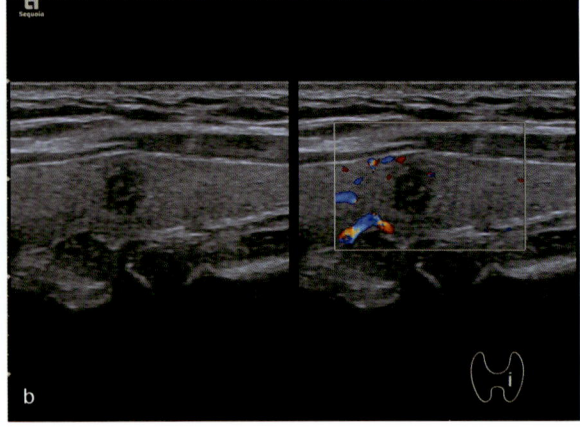

图 4-9 病例 9：伴细小钙化的甲状腺微小恶性肿瘤

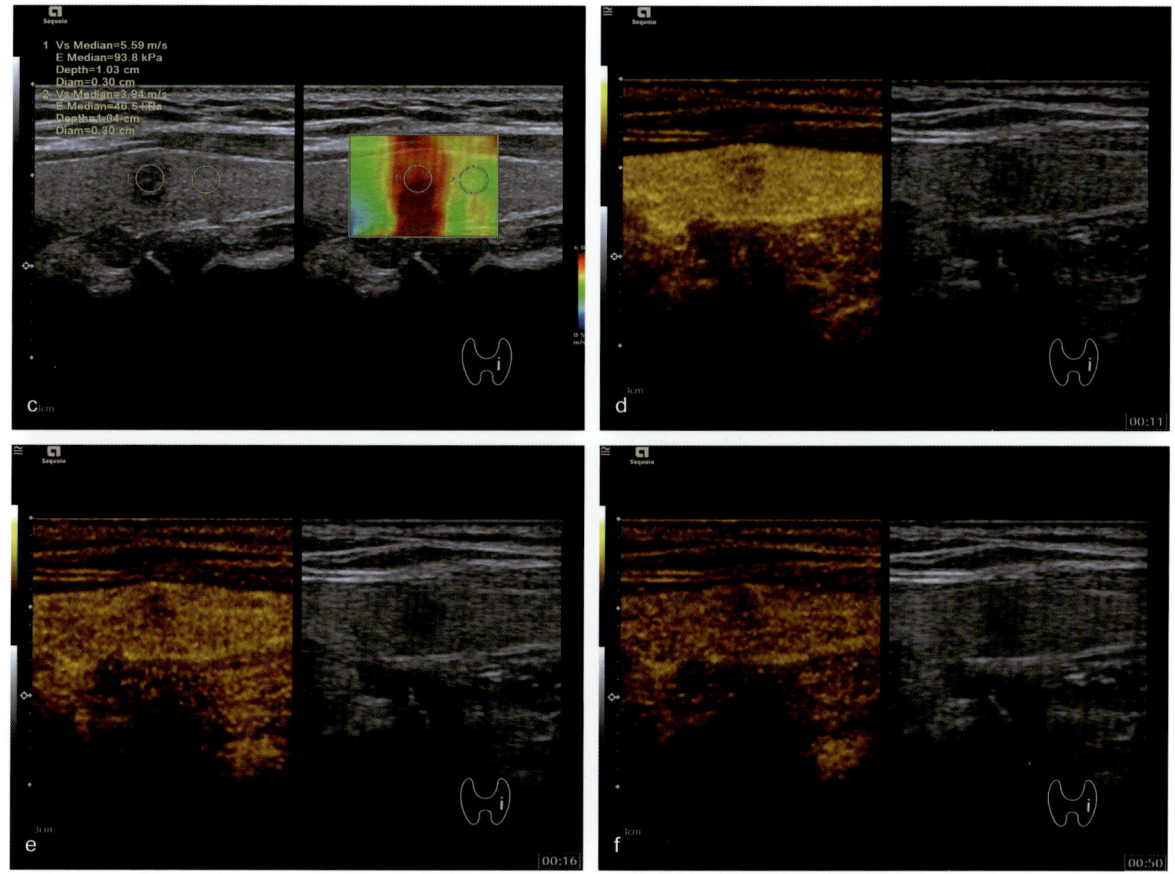

图 4-9（续） 病例 9：伴细小钙化的甲状腺微小恶性肿瘤

病例 ⑩

消融后呈高弹性值的甲状腺恶性肿瘤

患者，男性，45 岁，既往超声检查发现甲状腺右叶实质占位并行消融治疗，为确定消融效果，来我院复查。常规灰阶超声显示甲状腺右叶见 1.3 cm × 1.2 cm 低回声实质团块，边界清，形态不规则，内回声分布不均匀（图 4-10a）。彩色多普勒血流成像显示病灶内未见彩色血流信号（图 4-10b）。超声弹性成像显示，病灶内部硬度高，且高弹性区的范围大于病灶（图 4-10c，绿—黄—红：硬度依次递增）。超声考虑该病灶为甲状腺结节消融术后改变。

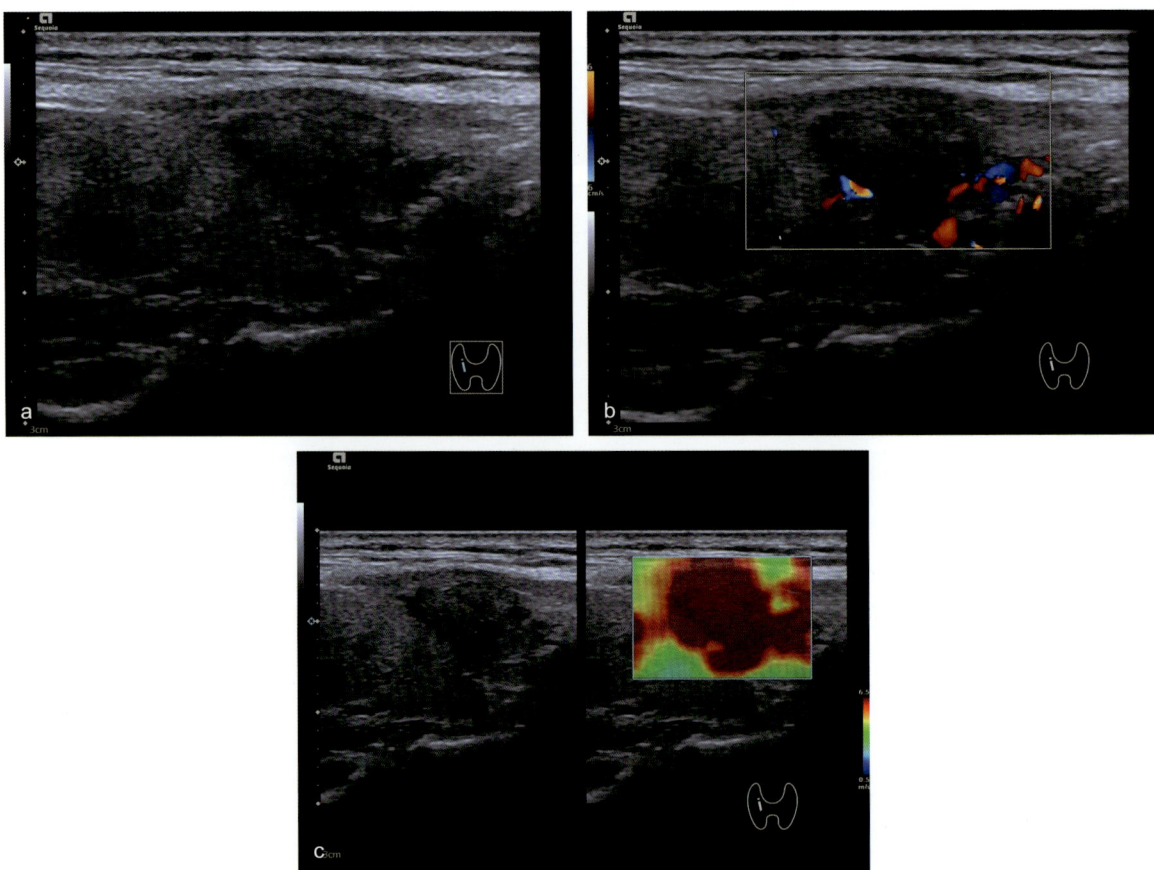

图 4-10　病例 10：消融后呈高弹性值的甲状腺恶性肿瘤

（董怡　曹佳颖　范培丽）

参考文献

[1] Haugeh B R, Alexander E K, Bible K C, et al. 2015 American Thyroid Association Management Guidelines for Adult Patients with Thyroid Nodules and Differentiated Thyroid Cancer: the American Thyroid Association Guidelines Task Force on Thyroid Nodules and Differentiated Thyroid Cancer[J]. Thyroid, 2016, 26(1):1-133.

[2] Gharib H, Papini E. American association of clinical endocrinologists, American college of endocrinology and associazione medici endocrinologi medical guidelines for clinical practice for the diagnosis and management of thyroid nodules-2016 update executive summary of recommendations[J]. Endocr Pract, 2016, 22(5):623-639.

[3] Chinese Society of Clinical Oncology (CSCO) diagnosis and treatment guidelines for persistent/recurrent and metastatic differentiated thyroid cancer 2018 (English version). Chin J Cancer Res, 2019 Feb, 31(1):99-116.

[4] Cosgrove D, Barr R, Bojunga J, et al. WFUMB Guidelines and Recommendations on the Clinical Use of Ultrasound Elastography: Part 4. Thyroid[J]. Ultrasound Med Biol, 2017, 43(1):4-26.

[5] Cosgrove D, Piscaglia F, Bamber J, et al. EFSUMB guidelines and recommendations on the clinical use of ultrasound elastography. Part 2: Clinical applications[J]. Ultraschall Med, 2013, 34:238-253.

[6] Shin J H, Baek J H, Chung J, et al. Korean Society of Thyroid Radiology (KSThR) and Korean Society of Radiology. Ultrasonography Diagnosis and Imaging-Based Manage ment of Thyroid Nodules: Revised Korean Society of Thyroid Radiology Consensus Statement and Recommendations[J]. Korean J Radiol, 2016, 17(3):370-395.

第五章
超声造影在甲状腺肿瘤诊断及微创消融中的应用

甲状腺结节是甲状腺最常见的疾病，据统计，我国约有 1/3 的人在体检时发现甲状腺结节。根据是否发生弥漫性炎症，甲状腺背景分为正常背景与炎症背景，研究发现炎性背景的存在与否对甲状腺良恶性结节的鉴别无明显干扰。甲状腺良恶性结节的治疗方式差异较大，良性结节常选择保守治疗，而甲状腺癌的治疗方式是手术切除一侧甲状腺腺叶及峡部，对于部分双侧甲状腺或淋巴结出现转移的患者，需要进行甲状腺全切及颈部淋巴结清扫，患者在以后的生活中需要终身服用甲状腺激素类药物替代治疗，因此，甲状腺良恶性结节的鉴别诊断对于临床明确下一步治疗方案具有重要指导作用。

超声造影（contrast enhanced ultrasound，CEUS）通过外周静脉注射超声造影剂，能敏感、特异地显示组织内的微循环血流灌注。本章旨在探讨超声造影在甲状腺肿瘤诊断及微创消融中的应用价值。

一、超声造影在鉴别良恶性甲状腺肿瘤中的应用
（一）甲状腺腺瘤超声造影表现
1. 甲状腺滤泡性腺瘤

甲状腺腺瘤是甲状腺较常见的良性肿瘤，起源于腺上皮组织，分为滤泡性腺瘤、乳头状腺瘤和混合性腺瘤三种，其中以滤泡性腺瘤多见，好发于中青年女性。肿瘤生长较为缓慢，患者一般无自觉症状，若伴有瘤内突发出血时，可出现颈部局部肿大及疼痛。在甲状腺腺瘤中，约 20% 为功能自主型甲状腺瘤，患者可出现甲状腺功能亢进的症状；另有约 10% 的腺瘤可发生癌变。

典型甲状腺滤泡性腺瘤的超声表现为甲状腺内类圆形或椭圆形均质低回声、等回声或高回声结节，单发为主，边界清晰，形态规则，包膜完整，周边可见厚薄均匀的低回声晕。当结节内伴有出血、囊性变或钙化时，结节可呈囊实混合性，其实质部分回声可不均匀。CDFI 显示结节周边声晕处可见环状包绕的血流信号，周边血流多于内部血流。

甲状腺滤泡性腺瘤超声造影表现为结节增强早于周围甲状腺组织，且从周边向中央"向心

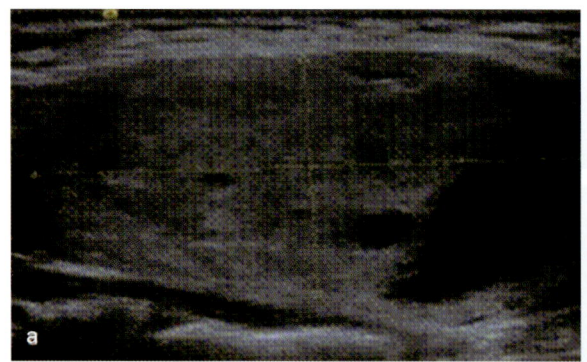
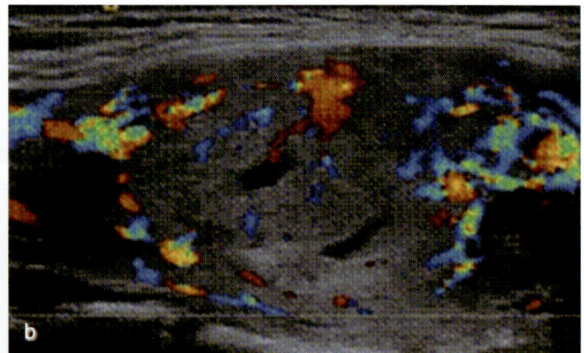
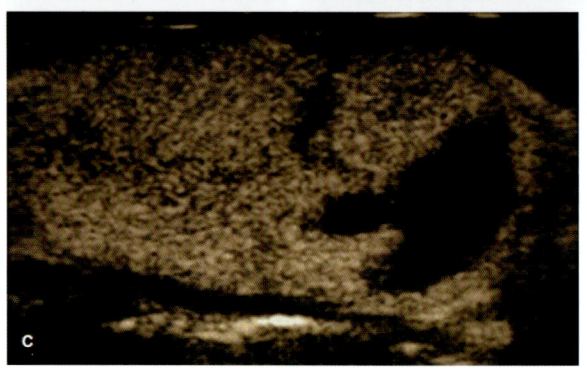

图 5-1　一例甲状腺腺瘤超声造影表现

47 岁的女性患者。a. 甲状腺右叶可见 52 mm × 24 mm 低回声实质团块，边界清，形态尚规则，内见少量不规则无回声区；b. 彩色多普勒显示，病灶内部及周边可见较丰富的短线状彩色血流；c. 注射超声造影剂后，超声造影显示该病灶动脉期呈快速高增强，内可见少量不增强区

性"快速充填，实性结节达峰时呈整体均匀的高增强，增强后结节边界清晰，形态规则，周围有显著的环状高增强。结节晚于或早于腺体消退，结节内部较结节周边消退快，在结节周边出现增强环。若有分隔则显示分隔状增强；合并钙化则钙化区无增强，其他区域高增强（图 5-1）。

2. 甲状腺腺瘤囊性变

部分患者甲状腺腺瘤在生长过程中由于血供不足可发生囊性变。甲状腺腺瘤囊性变的超声表现为甲状腺内类圆形或椭圆形囊实混合回声结节，单发为主，边界清晰，形态规则，包膜完整，周边可见厚薄均匀的低回声晕，内部回声不均匀。CDFI 显示结节周边声晕处可见环状包绕的血流信号，结节内实质性成分可见血流信号。

超声造影表现为病灶内实性成分同步或早于周围正常甲状腺组织，病灶内实性成分达峰时呈高增强或等增强，增强后结节边界清晰，形态规则，周围有显著的环状高增强。病灶内囊性部分在造影过程中始终呈无增强（图 5-2）。

（二）结节性甲状腺肿超声造影表现

结节性甲状腺肿是甲状腺常见的良性肿瘤，多见于中年女性。发病机制不明，可能为多种因素参与，多与促甲状腺激素（TSH）刺激有关。TSH 等多种刺激因子长期反复作用于甲状腺

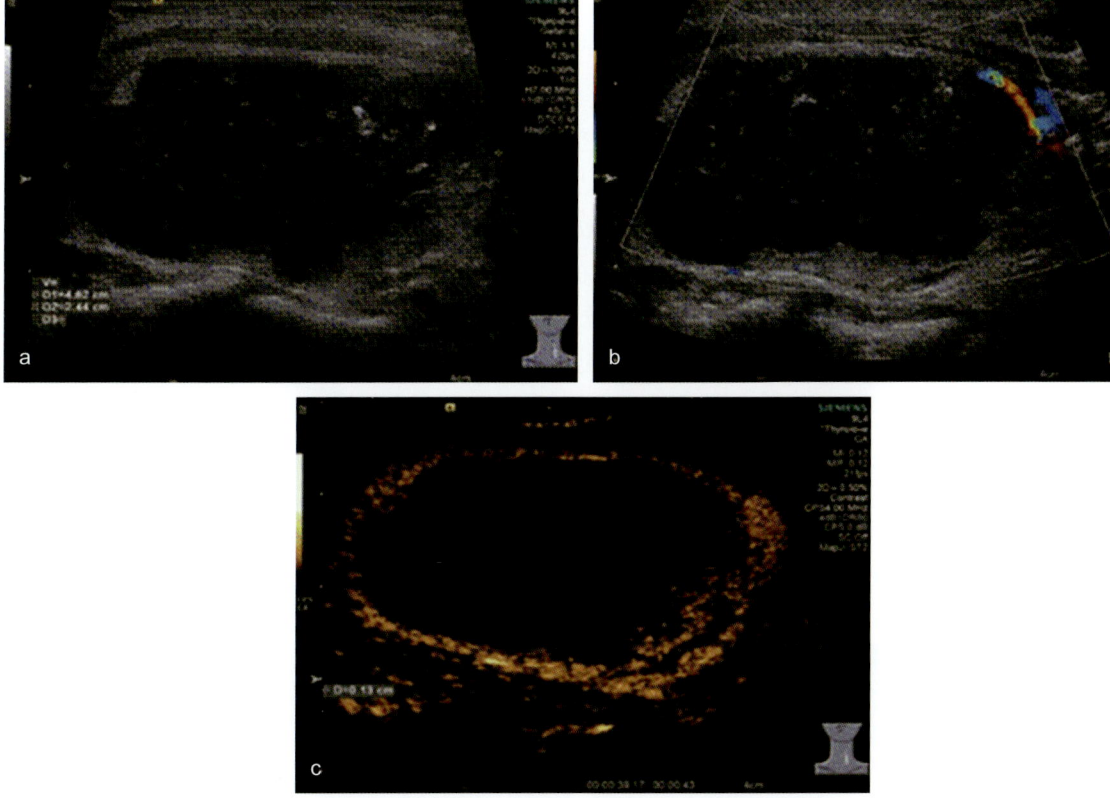

图 5-2　一例甲状腺腺瘤囊性变超声造影表现

35 岁的女性患者。a. 甲状腺左叶可见 46 mm × 24 mm 混合回声团块，边界清，形态尚规则，内部回声低弱不均匀，可见少量点状强回声伴彗尾；b. 彩色多普勒显示，病灶内部未见明显彩色血流，周边可见少量短线状彩色血流；c. 超声造影显示，该病灶内大部分囊性成分在超声造影各个时期始终未见明显增强，周围有显著的环状高增强

组织，使滤泡间的纤维组织增生、间隔包绕而形成大小不一的结节病灶，结节内部可有出血、钙化、囊性变、纤维组织增生及坏死等。

典型的结节性甲状腺肿超声表现为甲状腺双侧叶形态正常或不对称性肿大，内见单发或多发的实性或囊实混合性结节，回声强弱不一，内可见粗大钙化强回声或囊变的无回声区，CDFI 多呈现为富血供，超声造影多表现为与周围甲状腺组织同步弥漫性增强，达峰时等增强或高增强，如有钙化或囊性变则出现无增强，增强后结节边界清楚、形态规则，部分结节周边可见环状增强，大小与二维超声相比无明显变化。结节与周围甲状腺组织同步或稍晚消退。

（三）甲状腺癌超声造影表现

甲状腺癌是内分泌系统最常见的恶性肿瘤，占比约 90%，女性发病率明显高于男性。甲状腺癌分为乳头状癌、滤泡癌、髓样癌、未分化癌，甲状腺恶性淋巴瘤、甲状腺鳞癌及甲状腺转移癌较少见。在过去的 20 年里，甲状腺癌的发病率趋高，几乎都归因于甲状腺乳头状癌（papillary thyroid carcinoma，PTC），尤其是甲状腺微小乳头状癌（papillary thyroid microcarcinoma，PTMC）发病率的增加。

1. 甲状腺乳头状癌

甲状腺乳头状癌是最常见的甲状腺恶性肿瘤，约占甲状腺癌的 90% 以上。PTC 起源于甲状腺滤泡细胞，恶性程度低，分化较好，转移也较少，预后较好；但要注意的是一种特殊类型的乳头状癌：弥漫硬化型乳头状癌，恶性程度较高。

典型的甲状腺乳头状癌超声表现多呈低或极低回声的实性结节，单发为主，边界不清晰，形态不规则，垂直位生长（纵横比≥1），实质内多出现微小钙化或沙砾样钙化，其后方不伴声影。CDFI 多呈现内部稀疏的血流信号。超声造影表现为癌结节增强常晚于周围甲状腺组织，从周边向中央"向心性"充填，达峰时呈不均匀低增强、等增强或高增强（与癌灶大小相关，绝大多数直径在 1 cm 以下的恶性结节表现为低增强，直径在 2 cm 以上的结节则更多表现为高增强），增强后结节边界不清晰，形态不规则，范围较二维增大。结节内部多早于周围腺体消退（图 5-3）。半数以上的甲状腺乳头状癌伴有淋巴结转移，超声造影显示受累淋巴结向心性

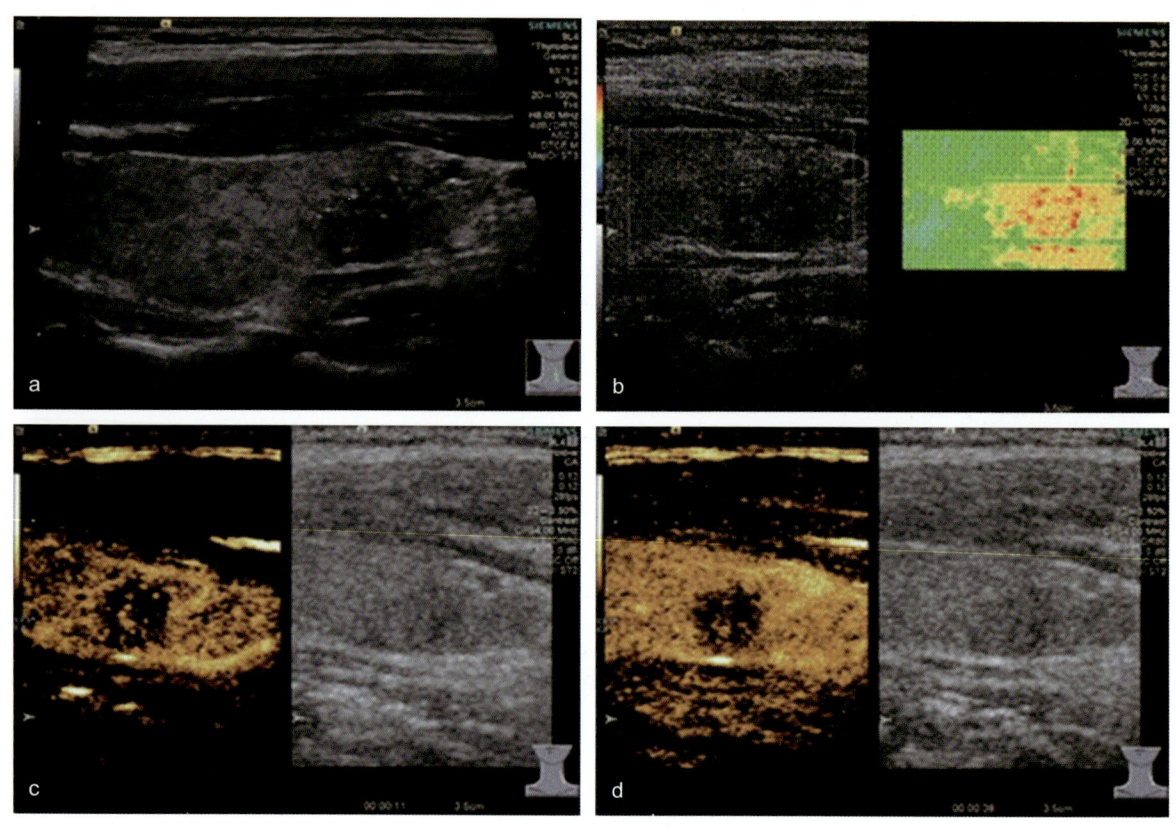

图 5-3　一例甲状腺乳头状癌超声造影表现

43 岁的女性患者。a. 甲状腺左叶下极可见 10 mm×9 mm 低回声实质团块，边界不清，形态不规则，内部回声分布不均匀，可见较多点状强回声，后无明显声影；b. 超声剪切波弹性 VTIQ 显示，该病灶内部呈红绿相间，显示质地较硬；c、d. 注射超声造影剂后，超声造影显示，该病灶在超声造影动脉期（c）及静脉期（d）始终呈整体不均匀低增强

增强、不同步的强化、高增强、不均匀增强、灌注缺损和周边环状增强等不同表现。甲状腺真被膜超声造影中表现为线状的高增强，当肿瘤破坏被膜时，常表现为高增强的被膜连续性中断，诊断甲状腺外侵犯的灵敏度及特异度可达91.1%及86.5%。

2. 甲状腺滤泡癌

甲状腺滤泡状癌是来源于甲状腺滤泡上皮细胞的一种恶性肿瘤，以滤泡状结构和血管或包膜侵犯为主要组织学特征的分化型甲状腺癌，是甲状腺第二常见恶性肿瘤，占甲状腺癌的10%~20%。总体恶性程度较低，但10%~30%的患者可以发生远处转移，发生远处转移者的预后不佳。

典型的甲状腺滤泡癌的超声表现为单发实性结节，多呈等回声或低回声，形态常为椭圆形或圆形，纵横比<1，边界不清晰，周边有厚薄不均的不规则晕环。CDFI表现为内部血流信号丰富，周边无血流环或血流环不完整。超声造影表现为结节增强早于周围正常甲状腺组织，呈不均匀弥漫性高增强。与周围正常甲状腺组织分界不清，增强后结节边界不清，形态不规则，范围较二维增大。多无周边高增强环，或可见不完整的厚薄不均的高增强环。晚期同步或晚于周围组织消退。

甲状腺滤泡癌和滤泡性腺瘤具有相似的细胞学特征，常规超声难以鉴别，超声造影亦具有相似的表现，均呈富血供表现。两者在术前无论是FNA还是粗针穿刺活检均无法鉴别，需要依靠完整切除后组织病理学明确有无包膜侵犯和（或）血管浸润来区分。

3. 甲状腺髓样癌

甲状腺髓样癌是起源于甲状腺滤泡旁C细胞的恶性肿瘤，少见，占所有甲状腺恶性肿瘤的1%~2%。发病年龄大多在45岁以上，分为散发性和家族性两类，其中散发性约占80%，家族性约占20%。甲状腺滤泡旁C细胞可分泌降钙素、癌胚抗原（CEA）及其他多肽类激素。其中血清降钙素和CEA是甲状腺髓样癌的术前辅助诊断及术后监测指标，若两者同时升高则高度提示髓样癌。髓样癌早期即可发生淋巴结转移，病程中易向肺、骨、肝等远处器官转移，预后不如乳头状癌及滤泡状癌，但较未分化癌好。

甲状腺髓样癌的超声表现多样，体积较小时与甲状腺乳头状癌表现类似，可表现为单发实性结节，边界不清，形态不规则，纵横比>1，伴有多发钙化，但是内部血流较乳头状癌更丰富；体积较大时与腺瘤表现类似，可表现为中上部的实性肿块，边界清晰，形态呈椭圆形或圆形，但是髓样癌周边多无声晕，边缘可呈分叶状，CDFI内部血流丰富。

超声造影表现为结节增强晚于或同步于周围正常甲状腺组织，由周边向中心"向心性"增强，达峰时呈不均匀低增强，增强后结节边界不清，形态不规则，范围较二维大。晚期快速消退。

4. 甲状腺微小癌

甲状腺微小癌是指直径在10 mm以下的癌，无特殊临床症状，患者常在体检时发现，其中乳头状癌最常见。甲状腺微小癌一般预后较好，但亦有部分微小癌具有侵袭性，可有颈部淋巴结和远处器官转移。甲状腺微小癌的超声表现多为实性、低回声、微小钙化、周边声晕和纵横比异常。超声造影多表现为不均匀低增强，边界不清，形态不规则，晚期快速消退。

我国甲状腺结节热消融治疗专家共识建议单侧且无淋巴结转移的甲状腺微小乳头状癌（PTMC）首选消融治疗，与传统手术相比，微创消融治疗创伤小、美观、经济，且疗效确切，为不愿手术切除的患者提供了新的治疗方案。在消融治疗前进行甲状腺 CEUS 检查可以帮助甲状腺微小癌的定位及诊断，同时在 CEUS 延迟期可以扫查双侧颈部区域，明确是否出现颈部淋巴结转移，出现颈部淋巴结转移的患者，则不建议消融治疗（图 5-4）。

（四）甲状腺癌需与下列疾病鉴别

1. 咽食管憩室

咽食管憩室是发生于咽和食管交界部位、甲状腺背侧的一种临床少见的食管良性病变。多在颈部超声检查（甲状腺或颈部血管超声）中偶然发现，时常被首诊超声医生误诊为恶性或疑似恶性甲状腺结节，进而行穿刺活检或微波消融治疗，甚至甲状腺切除术，是甲状腺超

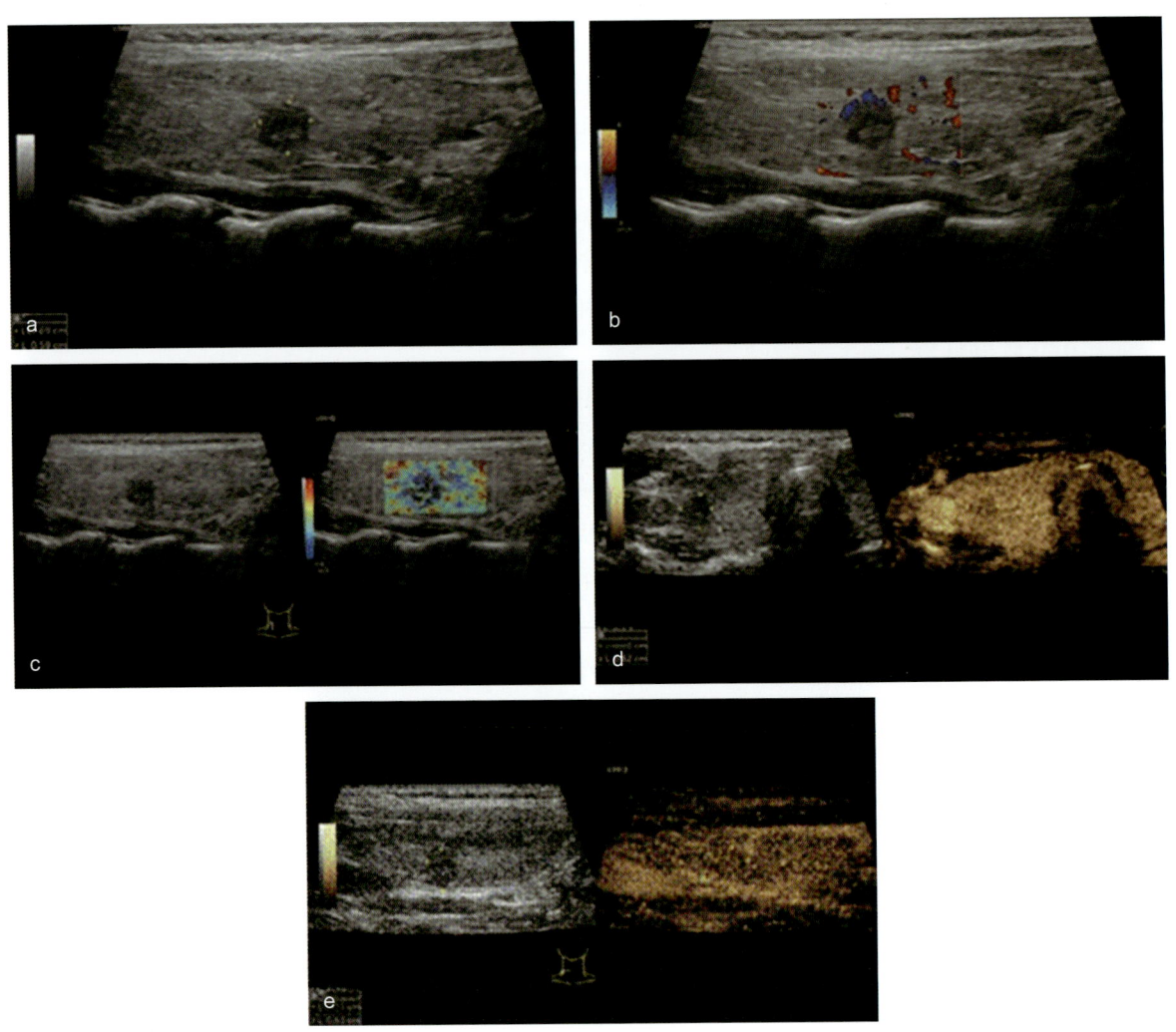

图 5-4　一例甲状腺微小乳头状癌超声造影表现

26 岁的女性患者。a. 甲状腺右叶中部可见 6 mm×6 mm 低回声实质团块，边界不清，形态不规则，内部回声分布不均匀，可见数个点状强回声，后无明显声影；b. 彩色多普勒显示，病灶内未见明显彩色血流；c. 超声剪切波弹性 VTIQ 显示，该病灶内部呈蓝绿相间，显示质地较硬；d、e. 注射超声造影剂后，超声造影显示，该病灶在超声造影动脉期（d）及静脉期（e）始终呈整体不均匀低增强

声的潜在"陷阱"之一。病灶位于甲状腺（以左侧叶多见）背侧包膜的后方，边界清楚，形态规则。病灶内部回声不均匀，可见气体强回声（气体较少时超声表现为点状、斑片状强回声伴彗星尾征，气体量多时表现为团块状或弧状强回声后伴声影，容易与钙化混淆），CDFI示病灶内无血流信号。当病灶内部气体和食物颗粒强回声固定不动时，探头加压、嘱患者吞咽动作、饮水时实时探查等措施均无法将其与甲状腺恶性结节鉴别，可口服稀释的超声造影剂溶液明确诊断。

2. 僵尸结节

甲状腺内的一些囊性或囊实性结节随着时间的推移，囊液发生固缩、纤维化等改变，较大病变会萎缩塌陷为一个较小的实性结节。经常表现为形态不规则、低回声、实性结节，部分结节纵横比≥1，其内浓缩胶质强回声与微钙化难以鉴别，即所谓的"僵尸结节"，与甲状腺乳头状癌声像图极易混淆，应用TIRADS分类和常规诊断思维易误诊。针对此类结节，我们可与既往检查进行对比，有助于得出诊断。超声造影显示其内无增强或仅可见少许细线状、点条状增强，而甲状腺恶性结节多表现为低增强，有助于两者鉴别（图5-5）。

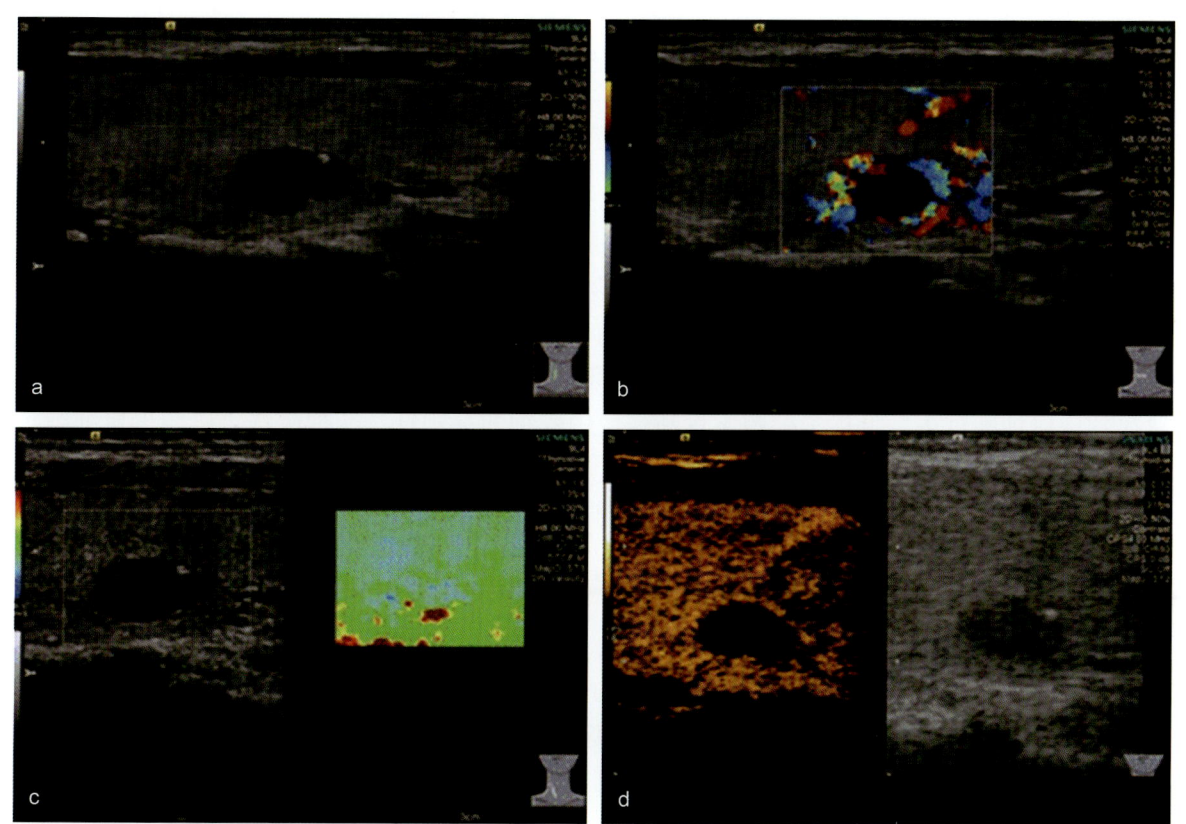

图5-5　一例甲状腺"僵尸结节"超声造影评估

24岁的女性患者。a. 甲状腺右叶可见12 mm×10 mm低弱回声团块，边界清，形态尚规则，边缘见少量点状稍高回声；b. 彩色多普勒显示，病灶内部及周边未见明显彩色血流；c. 超声剪切波弹性VTIQ显示，该病灶内部呈蓝绿相间，质地较软；d. 注射超声造影剂后，超声造影显示，该病灶在超声造影各个时期始终未见明显增强，显示该病灶为无血供的结节

3. 亚急性甲状腺炎

根据其病理表现，也称为肉芽肿性甲状腺炎。目前多认为与病毒感染有关，尤其认为与病毒感染后引起的自身免疫性疾病有关。甲状腺肿大、疼痛、质硬、触痛，常伴上呼吸道感染症状和体征，如发热、乏力、食欲缺乏、颈部淋巴结肿大等。超声常表现为甲状腺两叶不对称肿大，或仅一叶肿大，内部散在片状分布的低回声区或极低回声区，边界模糊欠清，一般占位效应不明显。当有占位效应时，病灶难以与恶性结节鉴别；CDFI 表现为病灶周边血流可稍增多，而病灶内部往往无血流信号或仅探及少量血流信号。超声造影表现为动脉期同步的不均匀低增强，周边未见环状增强，静脉期早于周围甲状腺组织消退呈低增强，与甲状腺乳头状癌较难鉴别。可结合其临床症状与体征帮助诊断。

二、超声造影在指导甲状腺结节穿刺活检中的应用

超声引导下甲状腺结节穿刺活检技术是指在超声实时引导下利用不同型号的穿刺针对甲状腺结节进行穿刺，获取细胞或组织样本，通过病理学对目标病灶性质进行诊断。文献报道，粗针组织学活检（core needle biopsy，CNB）诊断甲状腺结节的敏感性为 85.6%，特异性为 71.4%；细针抽吸细胞学（fine needle aspiration，FNA）的诊断准确度可达 85%~94%。但存在一定的局限性：结节的大小及内部特征、穿刺活检器具性能、实施穿刺活检技能水平均直接影响着 FNA 的结果。

超声造影通过穿刺前观察结节内微循环情况，无血流灌注区域可能为坏死或出血囊性变区，超声造影下穿刺可识别并避开无血供区域，引导细针穿刺有造影剂灌注的活性组织以提高穿刺取材成功率，可提高活检的准确率，降低假阴性率。严佳梅等发现 FNA 与超声造影联合应用可明显提高直径 ≤ 10 mm 甲状腺结节的诊断敏感性和准确率。王颖等也认为超声造影引导 FNA 能提高甲状腺癌诊断准确率。另外，有研究表明，FNA 诊断甲状腺大结节的假阴性率比小结节更高，除了大结节更容易出现液化、坏死，一个主要原因是大结节内部血供丰富，导致涂片中血细胞过多，干扰了细胞学诊断。使用较细的穿刺针、非抽吸法可以减少血细胞污染，提高标本的满意度。因此，可在穿刺前，应用 CEUS 评估穿刺部位的血供程度，选择合适的穿刺针具和方法，从而降低穿刺活检结果的假阴性率（图 5-6）。

三、超声造影在甲状腺肿瘤微创消融中的应用

近年来，随着医学影像学技术的不断发展，甲状腺结节的发病率及检出率逐年增加。据报道，常规超声检查中甲状腺结节的检出率为 20%~76%。甲状腺结节传统治疗方式包括手术切除、放射性核素治疗或定期随访监测。手术切除创伤较大，可能存在如声音嘶哑、呼吸困难及切口感染等并发症的风险。放射性核素治疗具有电离辐射，不适合孕妇、儿童及有生育要求者。对于小于 2 cm 的甲状腺良性结节及小于 5 mm 的可疑甲状腺恶性结节建议定期随访，然而定期随访可能带来患者心理负担的加重。

超声引导下微波消融术凭借其微波、美观、操作简便、安全有效、并发症少等优势，近年来在甲状腺结节治疗中得到了日益广泛的应用。如何在甲状腺结节消融前后精准地诊断、及时敏感地评估疗效，是近年来的研究热点。超声造影通过外周静脉注射超声造影剂，能敏

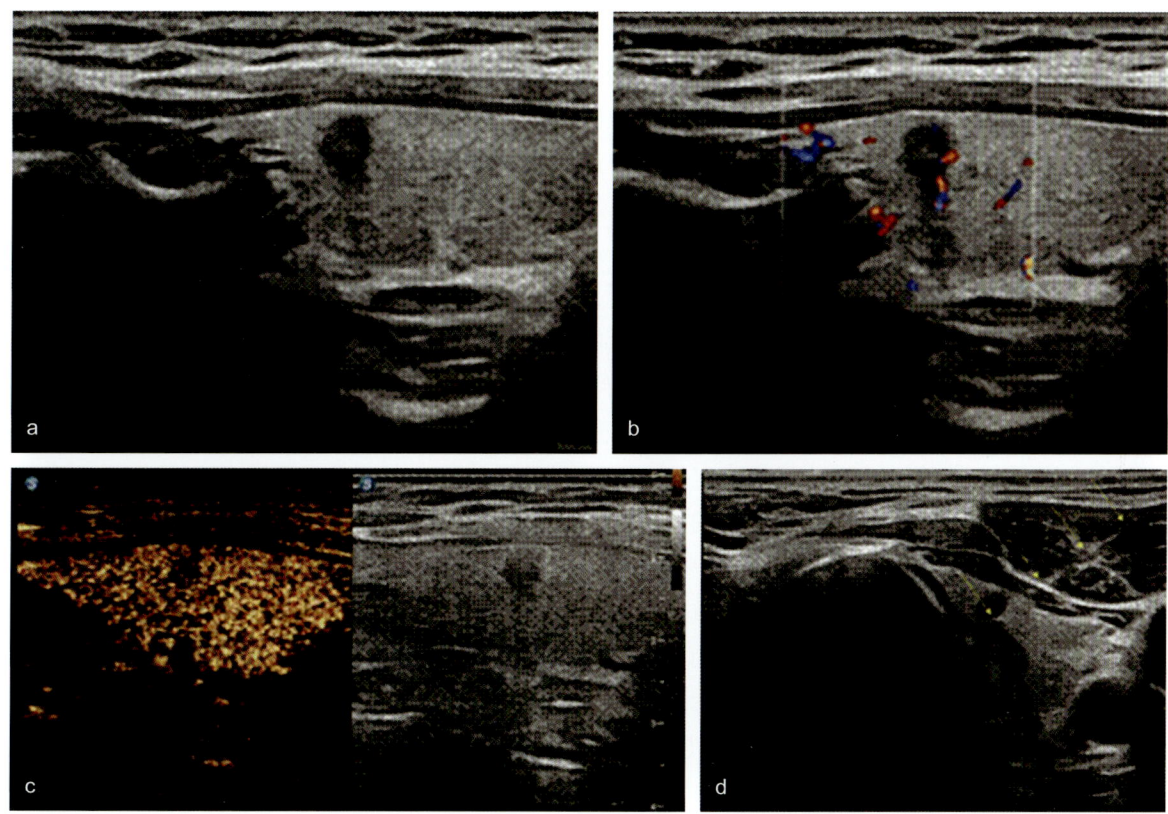

图 5-6 一例甲状腺乳头状癌超声引导下穿刺活检

45岁的男性患者。a. 甲状腺左叶中部可见 4.7 mm×5.5 mm 低回声实质结节，边界不清，形态不规则，纵横比异常，内部回声欠均匀，后方回声轻度衰减；b. CDFI 显示周边见少量血流信号；c. 注射超声造影剂后，超声造影显示，该病灶在超声造影动脉期呈整体不均匀低增强；d. 在超声的可视化实时引导下，穿刺针精准进入病灶内部（箭头所指处为穿刺针）

感、特异地显示组织内的微循环血流灌注，在甲状腺结节微波消融治疗前后均发挥了重要的作用。

（一）术前精准诊断

从常规超声的角度而言，无论是灰阶超声还是彩色多普勒超声，甲状腺良恶性结节的超声表现存在一定程度的重叠，导致存在一定的诊断假阴性和假阳性，在消融术前准确鉴别诊断良恶性比较困难。超声造影通过超声微泡造影剂散射回声增强，可提高超声图像分辨率，弥补常规超声的局限性。根据以往文献报道，超声造影鉴别甲状腺良恶性结节的敏感性、特异性分别达到81%、92%，大大提高了甲状腺结节诊断的准确性。另外，淋巴结转移到颈部在甲状腺癌患者中很常见，特别是在乳头状甲状腺癌患者中。淋巴结转移的存在直接影响临床分期、手术方式、手术范围和预后。由于其位置深且体积小，常规超声对颈部中央区淋巴结的诊断效果较差。超声造影可用于术前淋巴结定位，并使用不同的增强模式识别淋巴结转移。研究表明，超声造影诊断转移性淋巴结的特异性、敏感性、准确率分别为93%、92%、92.2%。因此，应用常规超声可对甲状腺目标结节进行多角度、多切面的检查，明确病灶位置与周围组织的解剖关系，超声造影凭借其敏感、无创、安全、可重复性高的优势，能精准地显示病灶大小、位置、内部微循环血流灌注，从而对病灶的良恶性做出诊断，并评估是否存在淋巴结转移，有助于选择合理的消融治疗方式，为术前消融方案的制订提供准确的信息。

（二）术中监测引导

超声引导下热消融的原理是在超声引导下，将消融针精准穿刺入甲状腺结节内，通过热能使结节组织发生凝固性坏死，术后经过一段时间坏死组织慢慢被机体吸收，治疗的结节逐渐缩小，从而达到局部治疗的目的。由于疗效确切，热消融治疗已经成为甲状腺良性结节的首选治疗方法。

（1）超声造影对甲状腺结节准确定位，引导消融针路径，并对周围重要解剖结构进行准确识别，有利于消融过程中对重要结构的保护。在进行消融治疗前进行超声造影，能够准确判断需要消融的甲状腺结节大小、边界、位置，与周围组织关系等信息，更好地引导消融针的穿刺路径，避开颈部血管、气管、神经等重要结构。另外，超声造影还可以清晰显示该结节是否位于甲状腺被膜、紧贴气管和（或）颈动脉的位置，消融治疗前需要在超声引导下在甲状腺外包膜与颈动脉间隙、甲状腺后包膜与食管间隙、甲状腺与甲状旁腺间隙及甲状腺后包膜与喉返神经穿行区域、转移性淋巴结与周围组织间隙等区域局部注入生理盐水或 5% 葡萄糖溶液，形成至少 5 mm 的液体隔离屏障，以保护颈动脉、食管、甲状旁腺及喉返神经等相邻脏器及组织免受热辐射损伤（图 5-7）。

（2）超声造影对结节内囊实性成分进行鉴别。甲状腺微波消融的优点是温度持续升高，消融区域更大且安全，适用于体积较大或囊实性结节的微波治疗。但是，一旦碰到囊变或液化区，由于瘤内温度过高可能引起射频针断裂或消融区域不完全引起囊液再次快速渗出。术前敏感精准地判断甲状腺结节内部是否存在液化坏死区及评估其大小，有助于选择合理的消融方式，避免术中并发症的发生。超声造影作为一种真正的血池成像方法，能敏感准确地显示病灶内不增强的坏死区。与常规超声相比，超声造影更精确、敏感地显示甲状腺结节内部的隐匿性的坏死区，能够帮助医生在消融治疗过程中，避开囊性区域而对病灶实质部分进行消融，从而进行安全有效的消融治疗（图 5-8）。

（3）超声造影对良性结节的周边动脉环进行鉴别。以甲状腺腺瘤为例，据统计，32.86% 的甲状腺腺瘤内可见囊性区，51.43% 的病灶周围出现动脉环。完全消融是确保甲状腺结节消融治疗疗效及避免复发的重要因素，而动脉环的消融是甲状腺腺瘤完全消融的关键。常规彩色多普勒超声对彩色血流的显示具有角度依赖，无法完整显示良性甲状腺结节病灶周围完整的环状动脉血供，因而无法术前确认病灶真正的边界。超声造影可动态观察甲状腺周围动脉环的增强的范围及厚度，有效弥补传统超声的不足，有助于精确显示甲状腺结节的边界，可为规划消融范围提供重要信息，保障术中消融的完整性，从而达到治疗目的并有效防止复发（图 5-9）。

（4）超声造影帮助及时判断术中并发症。甲状腺结节热消融的并发症发生率比较低，总体发生率为 3.3%，以轻微并发症为主。在治疗过程中，有可能出现操作部位出血或脏器被

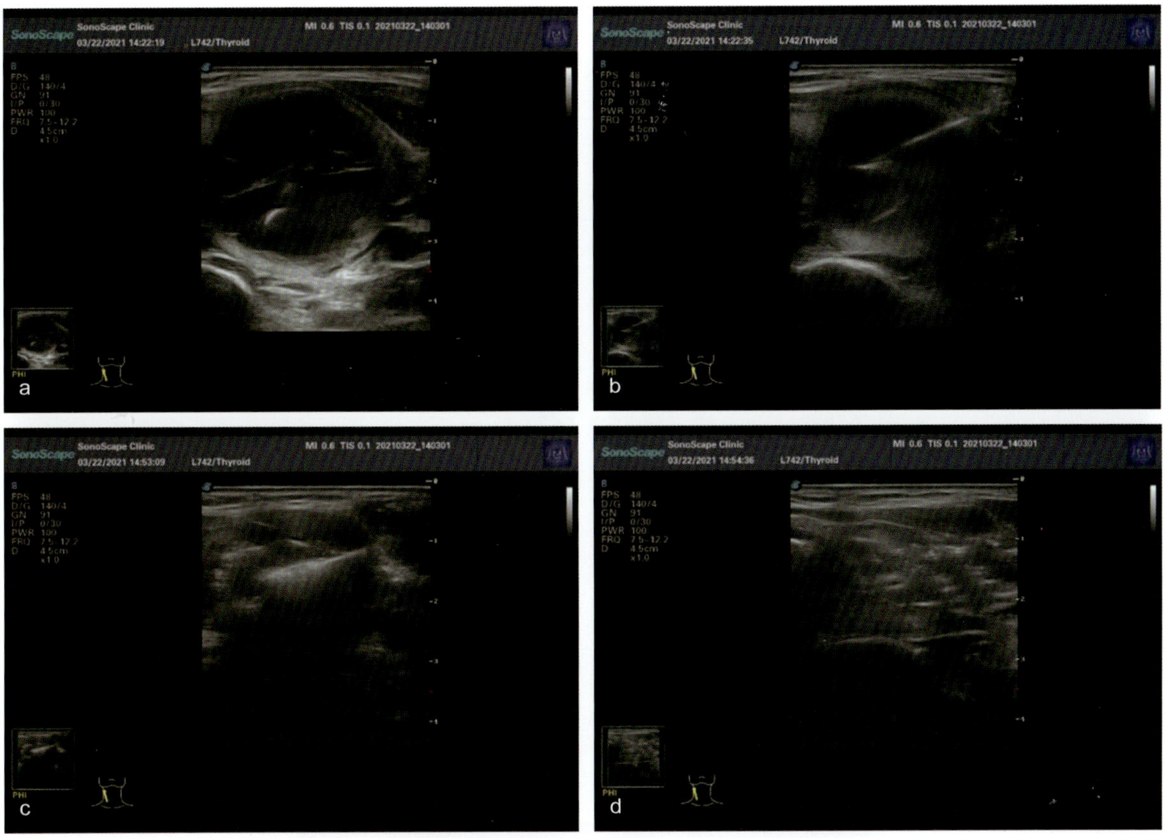

图 5-7　甲状腺腺瘤伴囊变超声实时引导下微波消融治疗

a. 消融前甲状腺右叶中下部可见一个巨大的无回声病灶，边界尚清，形态尚规则，内可见不规则稍高回声分隔；b. 在超声的可视化实时引导下，微波消融针精准传入病灶内部；c、d. 消融时超声实时监测，可见病灶逐渐缩小，内部逐渐呈不均匀高回声

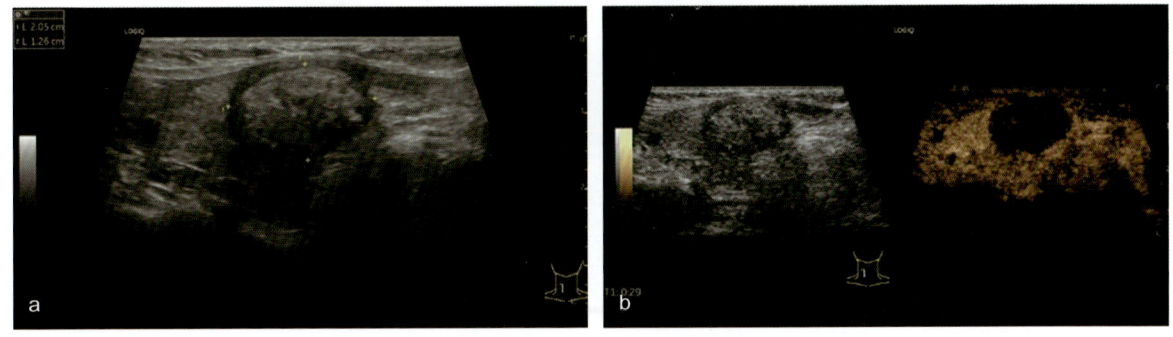

图 5-8　甲状腺微小癌微波消融前超声造影评估

a. 消融前甲状腺右叶中下部可见一个高低混合回声实质病灶，边界尚清，形态尚规则；b. 消融前超声造影显示病灶内始终未见明显增强，显示其内部以囊性成分为主

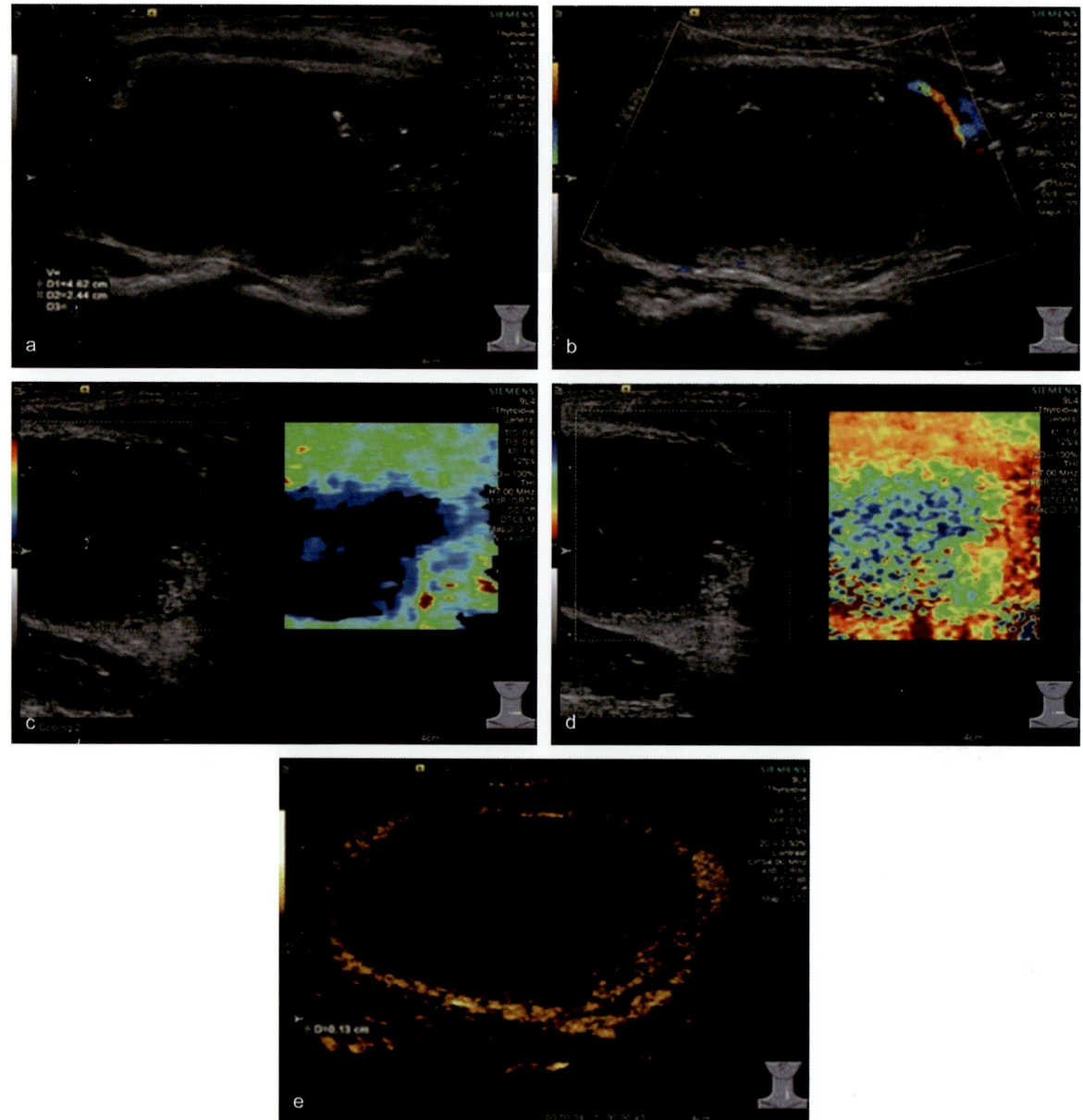

图 5-9　一例甲状腺腺瘤囊性变热消融前周围动脉环的超声造影评估

35 岁的女性患者。a. 甲状腺左叶可见 46 mm × 24 mm 混合回声团块，边界清，形态尚规则，内部回声低弱不均匀，可见少量点状强回声伴彗尾；b. 彩色多普勒显示，病灶内部未见明显彩色血流，周边可见少量短线状彩色血流；c. 超声剪切波弹性 VTIQ 显示，该病灶内部未见明显剪切波信号充填；d. 超声剪切波弹性 VTIQ 显示，该病灶内部为蓝绿相间的信号充填；e. 注射超声造影剂后，超声造影显示，该病灶在超声造影各个时期始终未见明显增强，病灶可见宽约 1.3 mm 的高回声增强动脉环，预测了消融需要覆盖的范围和边界膜下血肿等并发症。超声造影能清晰显示微循环灌注，因此能清晰显示出血和（或）血肿的部位和范围，评估出血和（或）血肿的严重程度，尤其是对脏器损伤范围及程度的判断有独特的优势。通过超声造影及时判断并发症的严重程度，为医生迅速给出治疗措施提供准确依据。

（三）术后评估随访

（1）消融术后即刻行超声造影，有助于及时判断消融治疗是否完全，是否有活性残留部分，可针对超声造影增强的结节活性残留部分进行补充消融，将有效降低消融治疗后的复发率。我国《甲状腺结节热消融治疗专家共识及操作指南（2018版）》中指出，可以在消融前、消融中、消融后分别进行病灶的影像学检查，推荐以超声影像学检查（超声造影更佳）作为消融术后即刻和消融术后随访疗效的主要评价指标。精准判断消融病灶内部是否存在微小血供，对于评估消融治疗的完整性和成功率至关重要。常规超声由于对微小血流显示的敏感性较低，往往很难显示消融术后的部分残留及复发。消融后病灶在常规超声上常表现为高度混合回声实质团块，若不了解患者的消融史，常易被误诊为恶性肿瘤。注射超声造影剂后，消融后病灶表现为始终不增强区，并随着随访时间的延长，周围组织逐渐长入，该始终不增强区逐渐减小，直至完全消失表现为与周围实质同步增强同步减退。超声造影延迟期对于甲状腺结节消融术后病灶的边界显示最为清晰准确，可以用于评估消融后病灶体积变化。消融后超声造影检查通过精确评估微循环血供，能测量病灶真正的"功能学"体积，更精确地评估甲状腺结节消融治疗效果，同时能为后续临床诊疗策略的制订及预估消融范围提供重要的信息（图5-10）。

（2）术后定期随访，应用超声造影判断消融疗效。消融术后建议进行早期（如术后3个月）和中期（如术后6个月和12个月）超声评估。早期主要评估热消融的初步效果、并发症及对甲状腺功能的影响。中期主要评估症状改善和结节体积缩小情况。治疗后体积缩小率（volume reduction ratio，VRR）：[（治疗前体积－随访时体积）/治疗前体积]×100%。其后每隔

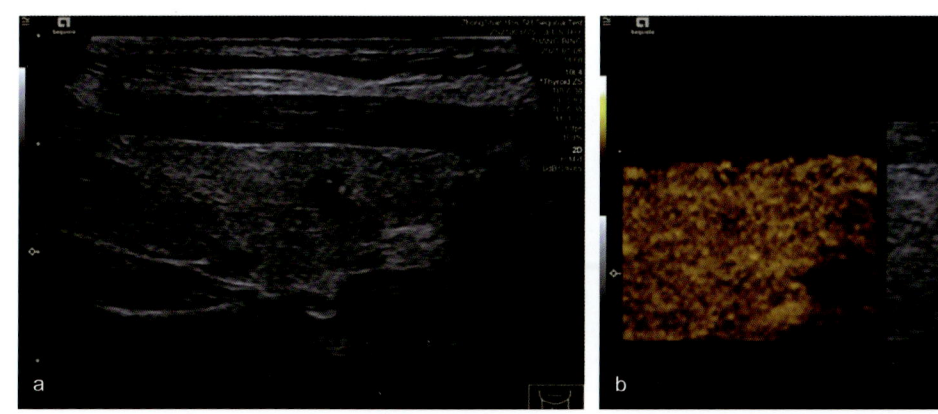

图5-10 甲状腺微小乳头状癌微波消融治疗后即刻行超声造影评估

a. 消融前甲状腺右叶中下部可见5 mm×4 mm低回声实质病灶，边界不清，形态不规则，内可见点状高回声钙化；b. 注射超声造影剂后，超声造影显示该病灶始终呈低回声增强

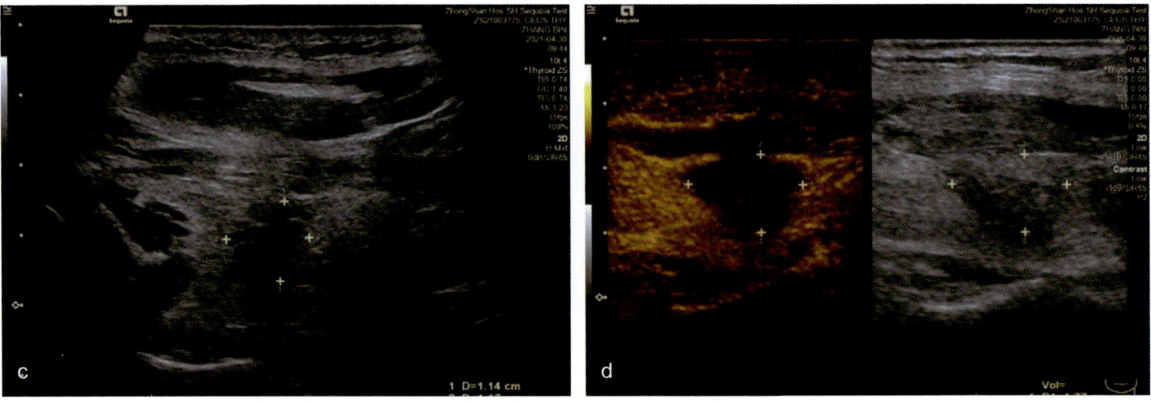

图 5-10（续） 甲状腺微小乳头状癌微波消融治疗后即刻行超声造影评估

c. 微波消融后超声显示，该病灶呈不均匀低回声实质团块；d. 微波消融后即刻行超声造影检查，显示该病灶始终未见明显增强，表明该病灶消融完全

1~2 年进行一次长期随访监测，评估结节再生长及预后情况。在随访期内发现复发病灶可适当缩短随访间隔。如复发病灶明显增大（体积较前次检查增加 50% 以上），应行超声引导下粗针穿刺活检或细针穿刺抽吸活检，排除恶性可能后，择期再次进行消融治疗（图 5-11）。

(3) 术后随访的同时，观察同侧颈部淋巴结状况。热消融治疗甲状腺微小乳头状癌的长期疗效及预后尚有争议。甲状腺微小乳头状癌外科手术治疗的金标准是彻底根除肿瘤。然而，近几十年来，积极监测已日益成为低风险甲状腺微小乳头状癌的一种安全管理策略。热消融技术治疗单灶性甲状腺微小乳头状癌的疗效初步研究表明，此微创治疗可以实现病灶体积缩小，但较少能实现超声完全消失。在这种情况下，与主动积极监测一样，热消融微创治疗目标将不是完全根除肿瘤，而是防止疾病进展和避免手术。因此，热消融治疗甲状腺微小乳头状癌的术后超声评估，除了对治疗病灶的观察，还需注意评估是否存在新发病灶和颈部淋巴结情况。若发现新发病灶和（或）异常淋巴结，可进行超声造影检查，判断病灶性质及是否为转移性淋巴结，并建议行 FNA 确诊。

（四）超声造影在甲状腺结节微波消融中的应用价值

微波消融（microwave ablation，MWA）是一种安全有效的治疗甲状腺结节的方法，已被公认为肝癌和肾癌常规手术的替代疗法。消融技术已被证实为能在避免甲状腺功能减退的情况下，显著减小肿瘤体积，达到不亚于外科手术的效果。MWA 术后评估有几个参数，如体积缩小率（VRR）、治疗成功率、美容/症状评分，其中大部分主要基于常规超声。随着近期的深入广泛研究，出现了一些新的参数。Sim 等在将消融后区域的总体积分为坏死消融体积和未完全治疗的体积时，发现未完全治疗体积的增加可能是消融后结节再生的早期迹象。通过 MWA 术后即刻测量的坏死区消融体积与消融前结节体积的比值计算出的定量指标初始消融比（initial ablation ratio，IAR）预测了消融后的成功与否。

所有这些参数都需要对消融区域的体积进行精确测量和计算，然而，常规超声难以明确区分消融区和未消融区的边界，因为与周围未消融的甲状腺组织相比，它可以表现为等回声区

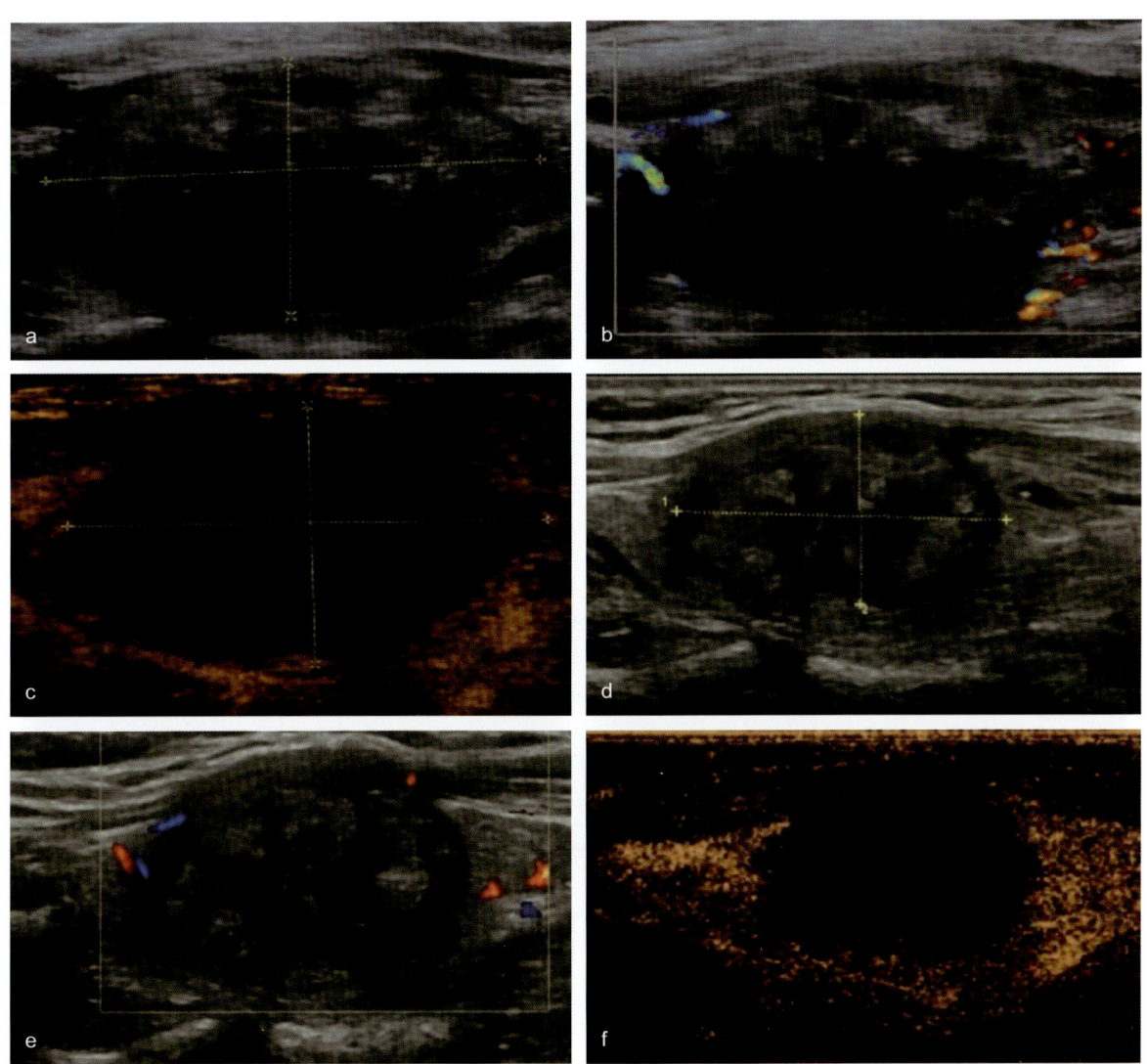

图 5-11 甲状腺腺瘤微波消融后超声造影随访评估

35 岁的女性患者。a. 消融后甲状腺左叶中部可见 36 mm×42 mm 低回声实质团块，边界尚清，形态规则，内部回声分布不均匀；b. 彩色多普勒显示，病灶内未见明显彩色血流；c. 注射超声造影剂后，超声造影显示，该病灶始终未见明显增强，显示该病灶消融完全；d. 3 个月后随访，该病灶灰阶超声显示，略有缩小；e. 病灶内未见明显彩色血流；f. 注射超声造影剂后，超声造影显示，该病灶未增强区较前次检查明显缩小

域，这使得测量可能不准确。CEUS 有助于明确消融后坏死组织和残留活组织之间的边界，当寻求一个更精确和可重复的测量技术是为了在消融后随访过程中揭示是否再生时，CEUS 较常规超声无疑是更优的选择。CEUS 能评估微波消融的完整性，评估早期潜在的结节再生的迹象，判定消融区域边缘水平的疾病复发并在微波治疗后定期监测坏死区域的临床演变。因此，MWA 术后采用 CEUS 定期随访，精准计算 IAR 有助于更好地预测消融区域的 VRR，能够预判消融区域的吸收趋势，为临床对于 MWA 术后患者的长期随访提供扎实的理论基础（图 5-12）。

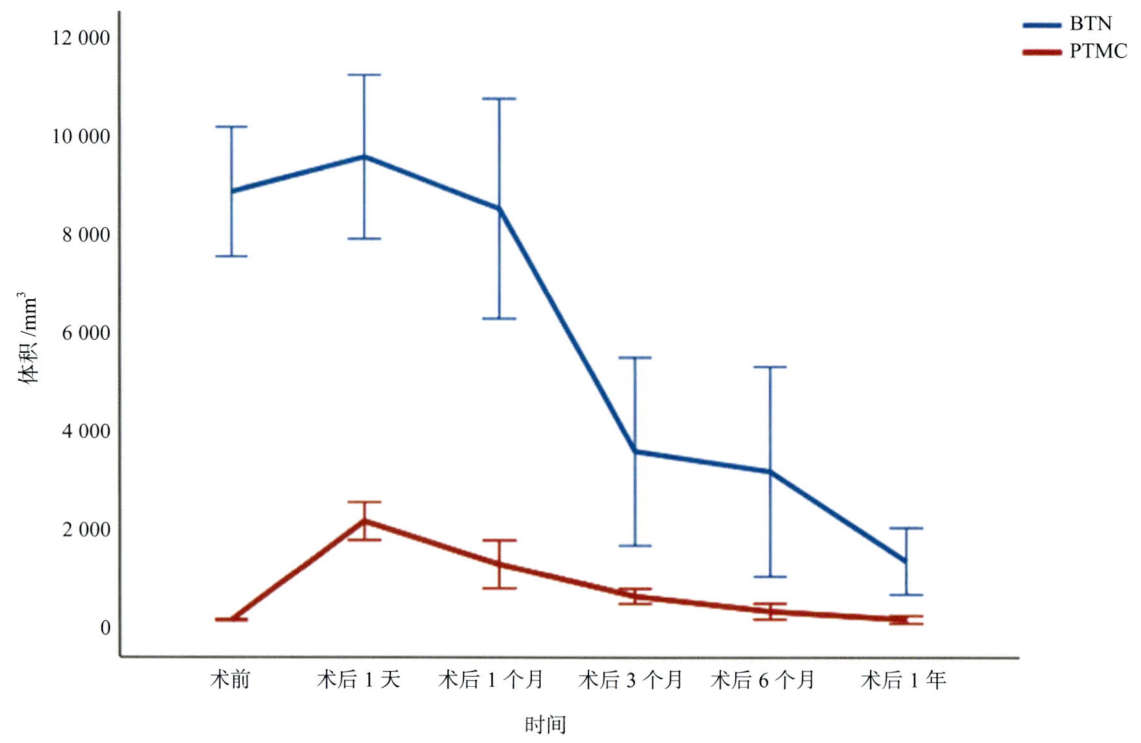

误差条形图；95% 置信区间

图 5-12　甲状腺微小乳头状癌（PTMC）病灶体积消融术前至术后 1 年的变化趋势

甲状腺微小乳头状癌（PTMC）的消融区域体积在术后 1 天、术后 1 个月、术后 3 个月、术后 6 个月对比术前差异均有统计学意义（$P < 0.05$），而在术后 1 年对比术前差异没有统计学意义，PTMC 的消融区域体积在术后 1 年才较术前出现明显缩小

四、总结与展望

　　超声检查是甲状腺疾病首选的检查方式，超声造影在甲状腺结节的诊断、治疗及疗效随访中发挥了重要作用。目前超声引导的消融治疗是部分甲状腺良性结节、甲状腺微小癌及颈部转移淋巴结的主要治疗方式，在未来的临床及科研工作中，应将超声造影与临床实践深度结合，如开展术中超声造影、超声造影定量分析预测患者预后等。同时，随着超声其他技术如弹性成像、影像组学、靶向造影等的发展，甲状腺超声造影有望在甲状腺结节的诊治领域发挥更大的价值。

病例分享

病例 1

超声造影呈"周边快速填充的低增强"甲状腺恶性结节（多发钙化）

患者，女性，32 岁，既往无甲状腺结节病史。患者于几日前因颈部胀痛至本院检查。实验室检查无殊，甲状腺功能标志物均在正常范围内。常规灰阶超声示甲状腺右叶中上部见 2.7 cm × 1.2 cm 稍高回声实质不均质团块（图 5-13a），边界不清，形态不规则，外绕低回声暗环，内见散在分布的点状强回声，后无明显声影，超微血流成像示病灶内部及周边见较丰富短线状彩色血流信号（图 5-13b）。弹性成像示病灶内部呈蓝绿相间，结节质硬（图 5-13c）。CEUS 显示甲状腺右叶中上部低回声病灶于注射超声造影剂 SonoVue™ 2 mL 后第 8 秒开始增强，由周边开始，快速向内填充，呈整体不均匀稍低回声增强（图 5-13d），15 秒达峰值，峰值时呈等回声（图 5-13e），静脉期及延迟期（图 5-13f）均呈稍低回声改变。显微造影示结节内部及周边见较丰富形态不规则血流信号（图 5-13g）。超声造影定量分析示结节增强强度低于周边正常组织（图 5-13h）。考虑甲状腺右叶恶性结节伴多发钙化可能，TIRADS 4C 级。患者随即于我院行超声引导下 FNA 穿刺活检，病理学诊断提示甲状腺右叶乳头状癌。

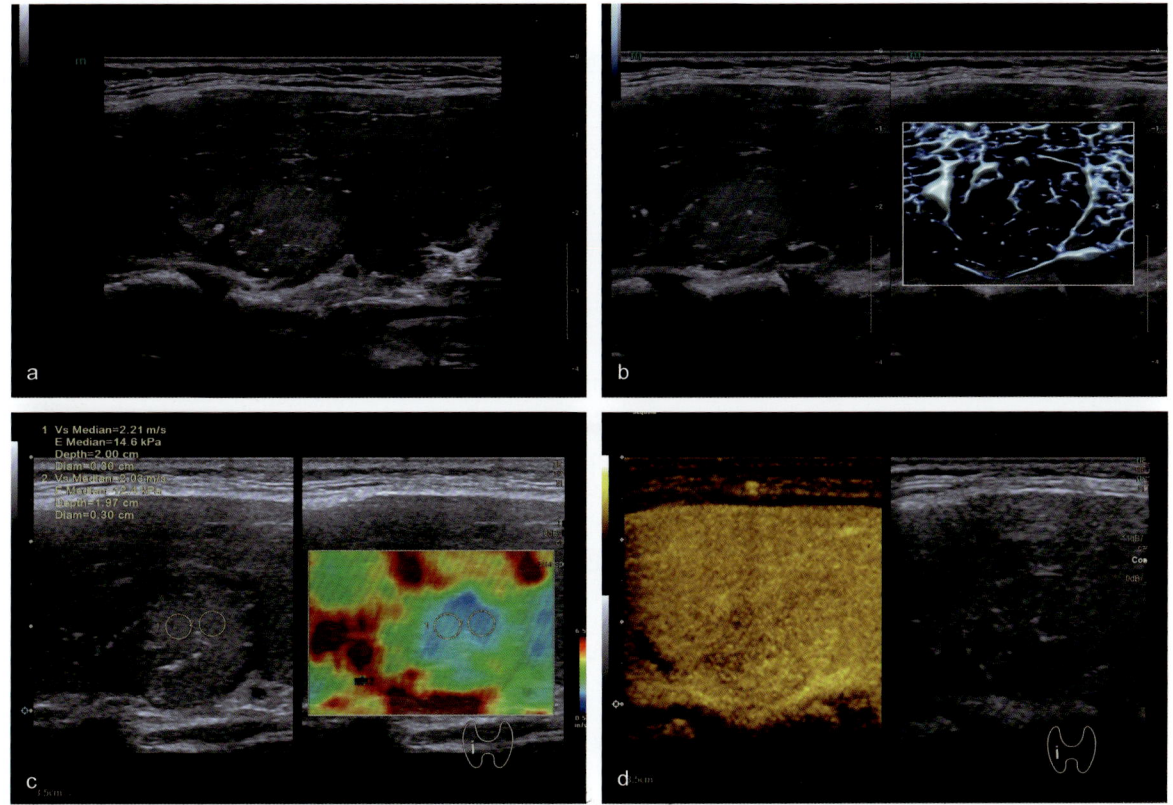

图 5-13 病例 1：超声造影呈"周边快速填充的低增强"甲状腺恶性结节（多发钙化）

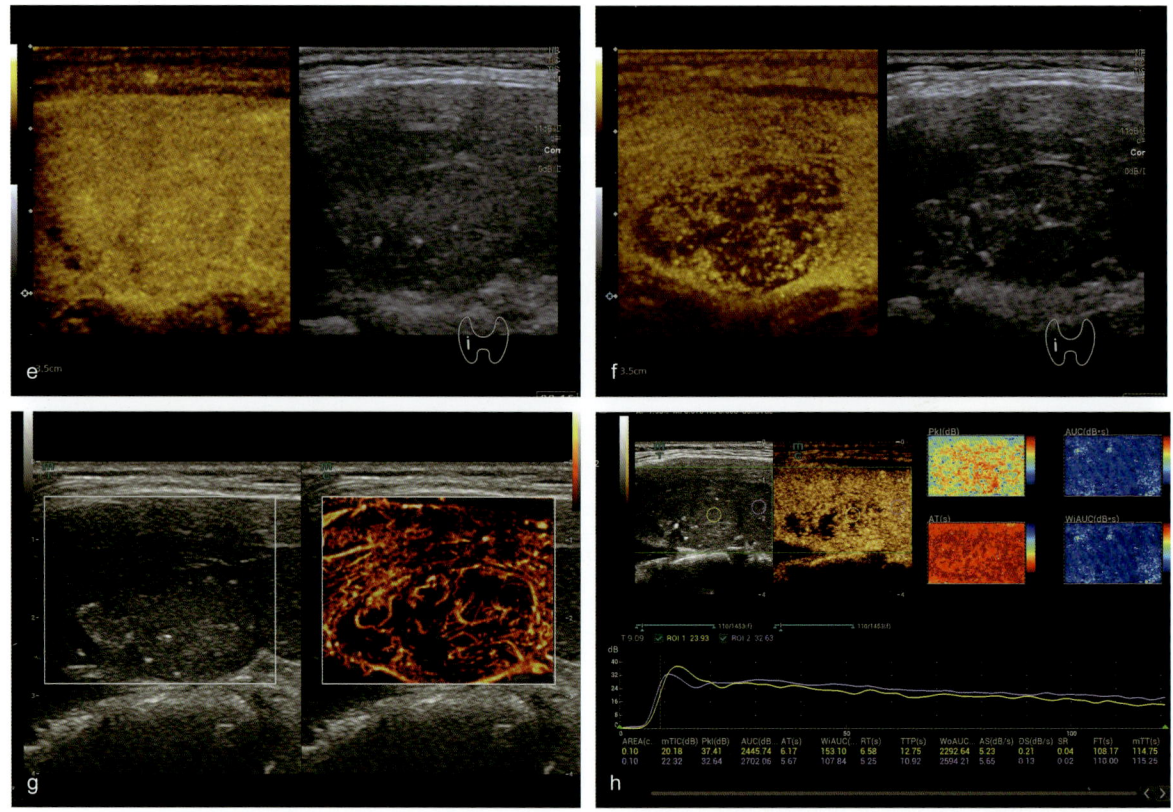

图 5-13（续） 病例 1：超声造影呈"周边快速填充的低增强"甲状腺恶性结节（多发钙化）

病例 ❷

超声造影呈"周边快速填充的稍低增强"的甲状腺微小癌（小于 1 cm）

患者，男性，65 岁，既往无甲状腺结节病史。患者体检发现甲状腺结节。实验室检查无殊，甲状腺功能标志物均在正常范围内。常规灰阶超声示甲状腺左叶中部见 0.3 cm × 0.4 cm 低回声实质不均质团块（图 5-14a），边界不清，形态不规则，纵横比 >1，HD Scope 细节增强显示病灶真实边界，内表现为实质回声（图 5-14b），超微血流成像示病灶周边可见点状彩色血流信号（图 5-14c）。弹性成像显示病灶呈均匀红色，结节质硬（图 5-14d）。CEUS 显示甲状腺左叶中部低回声病灶于注射超声造影剂 SonoVue™ 2 mL 后第 12 秒开始增强，由周边开始，快速向内填充，呈整体不均匀低回声增强（图 5-14e），16 秒达峰值，峰值时呈等回声（图 5-14f），静脉期及延迟期均呈低回声改变（图 5-14g）。超声造影定量分析示结节动脉期峰值强度低于周边正常组织（图 5-14h）。显微造影示结节周边见较丰富形态不规则血流信号（图 5-14i）。考虑甲状腺左叶恶性结节可能，TIRADS 4B 级。患者随即于我院行超声引导下 FNA 穿刺活检，病理学诊断提示甲状腺左叶乳头状癌。

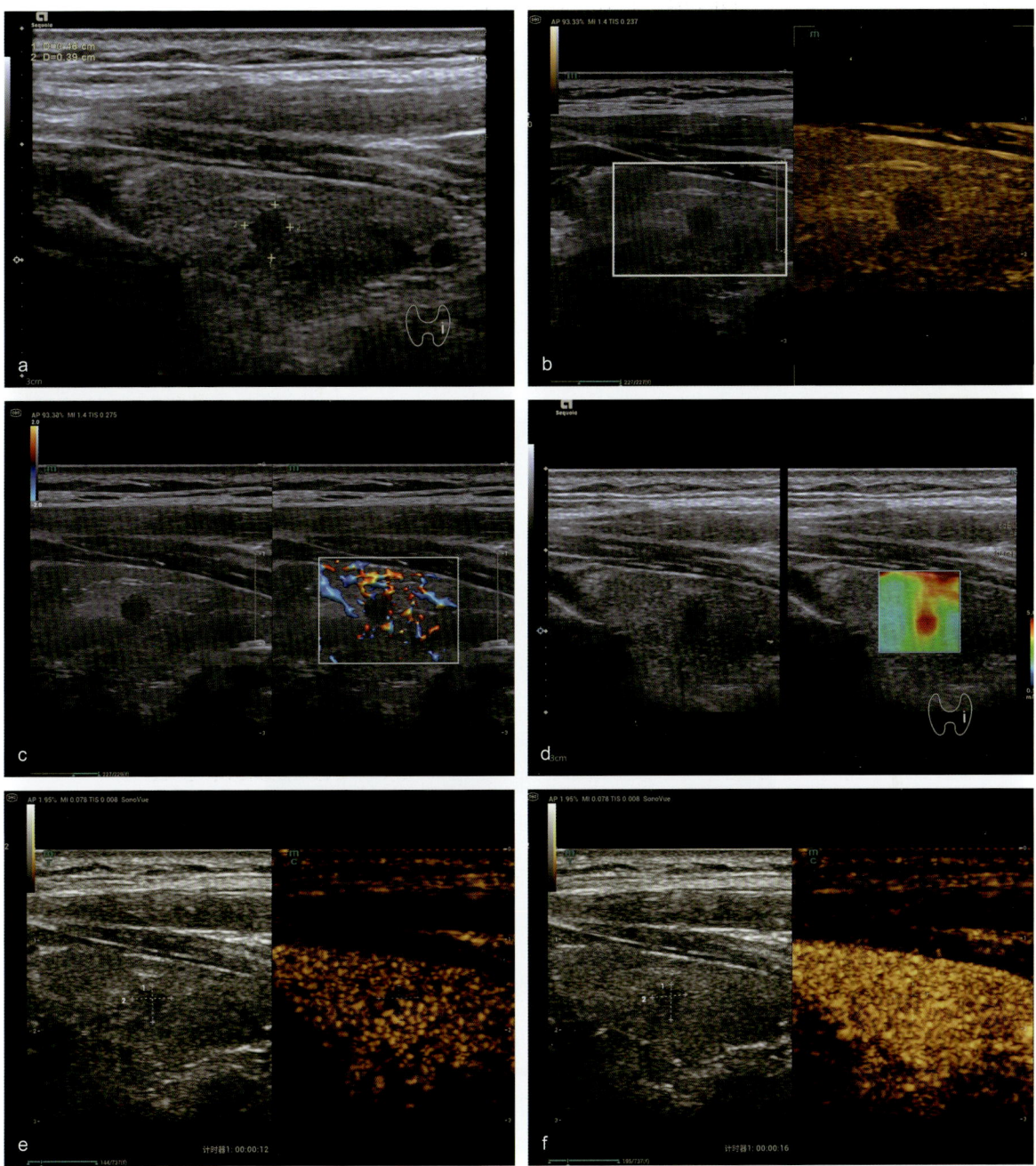

图 5-14 病例 2：超声造影呈"周边快速填充的稍低增强"的甲状腺微小癌（小于 1 cm）

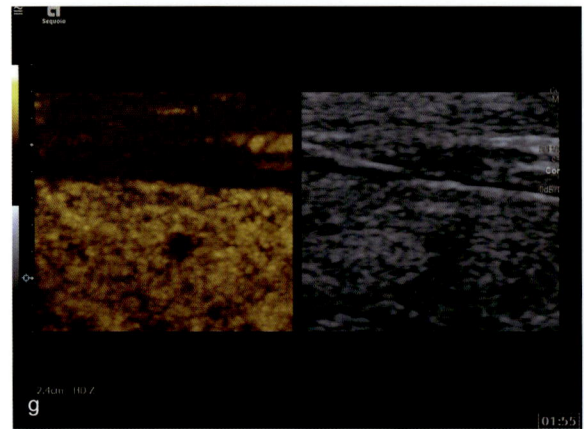
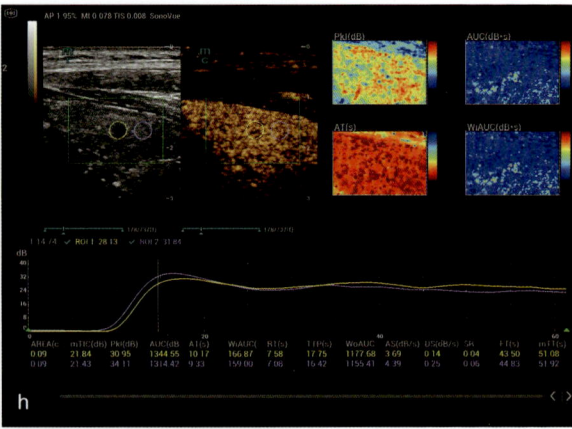
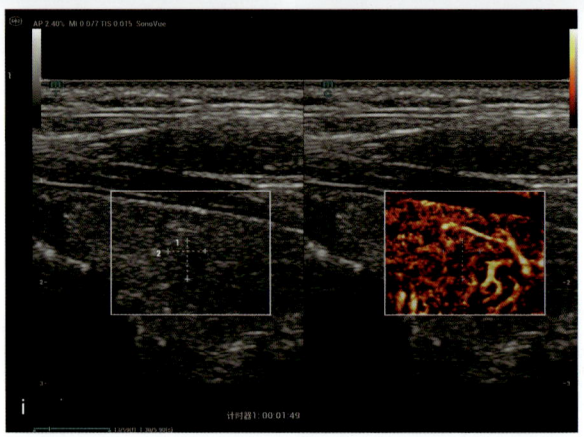

图 5-14（续） 病例 2：超声造影呈"周边快速填充的稍低增强"的甲状腺微小癌（小于 1 cm）

病例 3

超声造影呈"无增强"的甲状腺腺瘤（有囊变）

患者，女性，32 岁，既往无甲状腺结节病史。患者体检发现甲状腺结节。实验室检查无殊，甲状腺功能标志物均在正常范围内。常规灰阶超声示甲状腺峡部偏右见 1.1 cm × 0.6 cm 低回声实质不均质团块（图 5-15a），边界清，形态规则，内见点状强回声后无明显声影，超微血流成像示病灶内未见明显彩色血流信号（图 5-15b）。弹性成像显示病灶呈均匀绿色，结节质软（图 5-15c）。CEUS 显示甲状腺峡部偏右低回声病灶于注射超声造影剂 SonoVue™ 2 mL 后始终未见明显增强（图 5-15d）。显微造影示结节内未明显血流信号（图 5-15e）。考虑甲状腺峡部偏右腺瘤伴囊变可能，TIRADS 3 级。

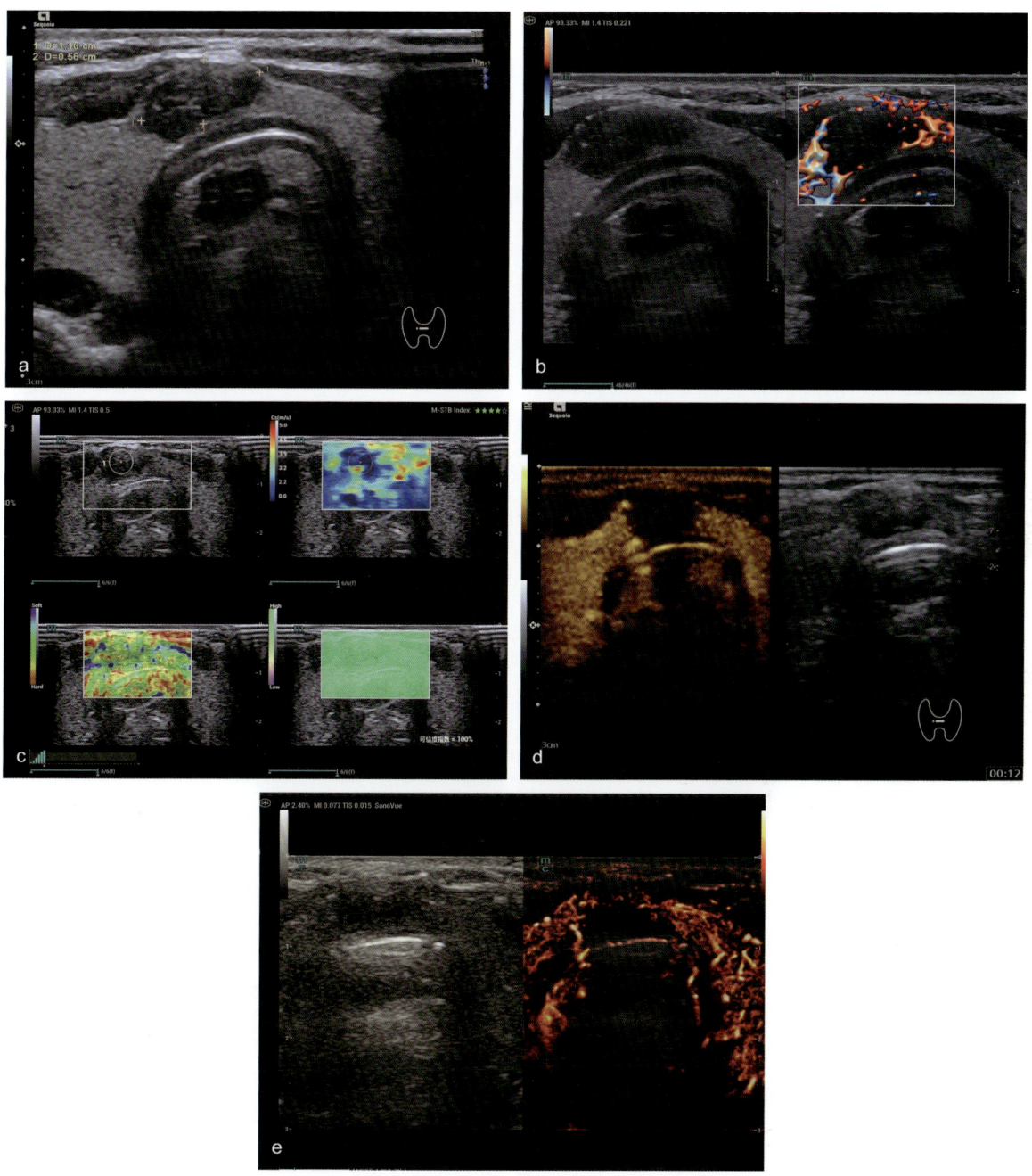

图 5-15 病例 3：超声造影呈"无增强"的甲状腺腺瘤（有囊变）

病例 ④

甲状腺恶性结节伴颈部淋巴结转移

患者，女性，30岁，既往无甲状腺结节病史。患者因颈部肿胀至我院进行检查，超声检查提示甲状腺结节，TIRADS 4B级，后进行超声造影检查。实验室检查无殊，甲状腺功能标志物均在正常范围内。常规灰阶超声示甲状腺右叶中上部见 1.8 cm × 1.8 cm 低回声实质不均质团块（图 5-16a），边界不清，形态不规则，内见较密集点状强回声，后无明显声影，HD Scope 钙化增强证实病灶内散在分布的细钙化（图 5-16b），彩色多普勒示病灶内见少量短线状彩色血流信号（图 5-16c）。弹性成像显示病灶呈均匀红色，结节质硬（图 5-16d）。CEUS 显示甲状腺右叶中上部低回声病灶于注射超声造影剂 SonoVue™ 2 mL 后第 7 秒开始增强，呈整体不均匀低回声增强，12 秒达峰值，峰值时呈稍低回声（图 5-16e），23 秒开始消退，静脉期及延迟期均呈低回声改变（图 5-16f、g）。显微造影示结节内未见血流信号（图 5-16h）。右颈部见数个最大 0.7 cm × 0.5 cm 低回声淋巴结，边界不清，形态不规则，部分融合成团，内见数枚细点状强回声，后无明显声影（图 5-16i），超微血流成像示病灶内见较丰富彩色血流信号（图 5-16j）。考虑甲状腺右叶恶性结节伴多发钙化及淋巴结转移可能，TIRADS 5 级。患者随即于我院行超声引导下 FNA 穿刺活检，病理学诊断提示甲状腺右叶乳头状癌。

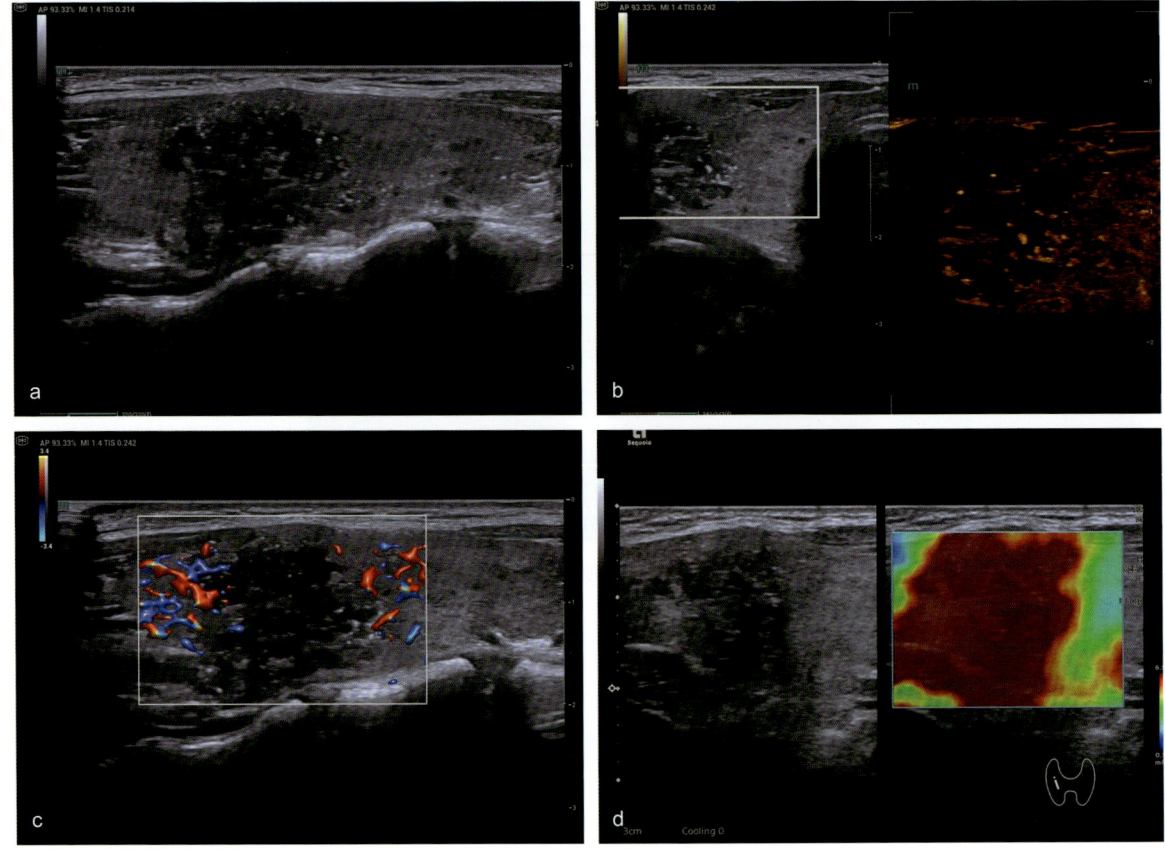

图 5-16　病例 4：甲状腺恶性结节伴颈部淋巴结转移

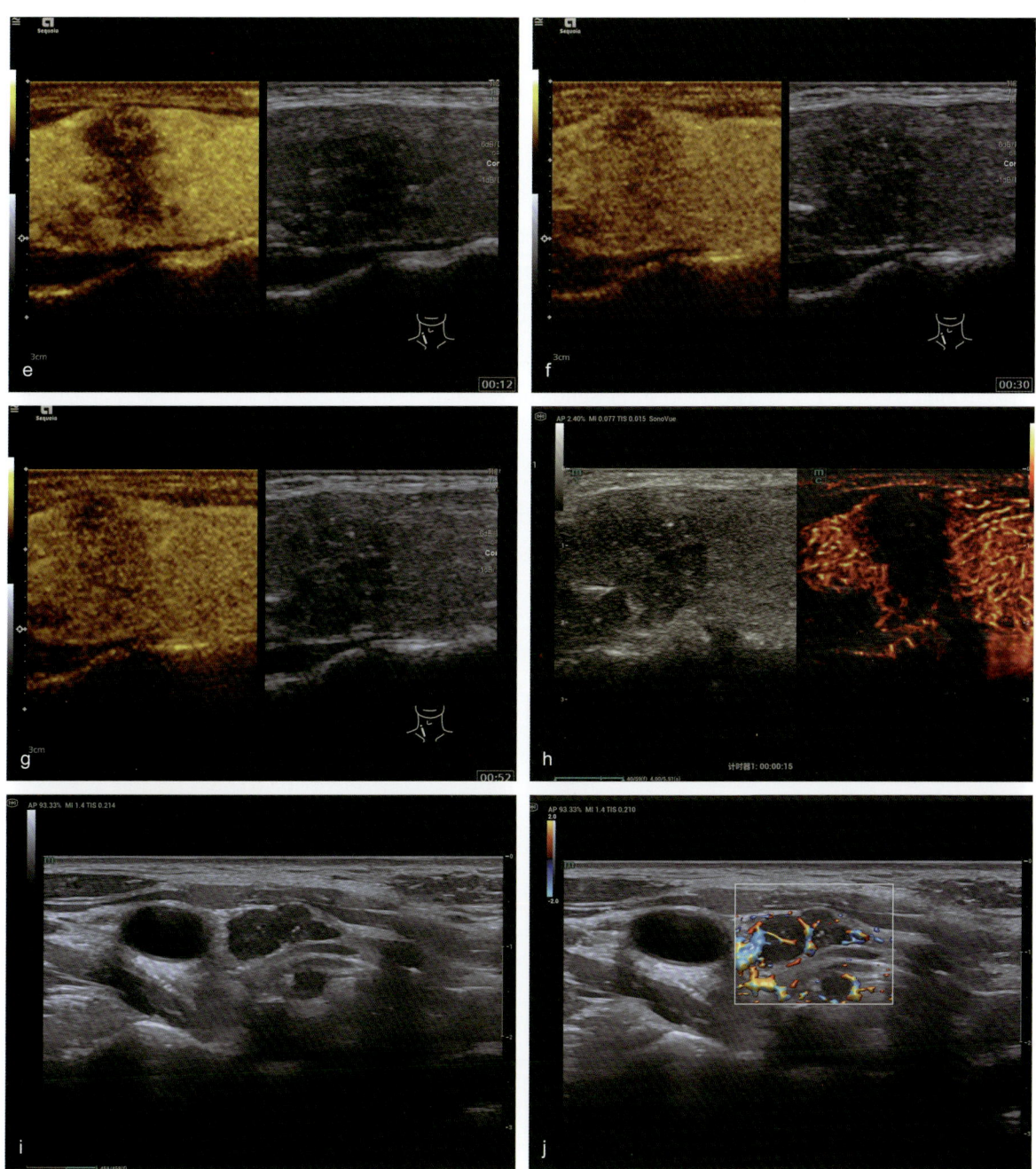

图 5-16(续) 病例 4:甲状腺恶性结节伴颈部淋巴结转移

病例 5

显微造影呈"部分无血供"的甲状腺恶性结节（有囊变）

患者，男性，70岁，既往无甲状腺结节病史。患者入院行常规检查发现甲状腺结节。实验室检查无殊，甲状腺功能标志物均在正常范围内。常规灰阶超声示甲状腺右叶中部见 1.4 cm×0.8 cm 低回声实质不均质团块（图5-17a），边界欠清，形态不规则，HD Scope 细节增强显示病灶内表现为小片状无回声（图5-17b），彩色多普勒示病灶内可见少量短线状彩色血流信号（图5-17c），超微血流成像示病灶周边可见较丰富短线状彩色血流信号（图5-17d）。弹性成像显示病灶呈红绿相间，结节质硬，Vs：2.57~4.89 m/s（图5-17e）。CEUS显示甲状腺右叶中部低回声病灶于注射超声造影剂 SonoVue™ 2 mL 后第22秒开始增强，呈整体不均匀高回声增强（图5-17f），32秒达峰值，峰值时病灶内见小片状不增强区（图5-17g），静脉期及延迟期均呈低回声改变。显微造影示结节内见较丰富形态不规则血流信号，部分无血流信号（图5-17h）。超声造影定量分析示结节动脉期峰值强度高于周边正常组织（图5-17i）。考虑甲状腺右叶恶性结节伴钙化及囊变可能，TIRADS 4B级。患者随即于我院行超声引导下FNA穿刺活检，病理学诊断提示甲状腺右叶乳头状癌。

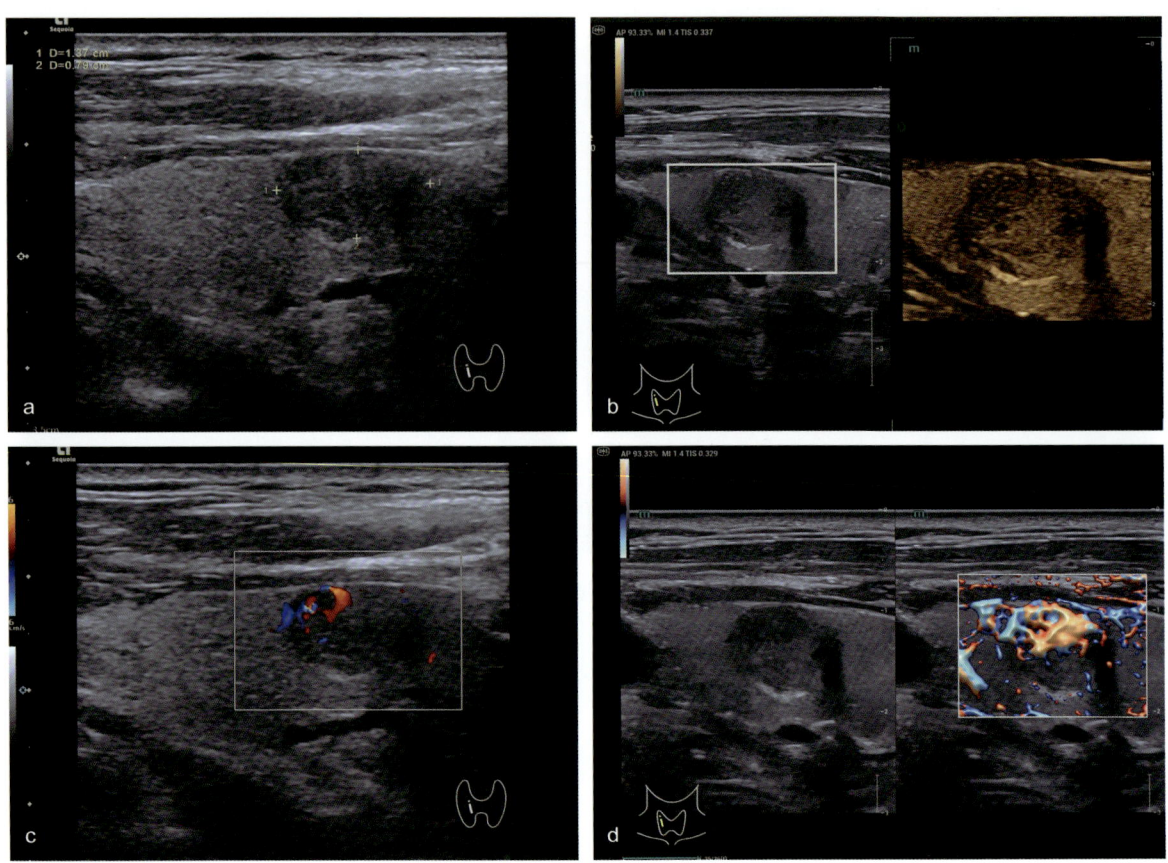

图 5-17　病例5：显微造影呈"部分无血供"的甲状腺恶性结节（有囊变）

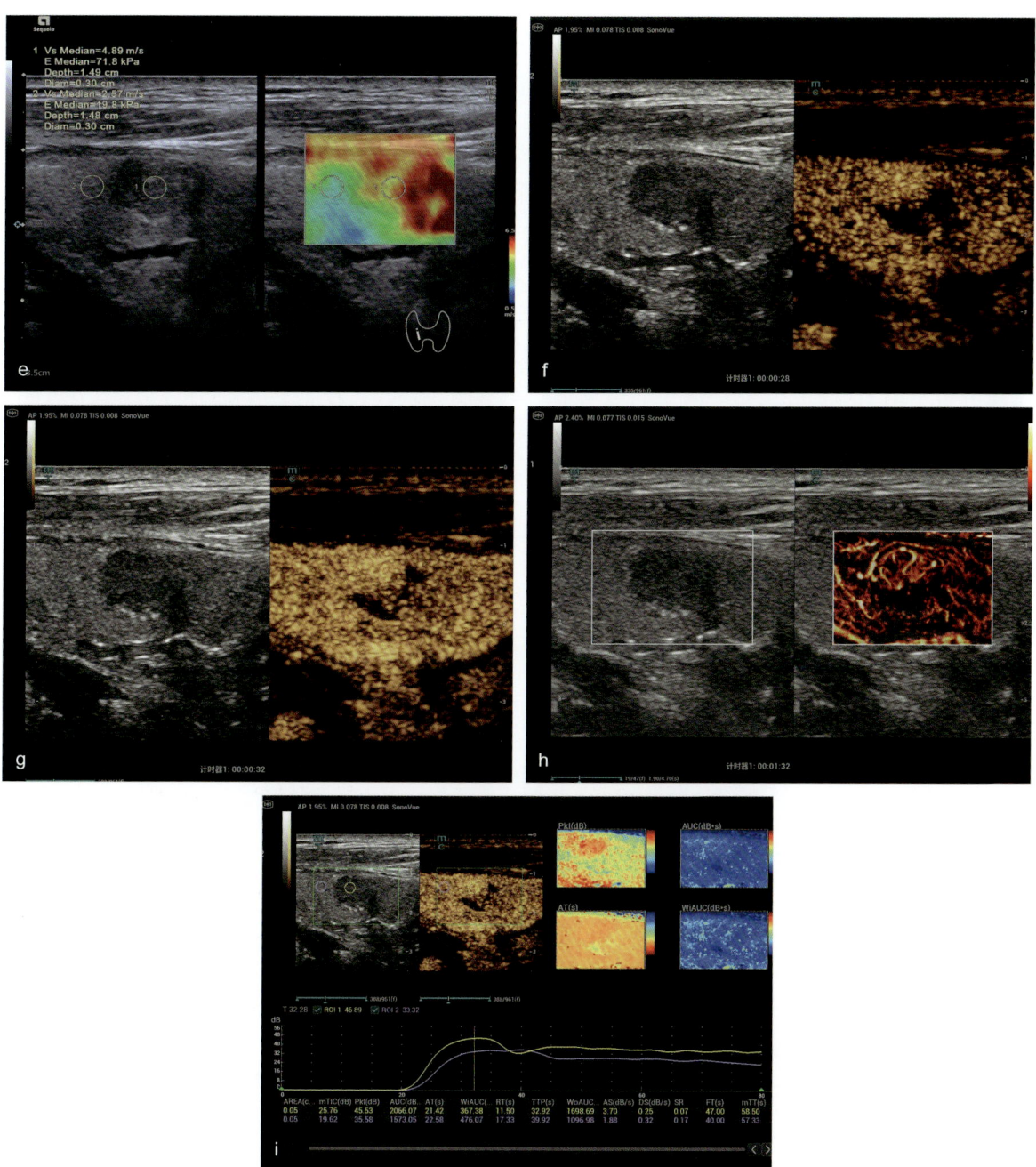

图 5-17（续） 病例 5：显微造影呈"部分无血供"的甲状腺恶性结节（有囊变）

病例 6

超声造影显示甲状腺恶性结节真实范围

患者，女性，37岁，甲状腺癌部分切除术后，患者入院行常规检查。实验室检查无殊，甲状腺功能标志物均在正常范围内。常规灰阶超声示甲状腺右叶残余腺体见 0.8 cm × 0.4 cm 低回声实质不均质团块（图 5-18a），边界尚清，形态不规则，超微血流成像示病灶内见较丰富短线状彩色血流信号（图 5-18b）。CEUS 显示甲状腺右叶残余腺体内低回声病灶于注射超声造影剂 SonoVue™ 2.4 mL 后第 8 秒开始增强，呈整体不均匀高回声增强，13 秒达峰值，增强范围大于二维所见（图 5-18c），静脉期及延迟期均呈稍高回声改变（图 5-18d）。超声造影定量分析示结节增强强度始终高于周边正常组织（图 5-18e）。考虑甲状腺右叶恶性结节可能，TIRADS 4B 级。

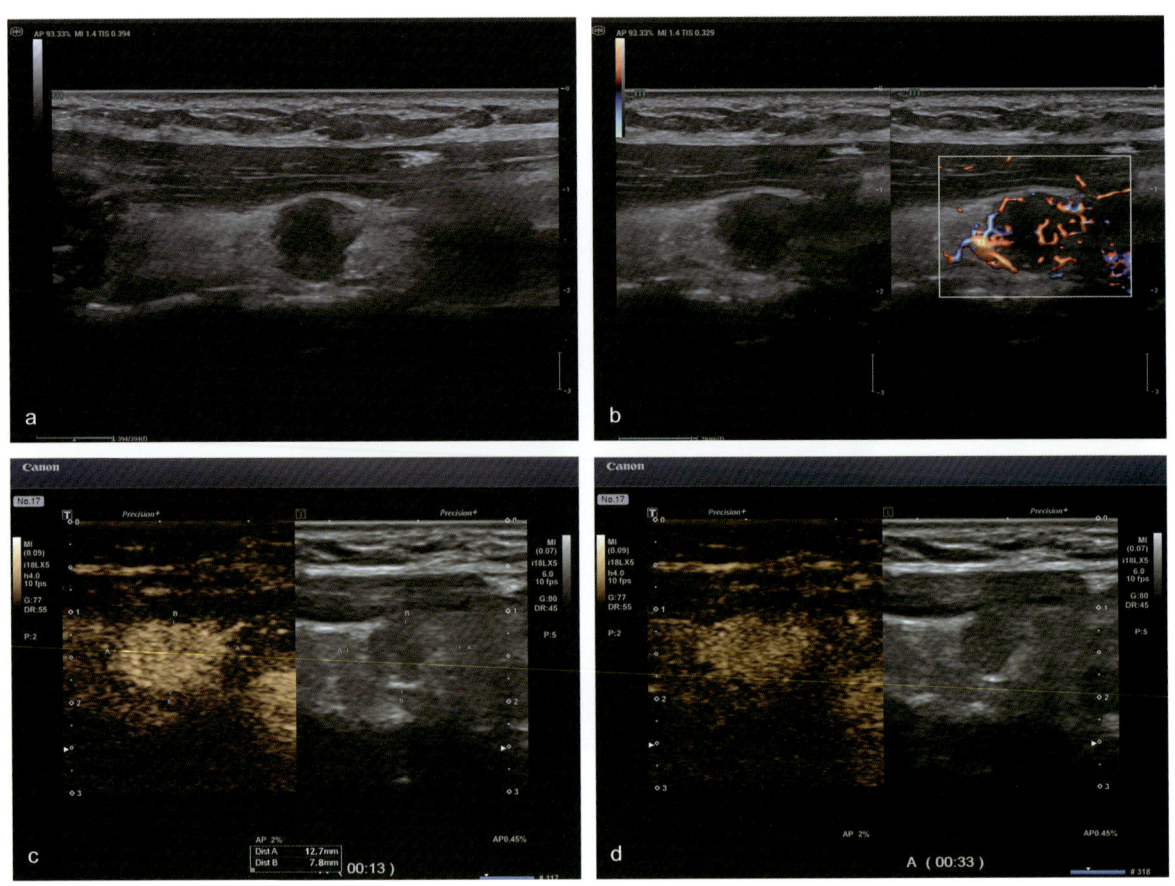

图 5-18 病例 6：超声造影显示甲状腺恶性结节真实范围

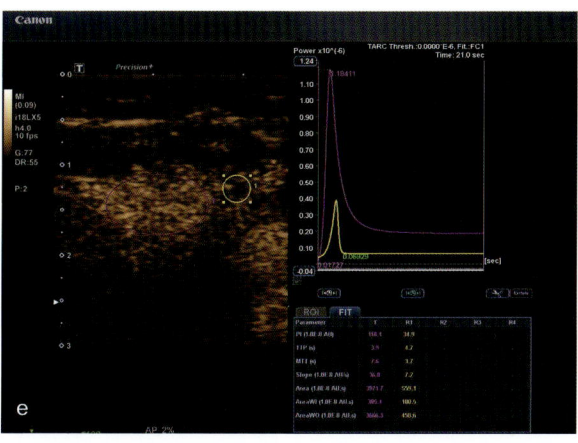

图 5-18（续） 病例 6：超声造影显示甲状腺恶性结节真实范围

病例 ❼

三维超微血流显示"立体环状血流"的甲状腺腺瘤

患者，男性，38 岁，既往无甲状腺结节病史。患者体检发现甲状腺结节。实验室检查无殊，甲状腺功能标志物均在正常范围内。常规灰阶超声示甲状腺左叶中上部见 0.7 cm × 0.6 cm 低回声实质均质团块（图 5-19a、b），边界清，形态规则，三维超微血流成像示病灶周边可见完整立体环状彩色血流信号（图 5-19c~e）。超微血流成像显示病灶周边见完整环状血流信号（图 5-19f）。CEUS 显示甲状腺左叶中上部低回声病灶于注射超声造影剂 SonoVue™ 2 mL 后第 10 秒开始增强，呈整体不均匀稍高回声增强（图 5-19g），15 秒达峰值，峰值时呈等回声（图 5-19h），静脉期及延迟期均呈等回声改变。显微造影示病灶周边见环状血流信号（图 5-19i）。超声造影定量分析示结节增强强度高于周边正常组织（图 5-19j）。考虑甲状腺左叶良性结节，腺瘤可能，TIRADS 3 级。

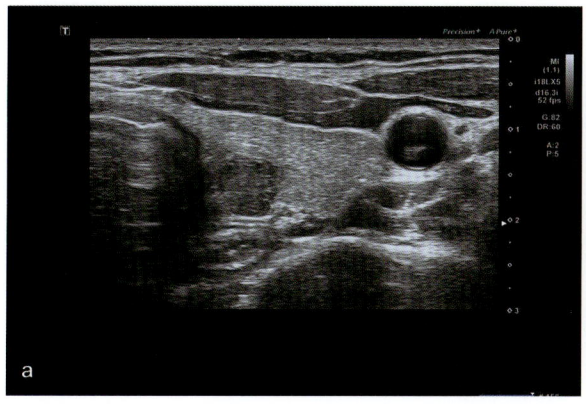
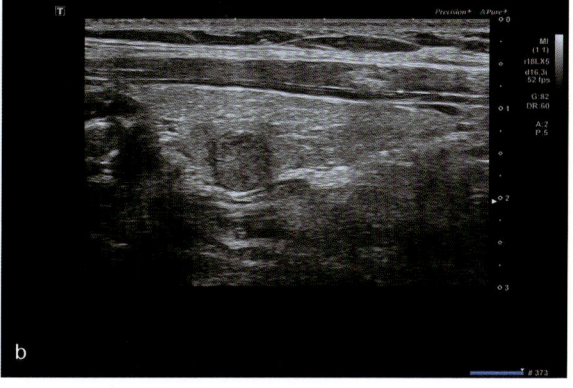

图 5-19 病例 7：三维超微血流显示"立体环状血流"的甲状腺腺瘤

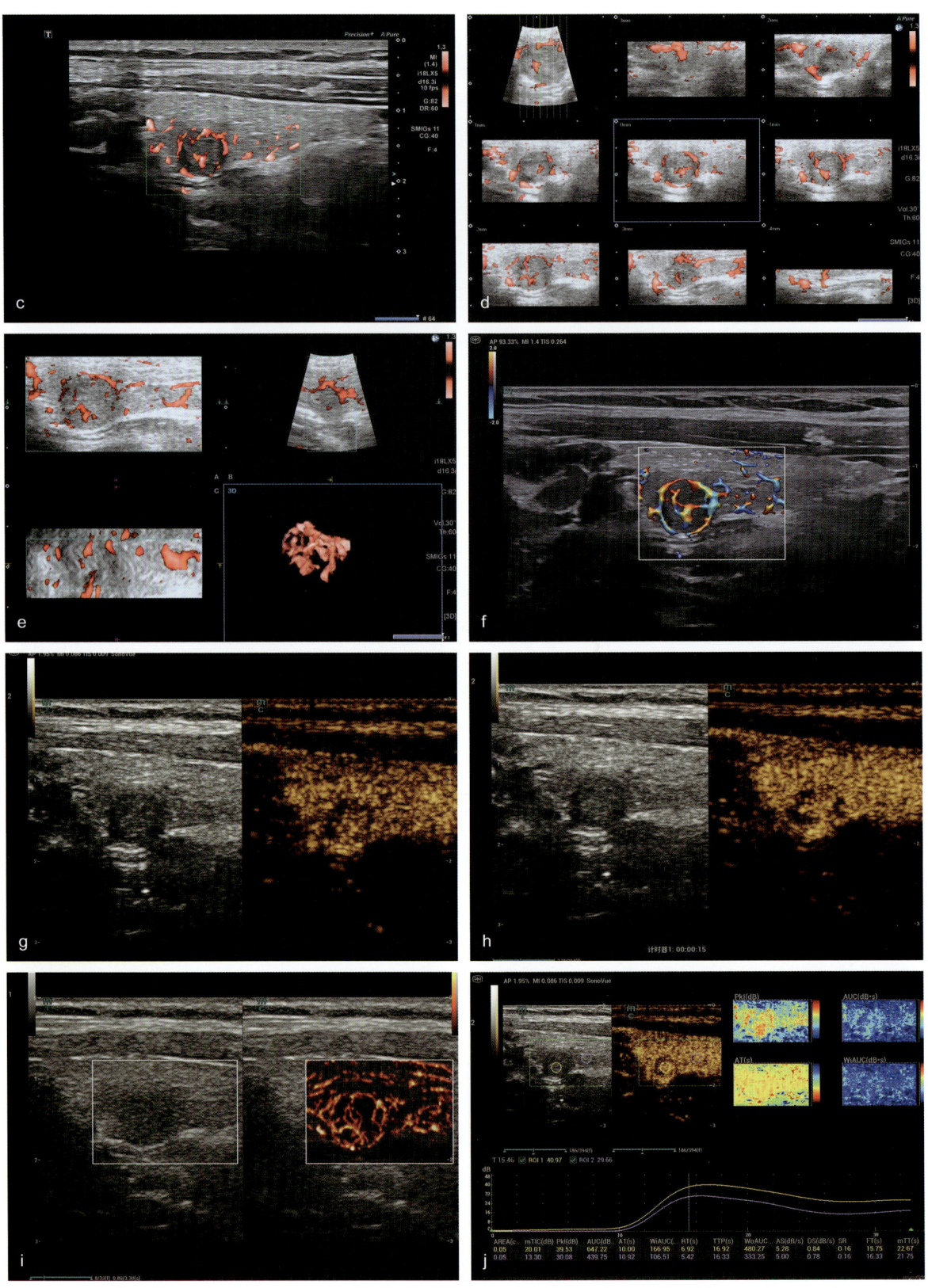

图 5-19（续） 病例 7：三维超微血流显示"立体环状血流"的甲状腺腺瘤

病例 ⑧

超声造影呈"整体不均匀低增强"的甲状腺癌

患者，女性，36 岁，既往有桥本甲状腺炎。患者体检发现甲状腺结节。实验室检查无殊。常规灰阶超声示甲状腺右叶中上部见 0.8 cm × 0.8 cm 低回声实质不均质团块（图 5-20a），边界不清，形态不规则，外绕低回声暗环，内见大量点状强回声后无明显声影，HD Scope 钙化增强显示病灶内数枚细钙化（图 5-20b），超微血流成像示病灶内见短线状彩色血流信号（图 5-20c）。CEUS 显示甲状腺右叶中上部低回声病灶于注射超声造影剂 SonoVue™ 2 mL 后第 8 秒开始增强，呈整体不均匀低回声增强，12 秒达峰值，峰值时呈低回声（图 5-20d），静脉期及延迟期均呈低回声改变（图 5-20e）。显微造影示结节内部及周边见形态不规则血流信号（图 5-20f）。超声造影定量分析示结节动脉期峰值强度稍低于周边正常组织（图 5-20g）。考虑甲状腺右叶恶性结节可能，TIRADS 4B 级。

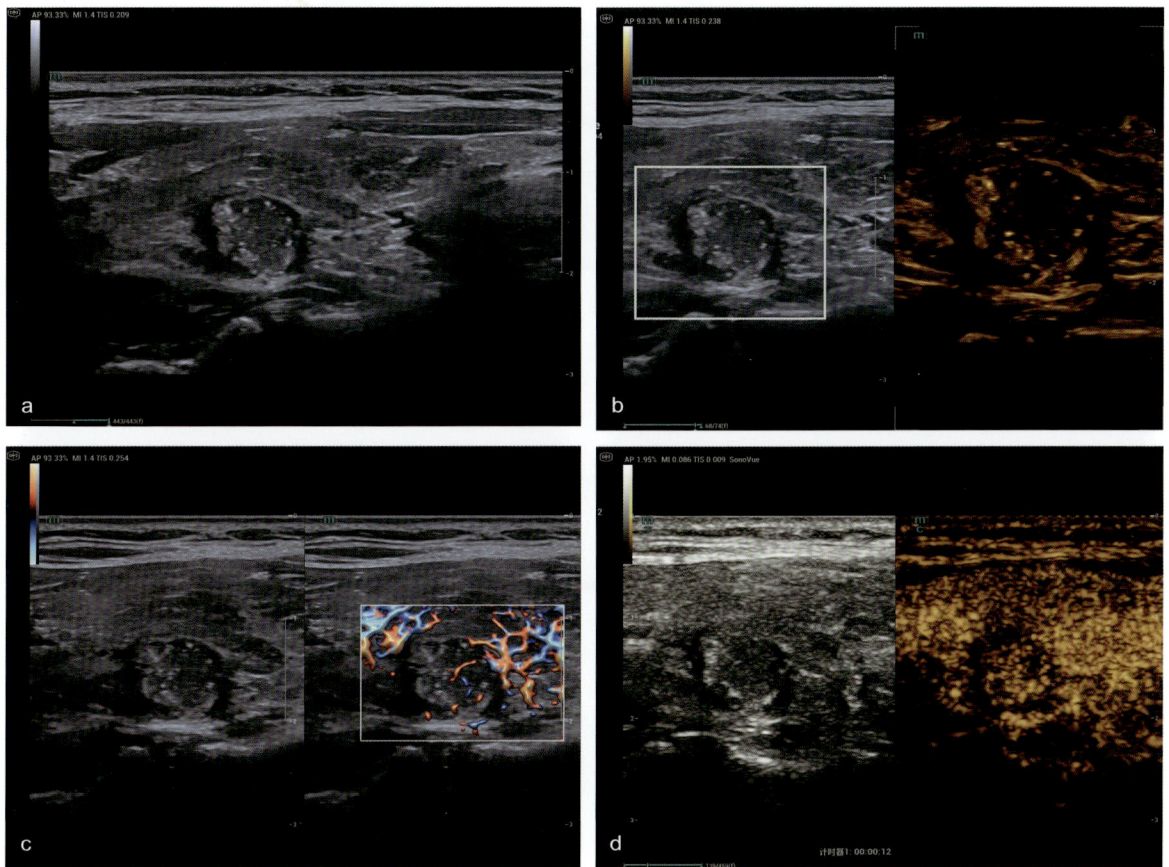

图 5-20　病例 8：超声造影呈"整体不均匀低增强"的甲状腺癌

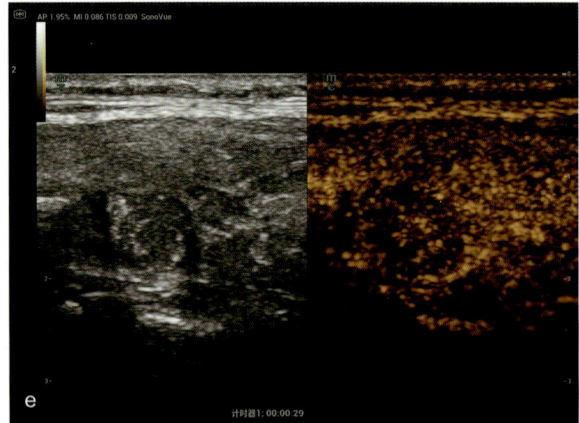
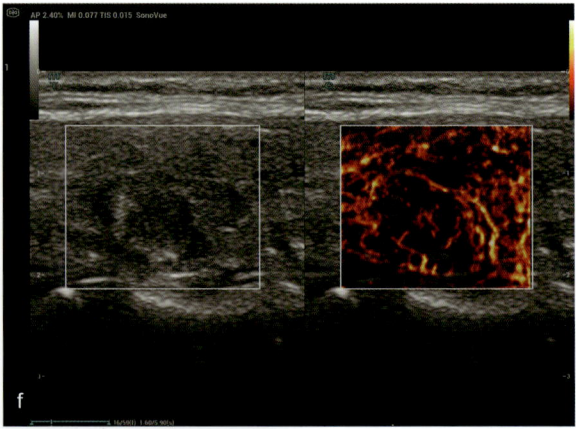
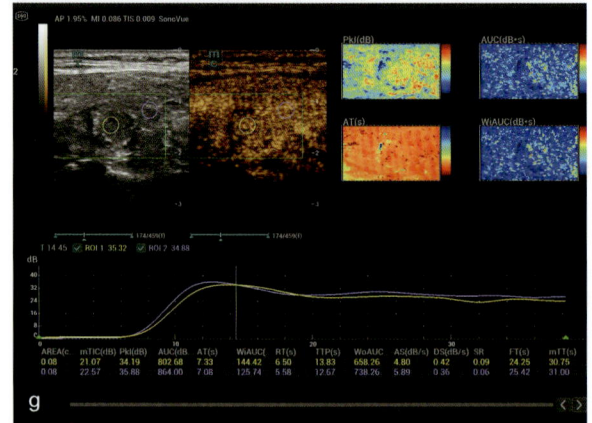

图 5-20（续） 病例 8：超声造影呈"整体不均匀低增强"的甲状腺癌

病例 9

超声造影呈"无增强"的甲状腺良性结节（囊变）

患者，女性，55 岁，既往无甲状腺结节病史。患者体检发现甲状腺结节。实验室检查无殊，甲状腺功能标志物均在正常范围内。常规灰阶超声示甲状腺峡部偏右见 1.0 cm×0.6 cm 低弱回声不均质团块，边界尚清，形态不规则，内见数枚点状强回声，HD Scope 钙化增强显示病灶囊壁上钙化（图 5-21a），彩色多普勒示病灶内无彩色血流信号（图 5-21b），超微血流成像示病灶内未见彩色血流信号（图 5-21c）。弹性成像显示病灶呈蓝绿相间，结节质软（图 5-21d）。CEUS 显示甲状腺峡部偏右低弱回声病灶于注射超声造影剂 SonoVue™ 2 mL 后始终未见明显增强（图 5-21e）。考虑甲状腺峡部良性结节伴囊变，TIRADS 3 级。

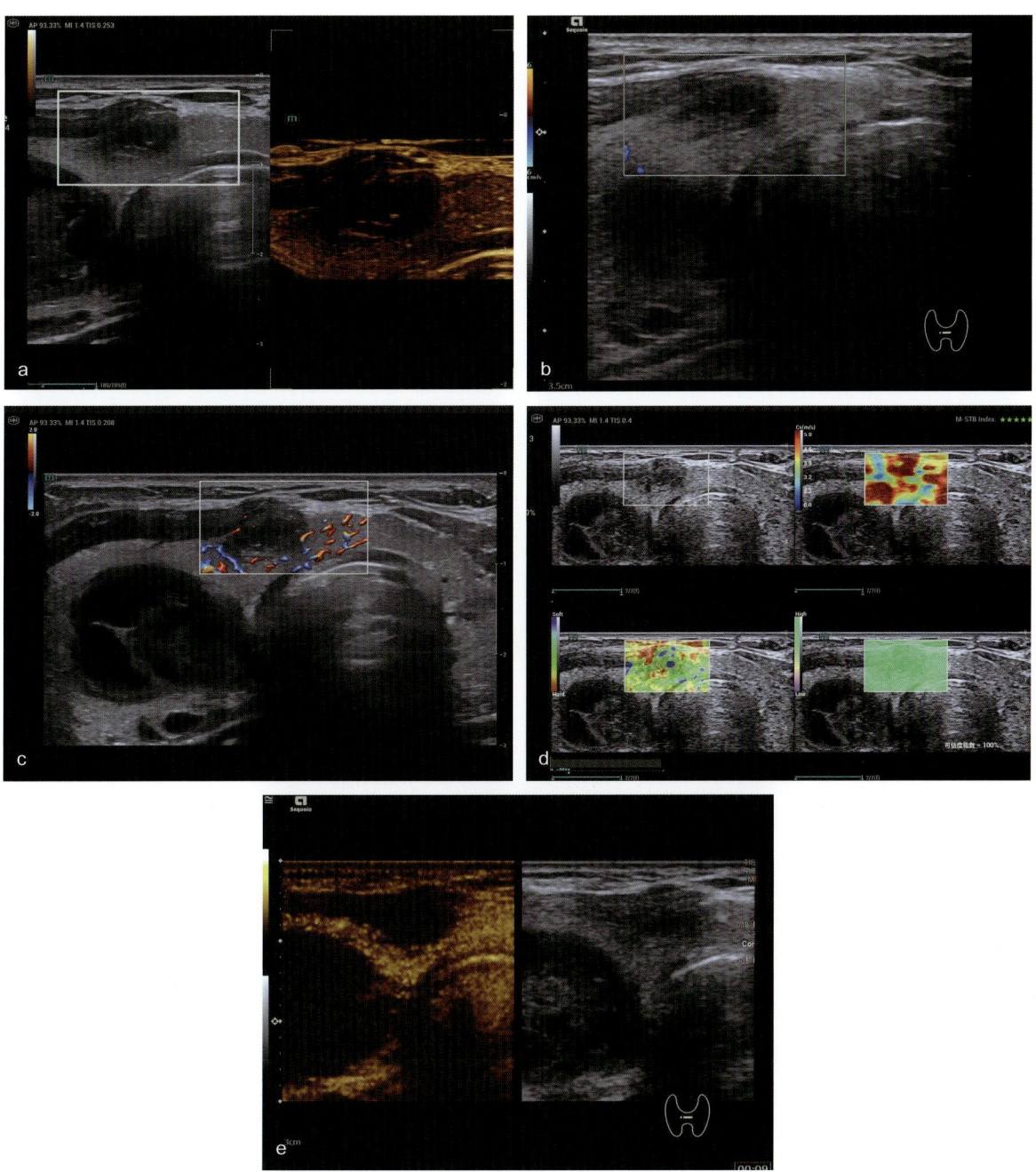

图 5-21 病例 9：超声造影呈"无增强"的甲状腺良性结节（囊变）

病例 ⑩

超声显微造影呈"血流杂乱"的甲状腺恶性结节

患者，女性，56 岁，既往无甲状腺结节病史。患者体检发现甲状腺结节。实验室检查无殊，甲状腺功能标志物均在正常范围内。常规灰阶超声示甲状腺左叶中下部见 0.9 cm × 0.5 cm 等回声实质不均质团块（图 5-22a），边界不清，形态不规则，内见多枚细点状强回声后无明显声影，HD Scope 钙化增强证实病灶内钙化（图 5-22b）。CEUS 显示甲状腺左叶中下部低回声病灶于注射超声造影剂 SonoVue™ 2 mL 后第 10 秒开始增强，呈整体不均匀低回声增强（图 5-22c），14 秒达峰值，峰值时呈等回声，19 秒开始消退（图 5-22d），静脉期及延迟期均呈低回声改变。显微造影示结节内部及周边见形态不规则的血流信号（图 5-22e）。超声造影定量分析示结节增强强度低于周边正常组织（图 5-22f）。考虑甲状腺左叶恶性结节伴多发钙化可能，TIRADS 4B 级。

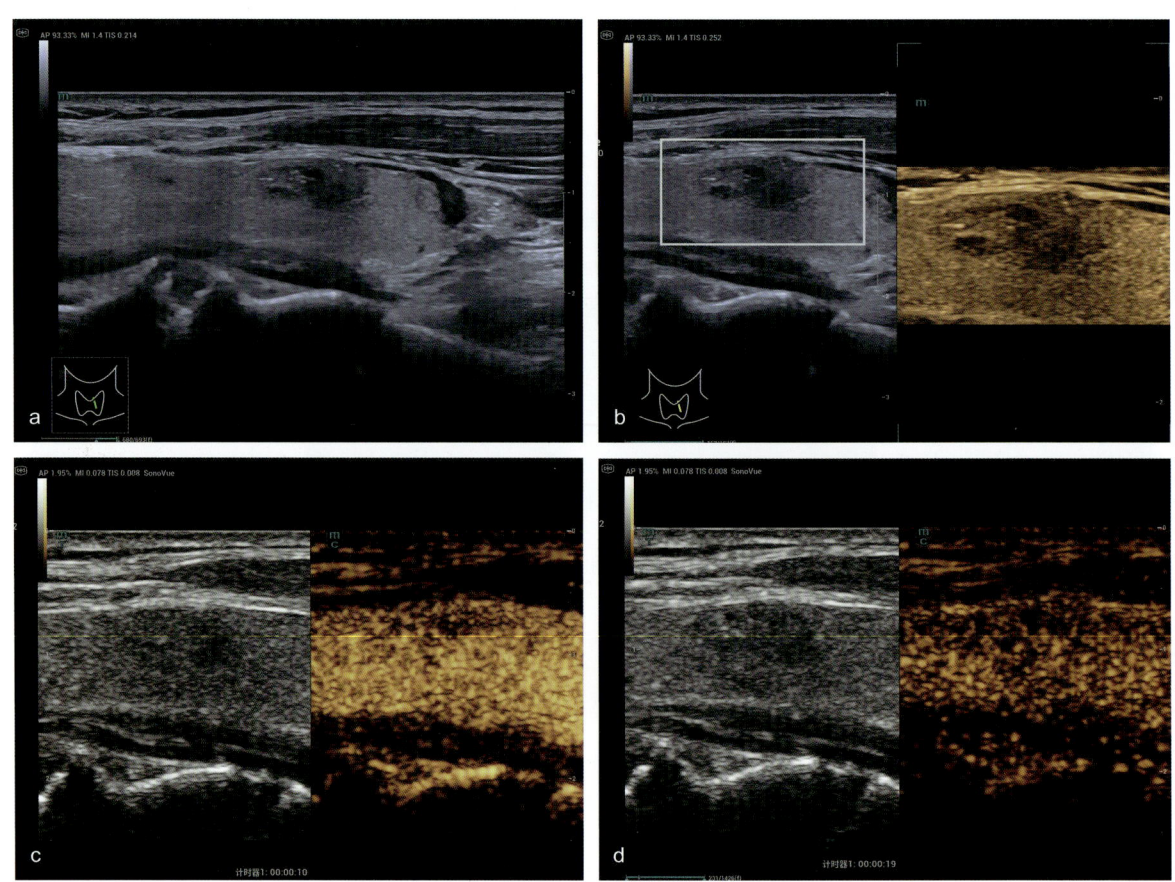

图 5-22　病例 10：超声显微造影呈"血流杂乱"的甲状腺恶性结节

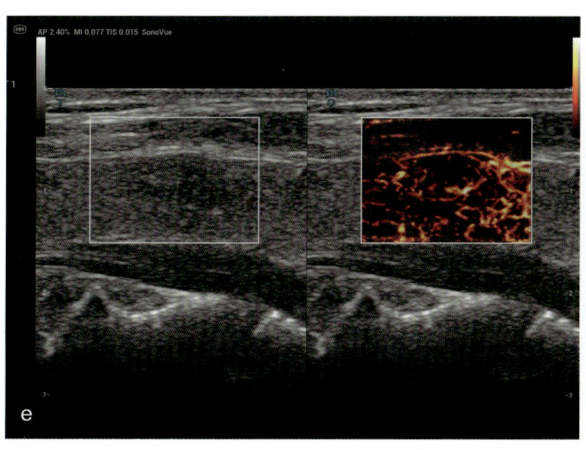
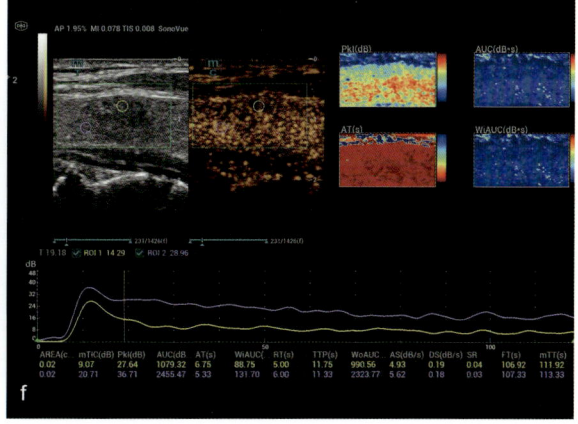

图 5-22（续） 病例 10：超声显微造影呈"血流杂乱"的甲状腺恶性结节

病例 ⑪

锐眼成像示侵犯气管的甲状腺乳头状癌

患者，女性，65 岁，既往无甲状腺结节病史。患者体检发现甲状腺结节。实验室检查无殊。常规灰阶超声示甲状腺右叶下极见 0.7 cm × 0.5 cm 低回声实质不均质团块（图 5-23a），边界不清，形态不规则，内部及周边隐约间细点状强回声后无明显声影，HD Scope 细节增强显示病灶边界欠清晰，该处气管壁回声连续性中断（图 5-23b），钙化增强证实病灶内见数枚细钙化（图 5-23c），超微血流成像示病灶内部可见较丰富短线状彩色血流信号（图 5-23d）。弹性成像显示病灶呈均匀红色，结节质硬（图 5-23d）。CEUS 显示甲状腺右叶下极低回声病灶于注射超声造影剂 SonoVue™ 2 mL 后第 9 秒开始增强，由周边开始，快速向内填充，呈整体不均匀低回声增强，15 秒达峰值，峰值时呈等回声，静脉期及延迟期均呈等回声改变。显微造影示结节周边见形态不规则的血流信号（图 5-23e）。考虑甲状腺右叶恶性结节伴多发钙化可能，TIRADS 4C 级。患者随即于我院行超声引导下 FNA 穿刺活检，病理学诊断提示甲状腺右叶乳头状癌。

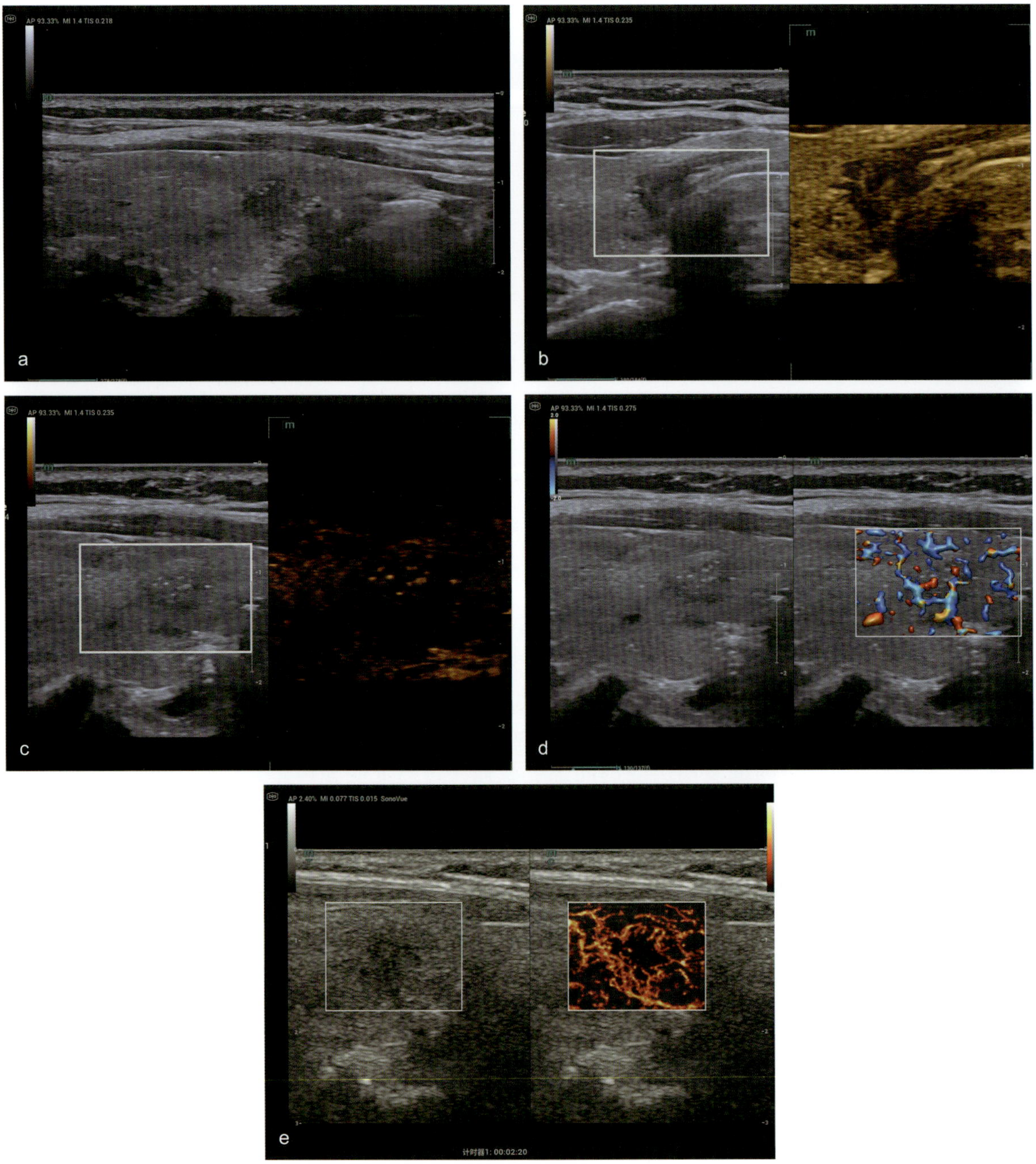

图 5-23 病例 11：锐眼成像示侵犯气管的甲状腺乳头状癌

病例 12

超声造影呈"稍低增强"的甲状腺微小癌（小于 1 cm）

患者，女性，55 岁，既往无甲状腺结节病史。患者体检发现甲状腺结节。常规灰阶超声示甲状腺左叶中部见 0.3 cm × 0.4 cm 低回声实质不均质团块（图 5-24a），边界不清，形态不规则，纵横比 >1，HD Scope 细节增强显示病灶内表现为均质实质回声（图 5-24b），超微血流成像示病灶内部及周边可见点状彩色血流信号（图 5-24c）。弹性成像显示病灶呈红绿相间，结节质硬（图 5-24d）。CEUS 显示甲状腺左叶中部低回声病灶于注射超声造影剂 SonoVue™ 2 mL 后第 10 秒开始增强，呈整体不均匀稍低回声增强，静脉期及延迟期均呈低回声改变。显微造影示结节内部见形态不规则血流信号（图 5-24e）。考虑甲状腺左叶恶性结节可能，TIRADS 4B 级。

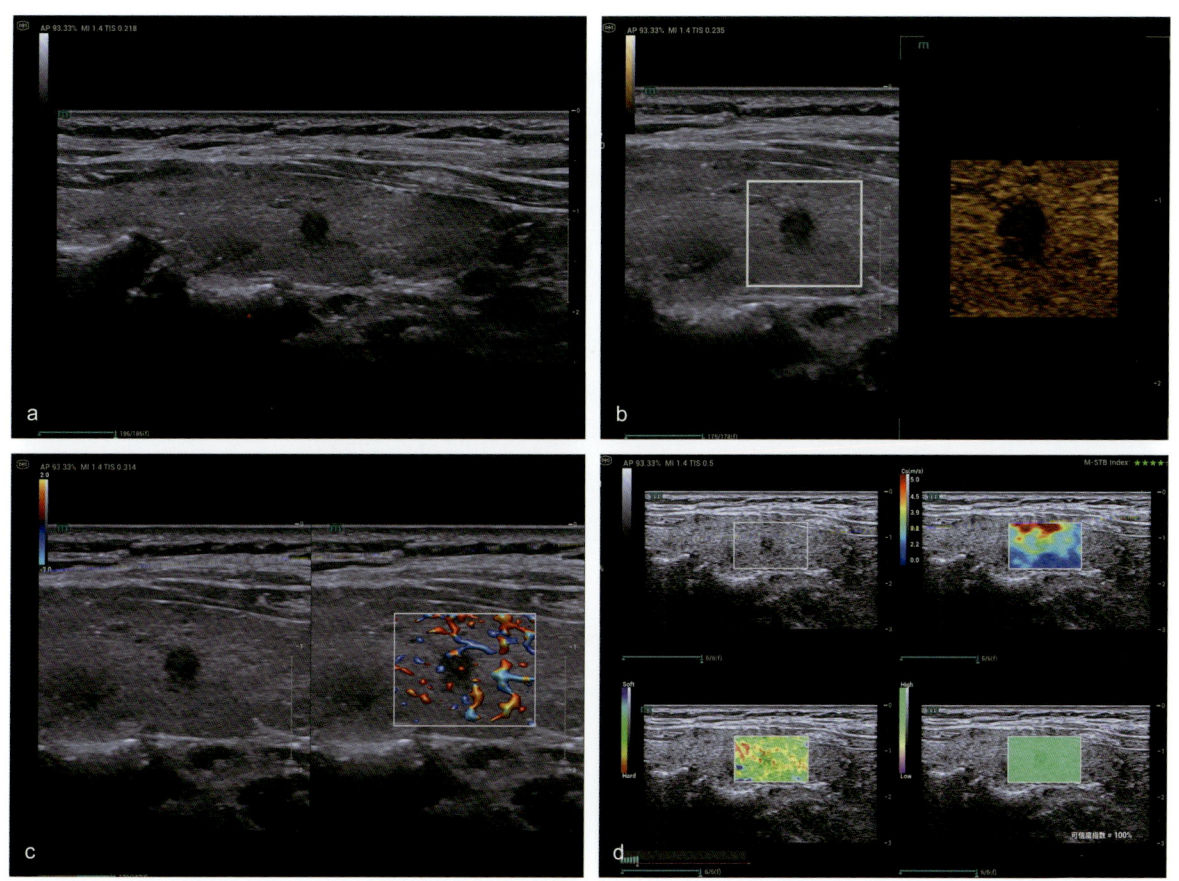

图 5-24　病例 12：超声造影呈"稍低增强"的甲状腺微小癌（小于 1 cm）

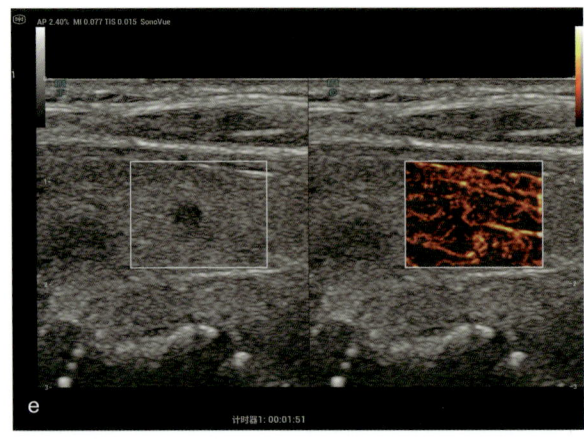

图 5-24（续） 病例 12：超声造影呈"稍低增强"的甲状腺微小癌（小于 1 cm）

病例 ⑬

超声显微造影呈"环状血流"的甲状腺良性结节

患者，女性，53 岁，既往无甲状腺结节病史。患者体检发现甲状腺结节。实验室检查无殊，甲状腺功能标志物均在正常范围内。常规灰阶超声示甲状腺左叶中上部见 1.0 cm × 0.6 cm 低回声实质不均质团块（图 5-25a），边界清，形态规则，HD Scope 细节增强显示病灶内见无回声（图 5-25b），超微血流成像示病灶周边可见环状彩色血流信号（图 5-25c）。CEUS 显示甲状腺左叶中上部低回声病灶于注射超声造影剂 SonoVue™ 2 mL 后第 13 秒开始增强，呈整体均匀稍高回声增强（图 5-25d），16 秒达峰值，峰值时病灶周边见环状高回声，静脉期及延迟期均呈等回声改变（图 5-25e）。显微造影示结节周边见完整环状血流信号（图 5-25f）。超声造影定量分析示结节增强强度始终高于周边正常组织（图 5-25g）。考虑甲状腺左叶良性结节，腺瘤伴囊变可能，TIRADS 3 级。

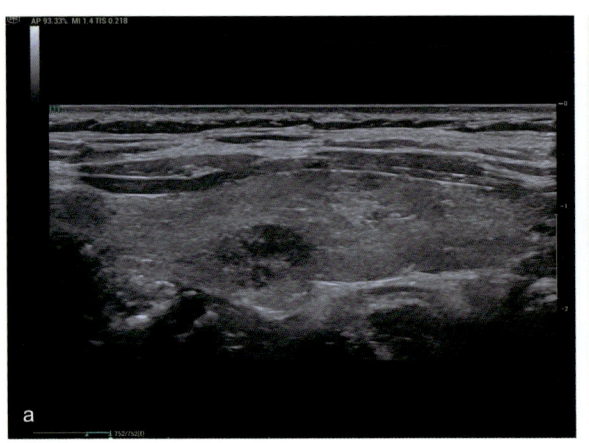
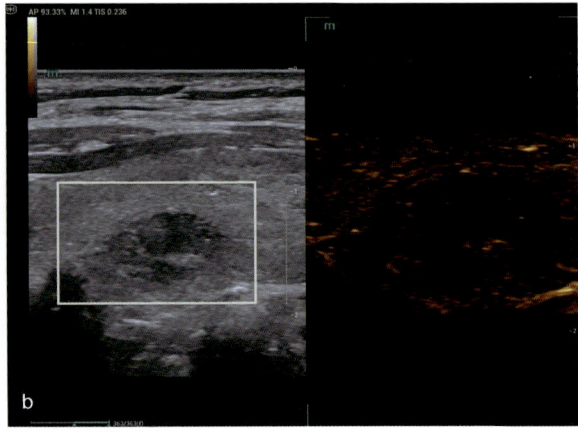

图 5-25 病例 13：超声显微造影呈"环状血流"的甲状腺良性结节

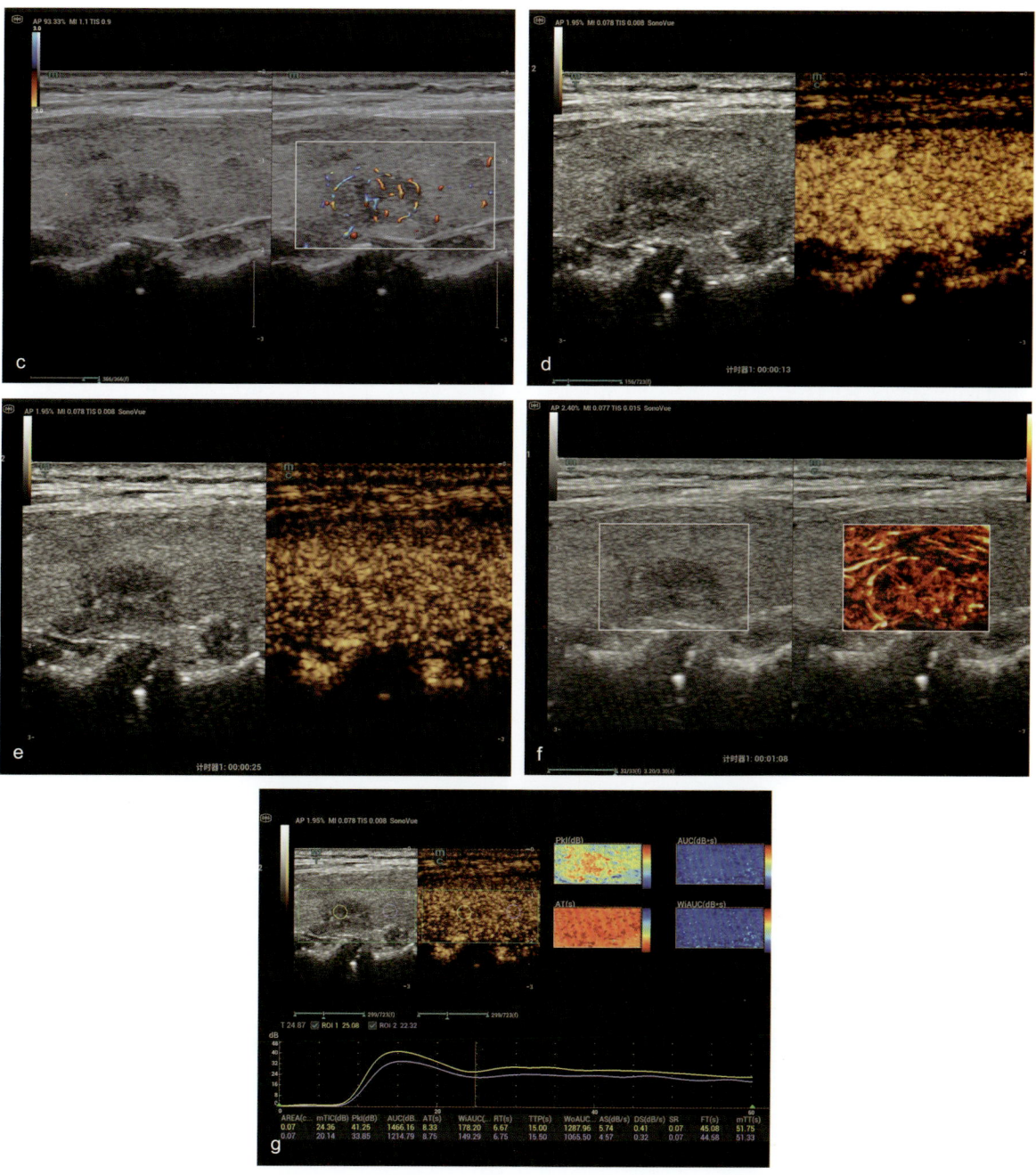

图 5-25（续） 病例 13：超声显微造影呈"环状血流"的甲状腺良性结节

病例 14

超声超微血流成像及显微造影呈"环状血流"的甲状腺良性结节

患者,男性,39岁,既往无甲状腺结节病史。患者体检发现甲状腺结节。实验室检查无殊,甲状腺功能标志物均在正常范围内。常规灰阶超声示甲状腺右叶中下部见 0.6 cm × 0.6 cm 低弱回声实质均质团块(图 5-26a),边界清,形态规则,HD Scope 细节增强显示病灶边界更清晰,内表现为无回声(图 5-26b),超微血流成像示病灶周边可见环状彩色血流信号(图 5-26c)。弹性成像显示病灶呈均匀绿色,结节质软(图 5-26d)。CEUS 显示甲状腺右叶中下部低回声病灶于注射超声造影剂 SonoVue™ 2.4 mL 后第 13 秒开始增强,呈整体均匀近等回声增强(图 5-26e),21 秒达峰值,峰值时呈等回声(图 5-26f),静脉期及延迟期均呈等回声改变。显微造影示结节周边见完整环状血流信号(图 5-26g)。超声造影定量分析示结节增强强度等于周边正常组织(图 5-26h)。考虑甲状腺右叶良性结节可能,TIRADS 3 级。

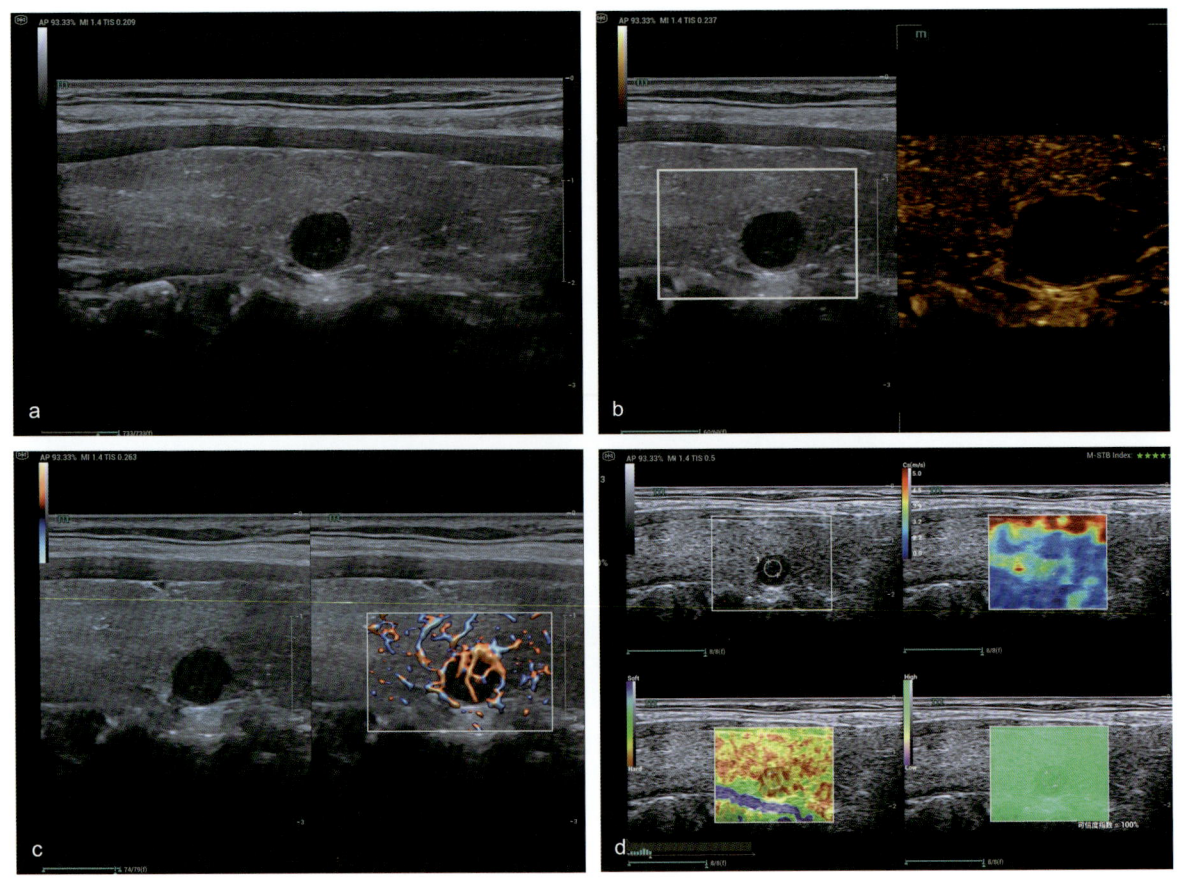

图 5-26 病例 14:超声超微血流成像及显微造影呈"环状血流"的甲状腺良性结节

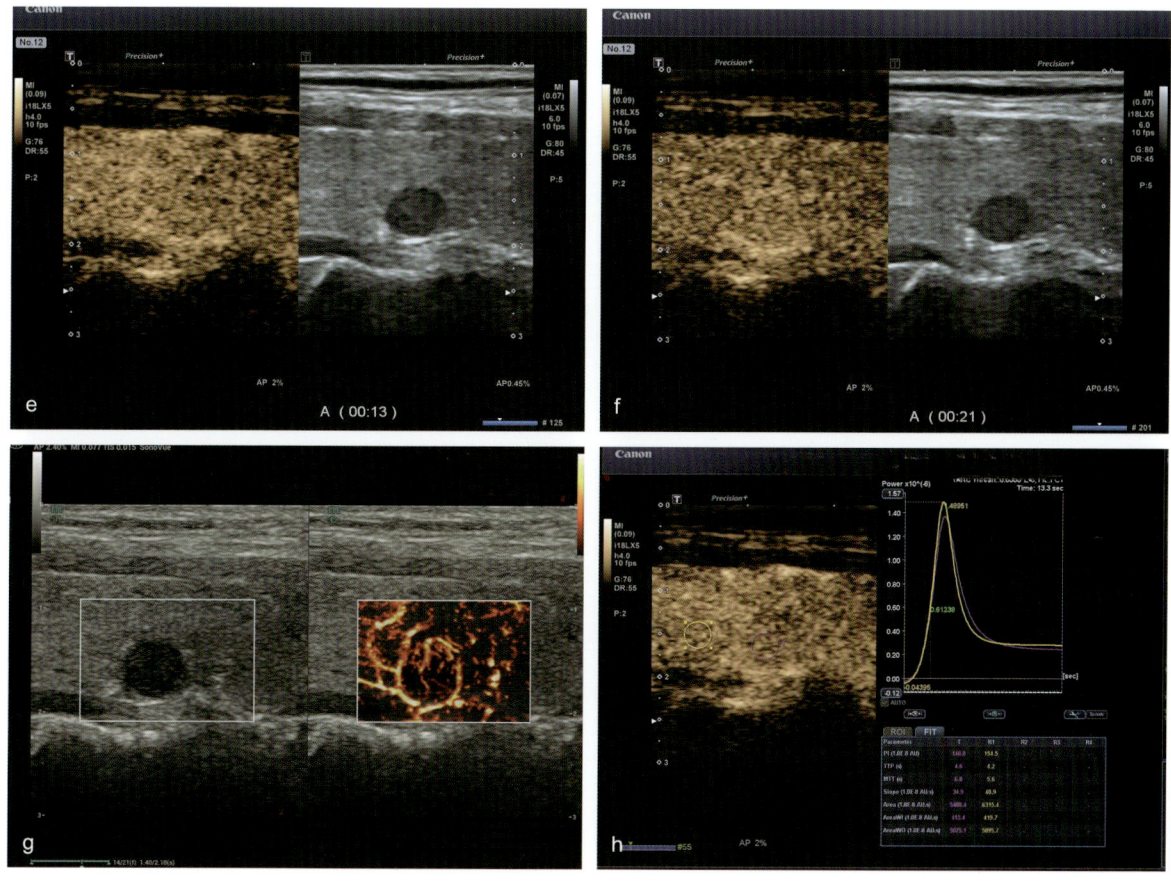

图 5-26（续） 病例 14：超声超微血流成像及显微造影呈"环状血流"的甲状腺良性结节

病例 15

锐眼成像呈"多发钙化增强"的甲状腺恶性结节

患者，女性，41 岁，既往无甲状腺结节病史。患者外院体检发现甲状腺结节。实验室检查无殊，甲状腺功能标志物均在正常范围内。常规灰阶超声示甲状腺右叶中下部见 0.6 cm × 0.4 cm 低回声实质不均质团块（图 5-27a），边界欠清，形态不规则，结节边缘处见散在分布的点状强回声，后方伴彗尾，HD Scope 钙化增强证实结节边缘处见数枚细钙化（图 5-27b），彩色多普勒成像示病灶内未见明显彩色血流信号（图 5-27c），3D 显微成像示病灶内未见明显彩色血流信号（图 5-27d）。弹性成像显示病灶呈均匀红色，结节质硬（图 5-27e）。CEUS 显示甲状腺右叶中下部低回声病灶于注射超声造影剂 SonoVue™ 2 mL 后第 13 秒开始增强（图 5-27f），与周边甲状腺实质同步增强，同步减退（图 5-27g）。显微造影示结节内见少量血流信号（图 5-27h）。超声造影定量分析示结节增强强度等于周边正常组织（图 5-27i）。考虑甲状腺右叶恶性结节伴多发钙化可能，TIRADS 4B 级。术后经组织病理学证实为甲状腺乳头状癌。

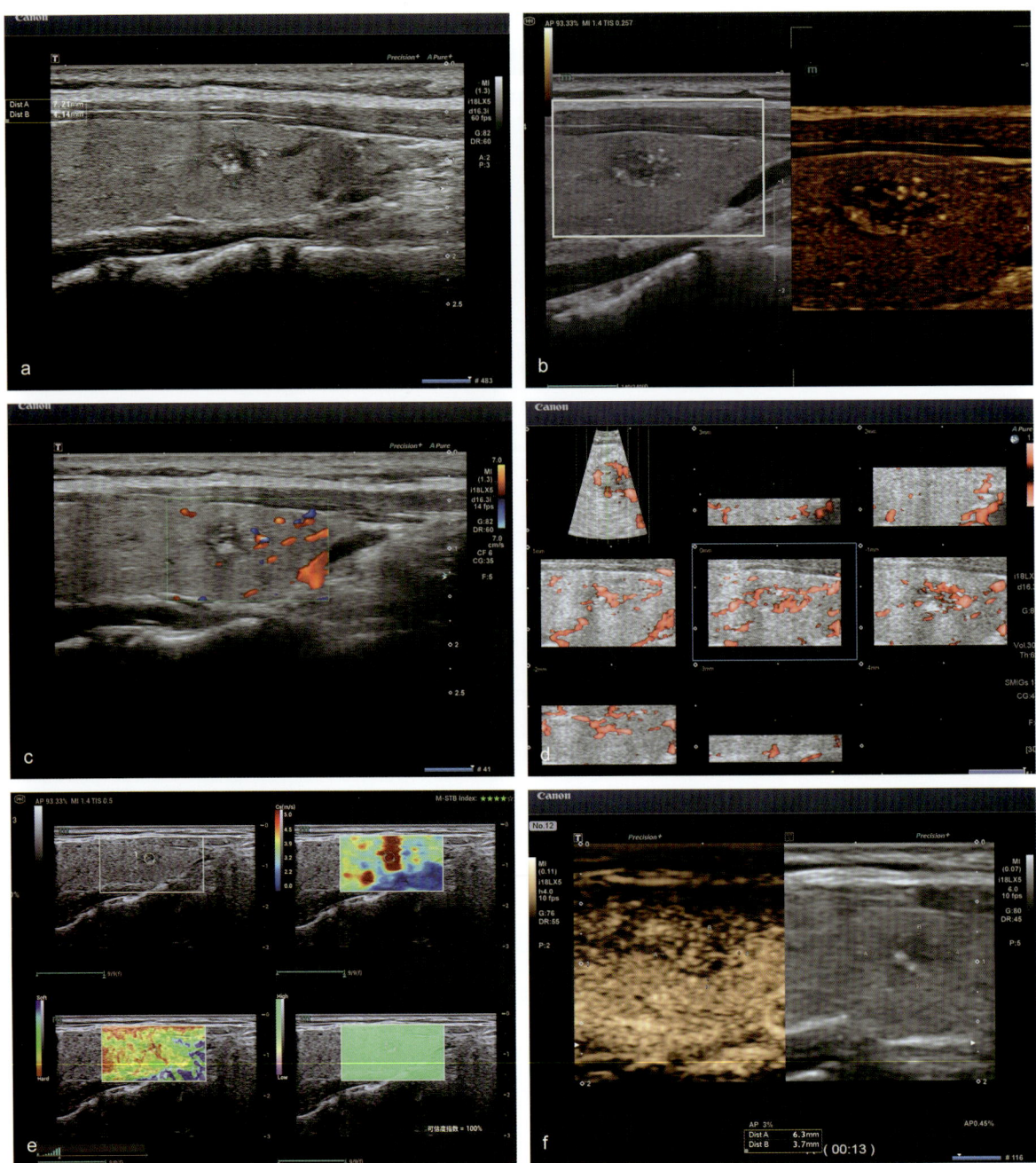

图 5-27 病例 15：锐眼成像呈"多发钙化增强"的甲状腺恶性结节

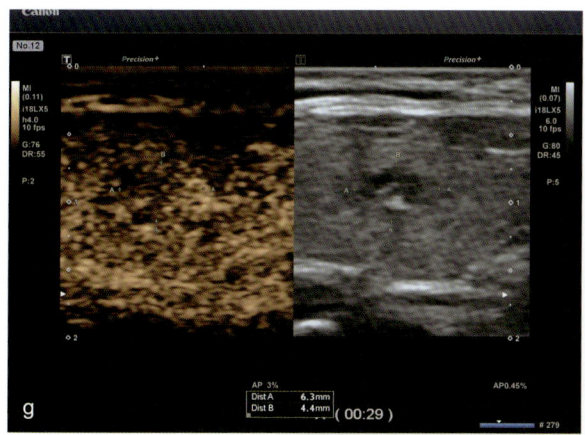
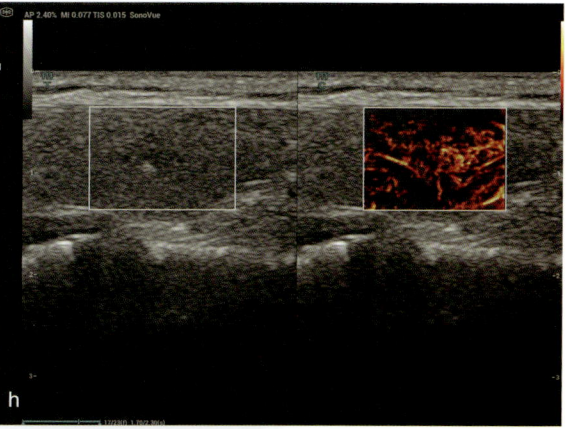
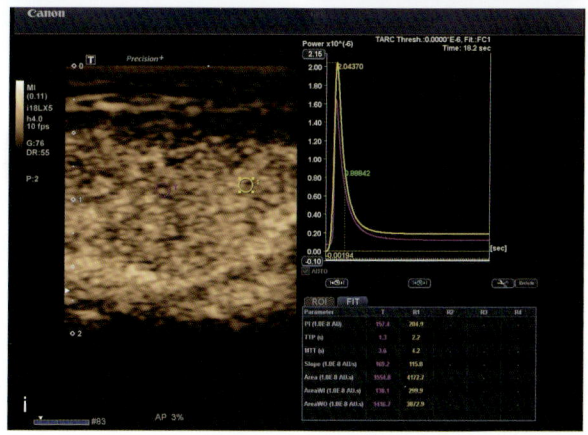

图 5-27（续） 病例 15：锐眼成像呈"多发钙化增强"的甲状腺恶性结节

病例 16

超声造影定量分析呈"等增强"的甲状腺微小癌（小于 1 cm）

患者，女性，66 岁，既往无甲状腺结节病史。患者体检发现甲状腺结节。实验室检查无殊，甲状腺功能标志物均在正常范围内。常规灰阶超声示甲状腺右叶中部见 0.3 cm×0.5 cm 低回声实质不均质团块（图 5-28a、b），边界不清，形态不规则，纵横比>1，内见少量点状强回声后无明显声影，HD Scope 边界增强证实病灶真实边界（图 5-28c），超微血流成像示病灶内见点状彩色血流信号（图 5-28d）。CEUS 显示甲状腺右叶中部低回声病灶于注射超声造影剂 SonoVue™ 2 mL 后第 14 秒开始增强（图 5-28e），由周边开始，17 秒达峰值，峰值时呈等回声（图 5-28f），静脉期及延迟期均呈等回声改变。显微造影示结节见未见血流信号（图 5-28g）。超声造影定量分析示结节增强强度等于周边正常组织（图 5-28h）。考虑甲状腺右叶恶性结节伴钙化可能，TIRADS 4B 级。

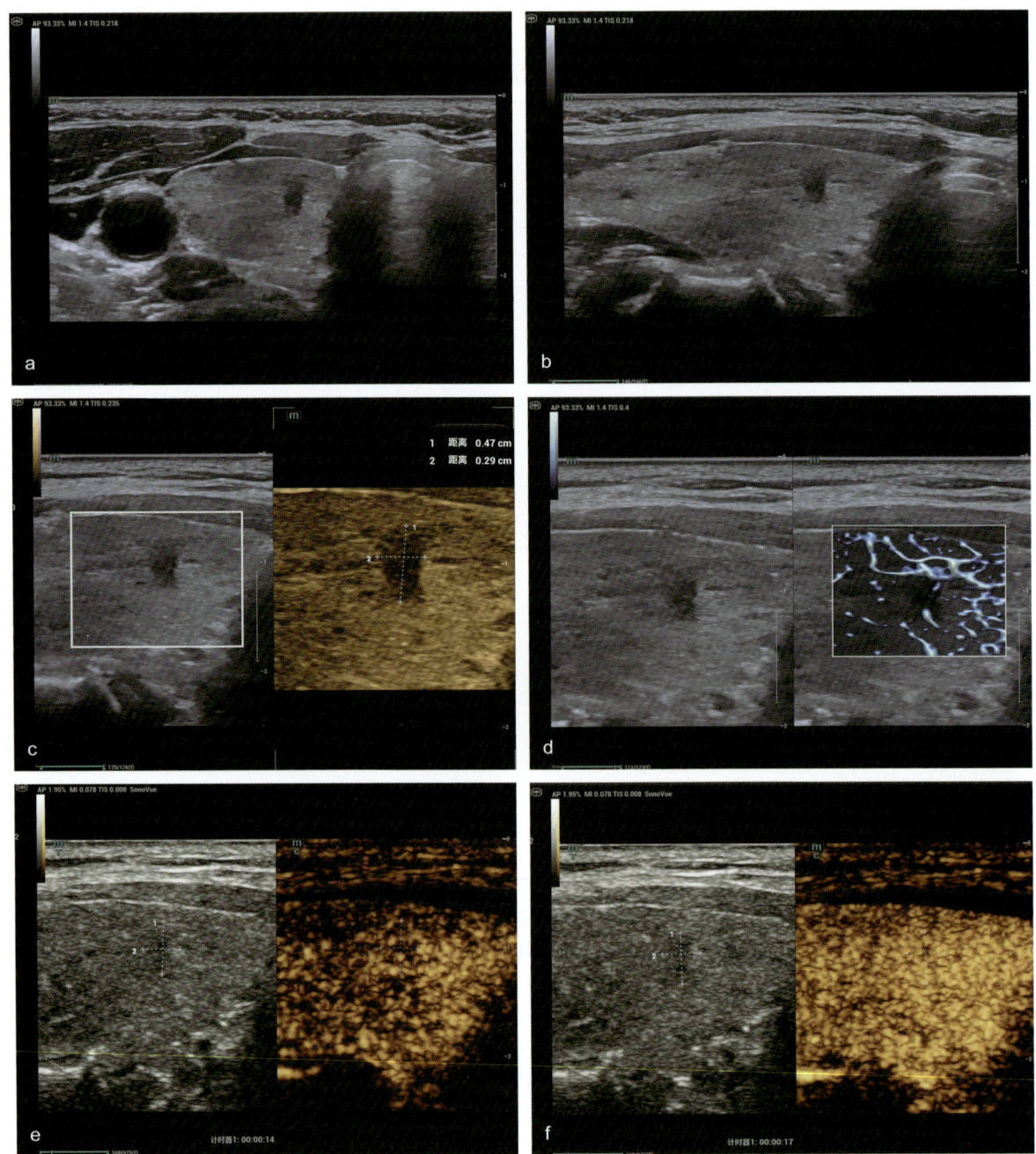

图 5-28 病例 16：超声造影定量分析呈"等增强"的甲状腺微小癌（小于 1 cm）

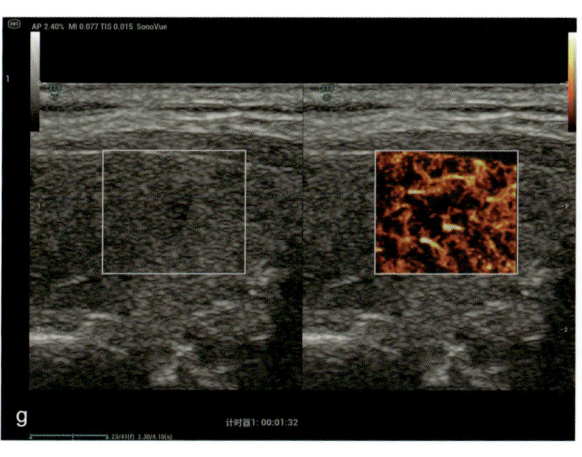
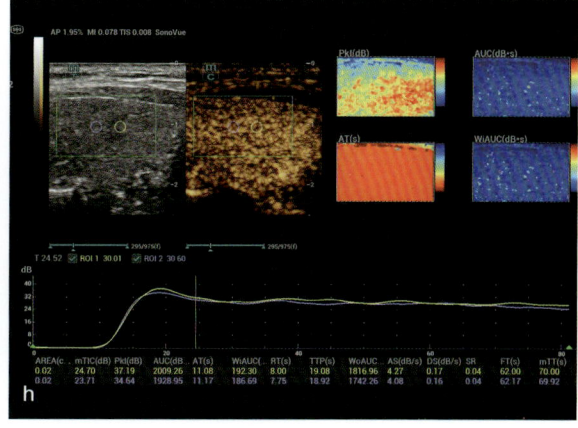

图 5-28（续） 病例 16：超声造影定量分析呈"等增强"的甲状腺微小癌（小于 1 cm）

病例 17

超声呈"腺体内散在分布钙化"的甲状腺恶性结节

患者，女性，24 岁，既往桥本甲状腺炎。患者体检发现甲状腺结节。实验室检查无殊。常规灰阶超声示甲状腺峡部见散在分布的点状强回声，后无明显声影（图 5-29a），内见 1.3 cm × 0.8 cm 低回声实质不均质团块，边界不清，形态不规则，HD Scope 钙化增强证实病灶内多发细钙化（图 5-29b），超微血流成像示病灶内见点状彩色血流信号（图 5-29c）。弹性成像显示病灶呈红绿相间，结节质硬（图 5-29d）。CEUS 显示甲状腺峡部低回声病灶于注射超声造影剂 SonoVue™ 2.4 mL 后第 10 秒开始增强，呈整体不均匀低回声增强（图 5-29e），13 秒达峰值，峰值时强度低于周边（图 5-29f），19 秒开始消退（图 5-29g），静脉期及延迟期均呈低回声改变。显微造影示结节内见形态不规则的血流信号（图 5-29h）。超声造影定量分析示结节增强强度低于周边正常组织（图 5-29i）。考虑甲状腺峡部恶性结节伴多发钙化可能，TIRADS 4C 级。

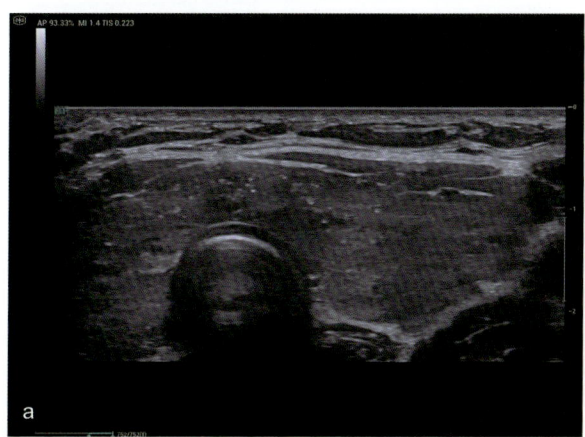
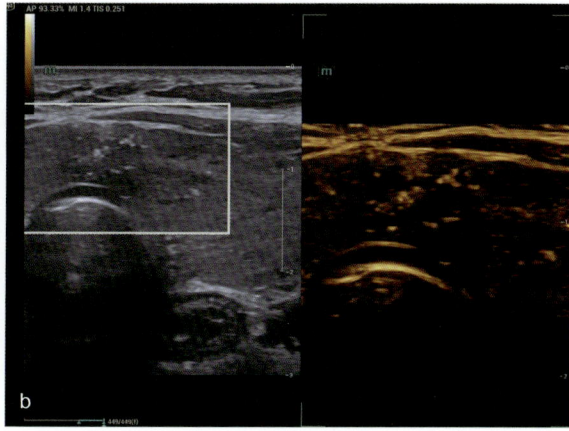

图 5-29 病例 17：超声呈"腺体内散在分布钙化"的甲状腺恶性结节

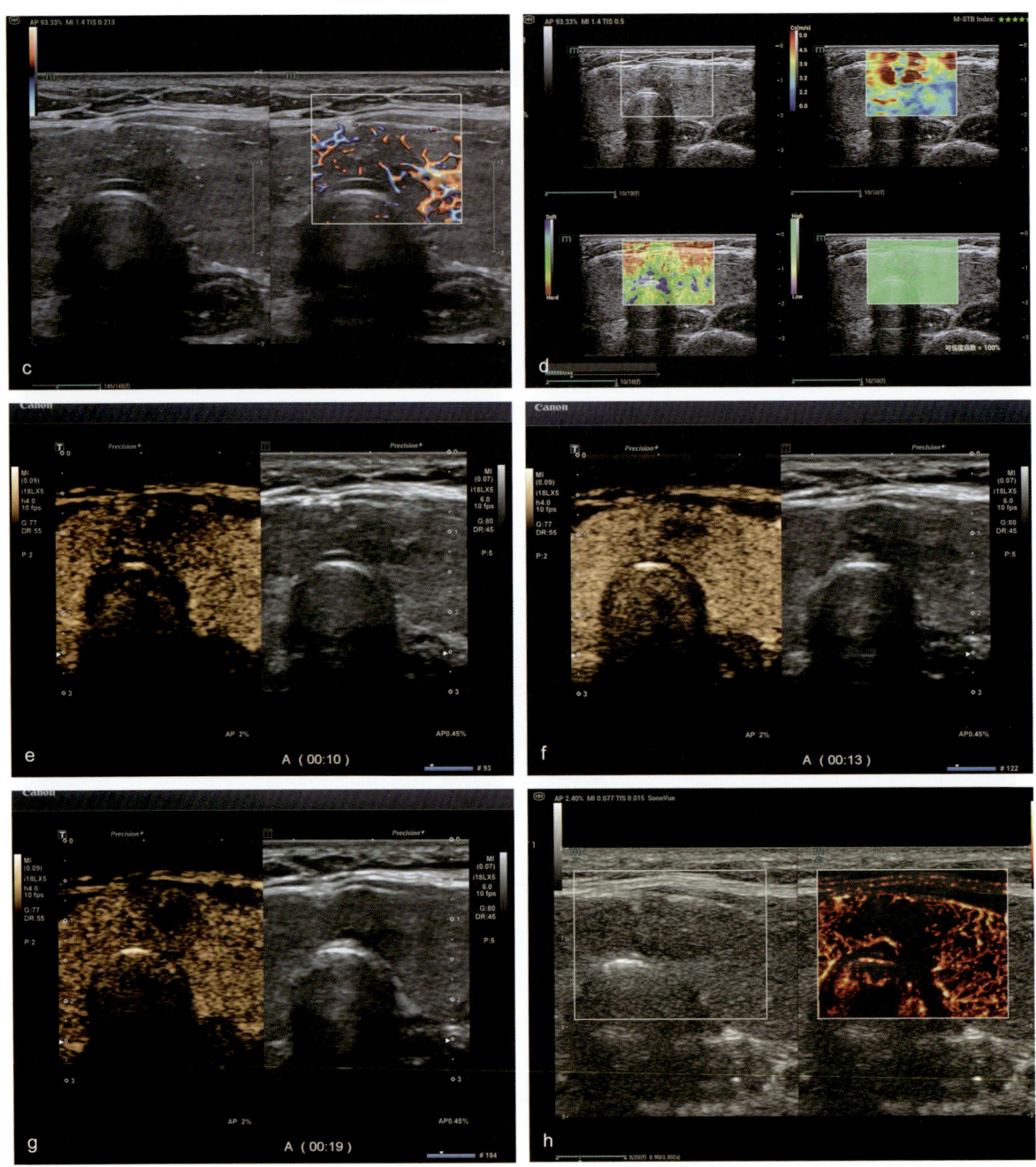

图 5-29（续） 病例 17：超声呈"腺体内散在分布钙化"的甲状腺恶性结节

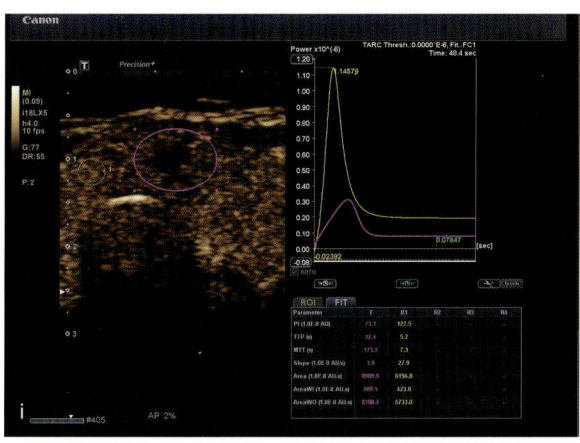

图 5-29（续） 病例 17：超声呈"腺体内散在分布钙化"的甲状腺恶性结节

病例 18

超声显微造影呈"无血流信号"的甲状腺恶性结节

患者，女性，30 岁，既往无甲状腺结节病史。患者体检发现甲状腺结节。实验室检查无殊，甲状腺功能标志物均在正常范围内。常规灰阶超声示甲状腺右叶中部见 1.8 cm × 1.5 cm 低回声实质不均质团块（图 5-30a、图 5-30b），边界不清，形态不规则，内隐约见数枚细点状强回声后无明显声影，HD Scope 钙化增强证实病灶内多发细钙化（图 5-30c），超微血流成像示病灶内未见明显彩色血流信号（图 5-30d）。显微造影示结节内未见血流信号（图 5-30e）。考虑甲状腺右叶恶性结节可能，TIRADS 4C 级。患者随即于我院行超声引导下 FNA 穿刺活检，病理学诊断提示甲状腺右叶乳头状癌。

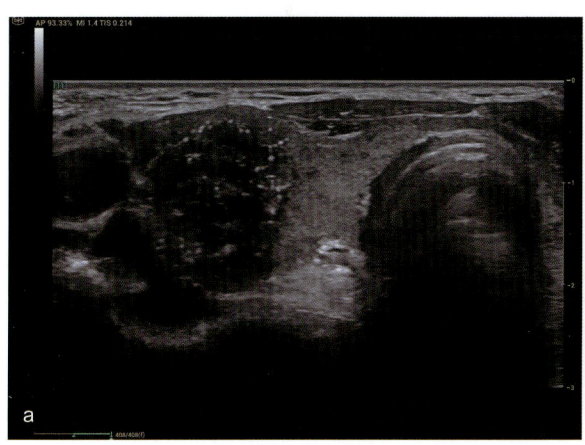
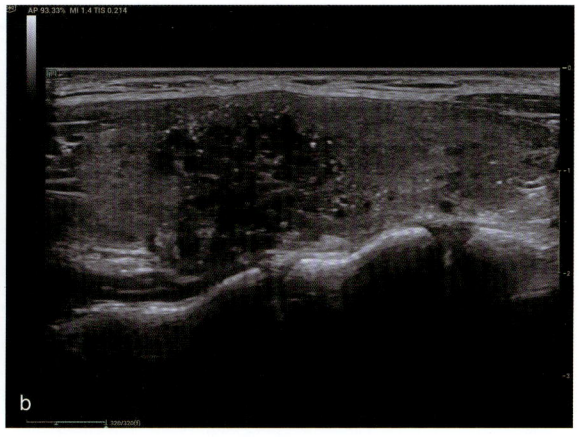

图 5-30　病例 18：超声显微造影呈"无血流信号"的甲状腺恶性结节

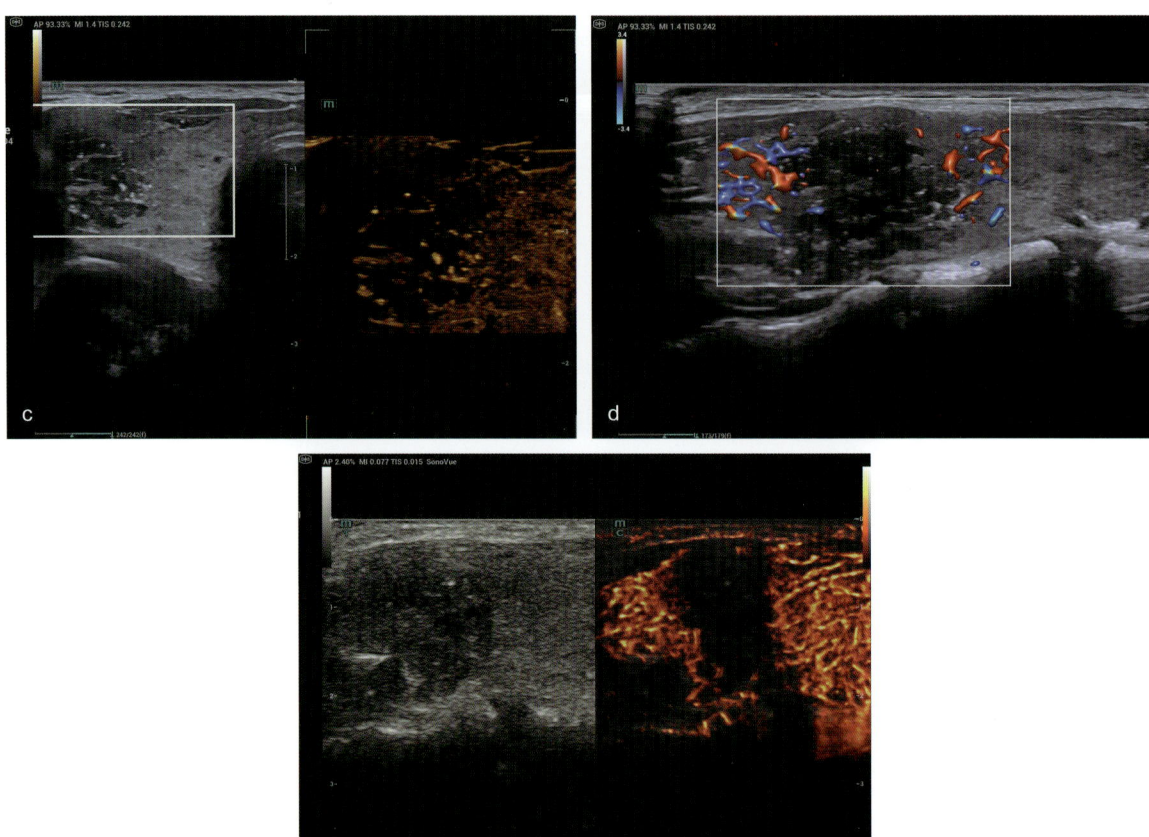

图 5-30（续） 病例 18：超声显微造影呈"无血流信号"的甲状腺恶性结节

病例 ⑲

超声造影呈"周边高增强，内部低增强"的甲状腺恶性结节

患者，女性，43 岁，既往甲状腺弥漫性病变。患者体检发现甲状腺结节。实验室检查无殊。常规灰阶超声示甲状腺左叶中上部见 0.7 cm × 0.6 cm 低回声实质不均质团块（图 5-31a），边界不清，形态不规则，内见数枚点状强回声后无明显声影，HD Scope 钙化增强证实病灶内数枚细钙化（图 5-31b），超微血流成像示病灶内部及周边可见较丰富短线状彩色血流信号（图 5-31c）。弹性成像显示病灶呈均匀红色，结节质硬（图 5-31d）。CEUS 显示甲状腺左叶中部低回声病灶于注射超声造影剂 SonoVue^{TM} 2 mL 后第 13 秒开始增强，呈整体不均匀低回声增强（图 5-31e），22 秒达峰值（图 5-31f），峰值时病灶周边隐约见环状高增强，静脉期及延迟期均呈低回声改变（图 5-31g）。考虑甲状腺左叶恶性结节可能，TIRADS 4C 级。术后经组织病理学证实为甲状腺乳头状癌。

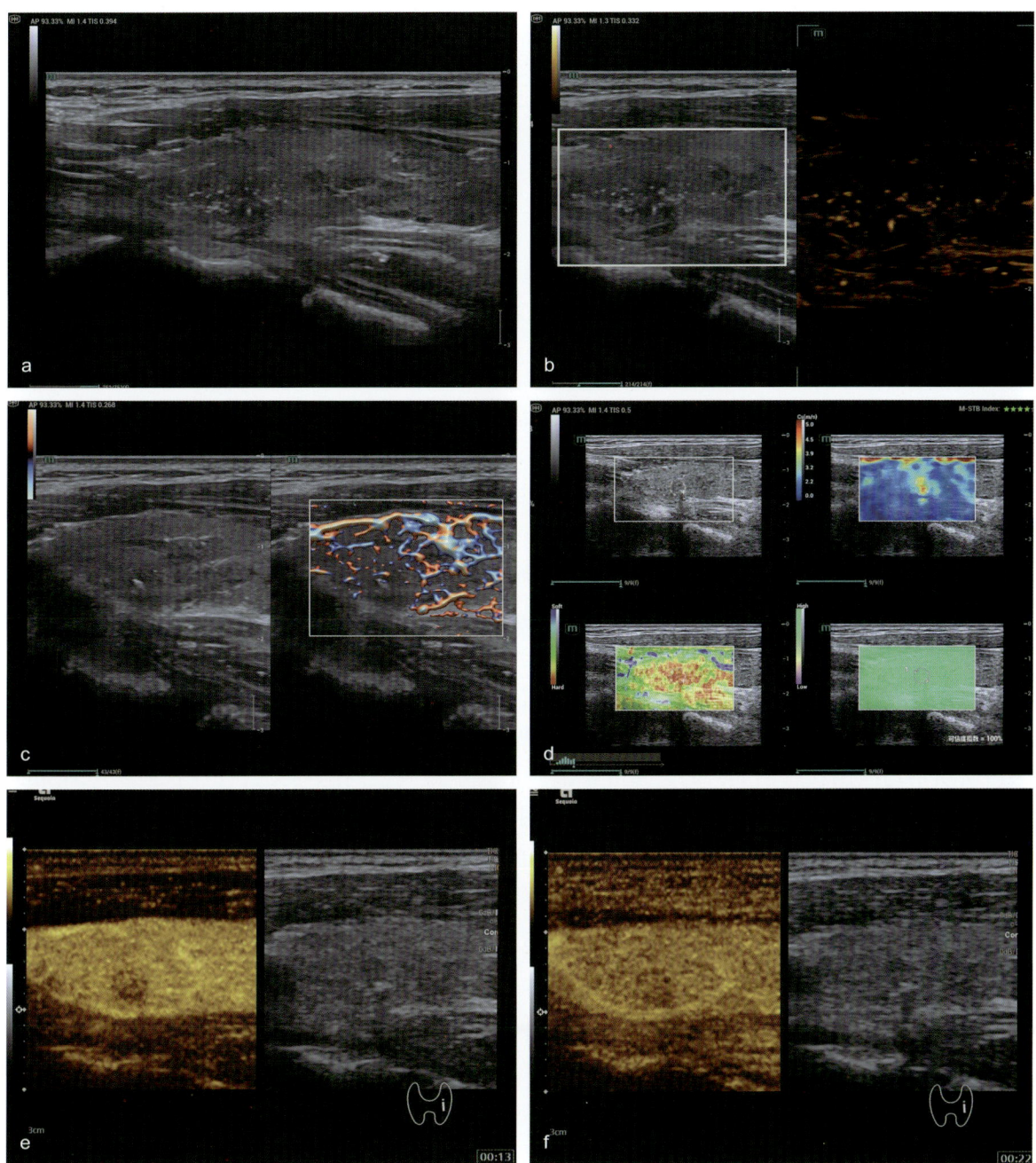

图 5-31 病例 19：超声造影呈"周边高增强，内部低增强"的甲状腺恶性结节

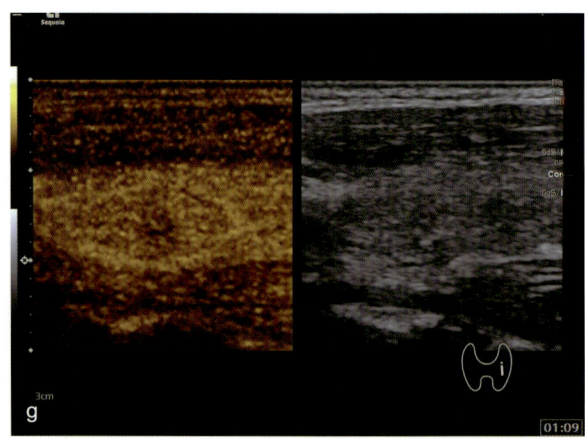

图 5-31（续） 病例 19：超声造影呈"周边高增强，内部低增强"的甲状腺恶性结节

病例 ⑳

超声显微造影呈"血流杂乱"的甲状腺恶性结节

患者，男性，45 岁，既往无甲状腺结节病史。患者体检发现甲状腺结节。实验室检查无殊，甲状腺功能标志物均在正常范围内。常规灰阶超声示甲状腺右叶中部见 1.1 cm × 0.9 cm 低回声实质不均质团块（图 5-32a），边界不清，形态不规则，内隐约见数枚点状强回声后无明显声影，HD Scope 钙化增强显示病灶内未见明显钙化（图 5-32b），超微血流成像示病灶内部可见较丰富彩色血流信号（图 5-32c）。弹性成像显示病灶呈均匀红色，结节质硬（图 5-32d）。显微造影示结节内部及周边见较丰富形态不规则血流信号（图 5-32e）。考虑甲状腺右叶恶性结节可能，TIRADS 4B 级。

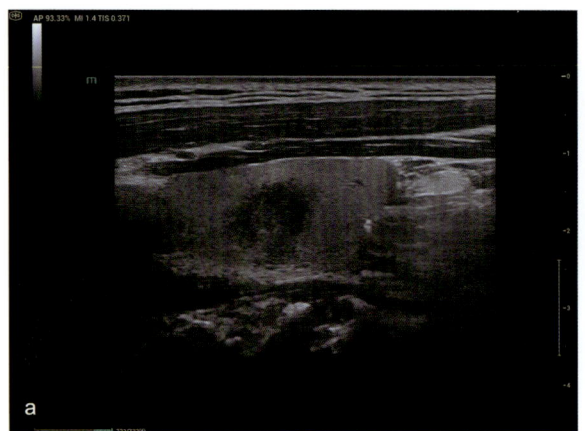
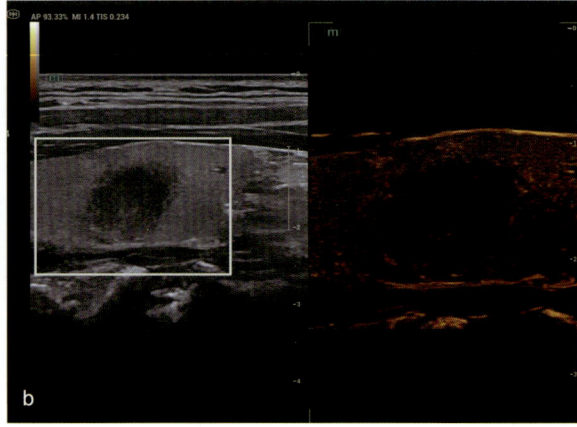

图 5-32 病例 20：超声显微造影呈"血流杂乱"的甲状腺恶性结节

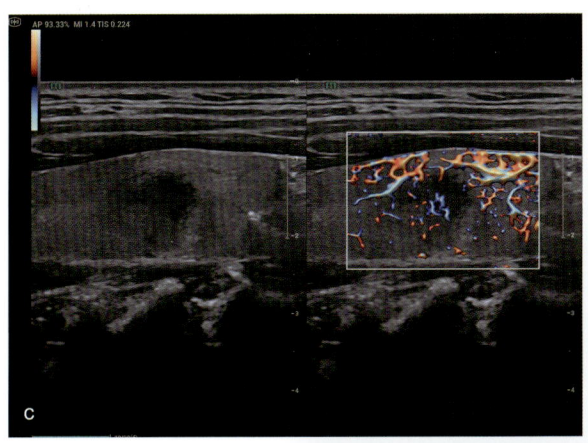
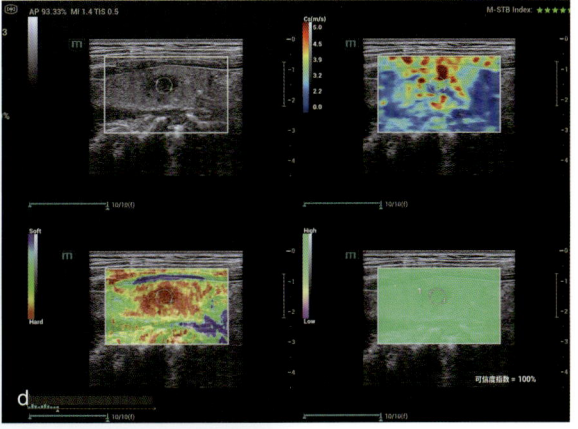
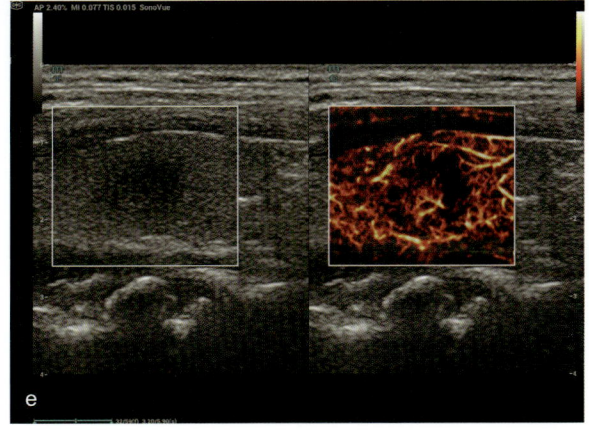

图 5-32（续） 病例 20：超声显微造影呈"血流杂乱"的甲状腺恶性结节

病例 ㉑

超声显微造影呈"富血供"的甲状腺微小癌（小于 1 cm）

患者，男性，34 岁，既往有甲状腺结节病史。患者体检发现甲状腺结节伴钙化。实验室检查无殊，甲状腺功能标志物均在正常范围内。常规灰阶超声示甲状腺右叶中部见 0.5 cm×0.4 cm 低回声实质不均质团块（图 5-33a），边界清，形态不规则，内见数枚点状强回声后方伴彗尾，HD Scope 钙化增强证实病灶内见细钙化（图 5-33b），超微血流成像示病灶内见较丰富团状彩色血流信号（图 5-33c）。显微造影示结节内部见较丰富形态不规则血流信号（图 5-33d）。考虑甲状腺右叶恶性结节伴钙化，TIRADS 4B 级。

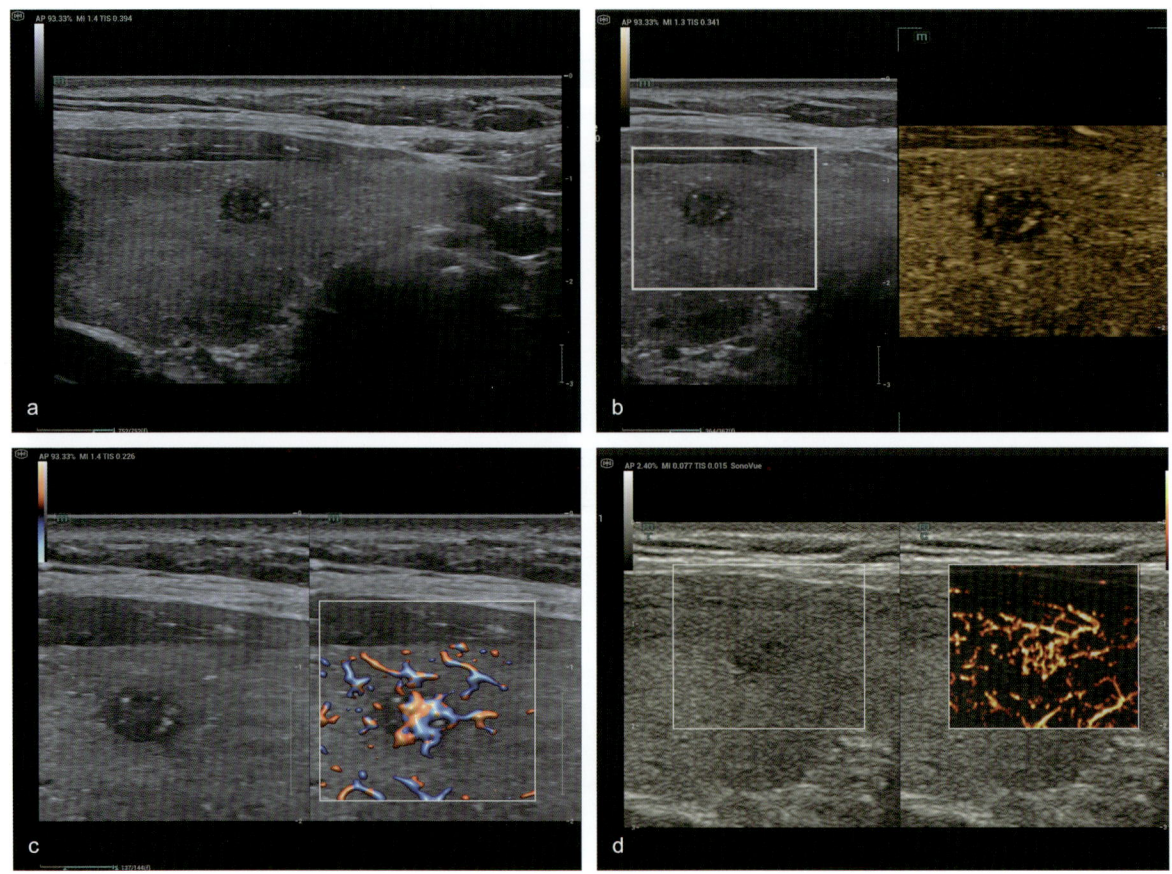

图 5-33 病例 21：超声显微造影呈"富血供"的甲状腺微小癌（小于 1 cm）

病例 ㉒

超声显微造影呈"完整环状血流"的甲状腺腺瘤

患者，男性，30 岁，既往无甲状腺结节病史。患者体检发现甲状腺结节。实验室检查无殊，甲状腺功能标志物均在正常范围内。常规灰阶超声示甲状腺右叶中部见 3.0 cm × 1.9 cm 低回声实质不均质团块（图 5-34a），边界清，形态规则，内见不规则无回声区，UMA 示病灶周边可见环状彩色血流信号，内部见较丰富网状彩色血流信号（图 5-34b）。CEUS 显示甲状腺右叶中部低回声病灶于注射超声造影剂 SonoVue™ 2 mL 后第 15 秒开始增强，呈整体不均匀高回声增强（图 5-34c），18 秒达峰值（图 5-34d），峰值时病灶周边可见环状高回声，静脉期及延迟期均呈等回声改变。显微造影示结节周边见完整环状血流信号（图 5-34e）。考虑甲状腺右叶良性结节，腺瘤可能，TIRADS 3 级。

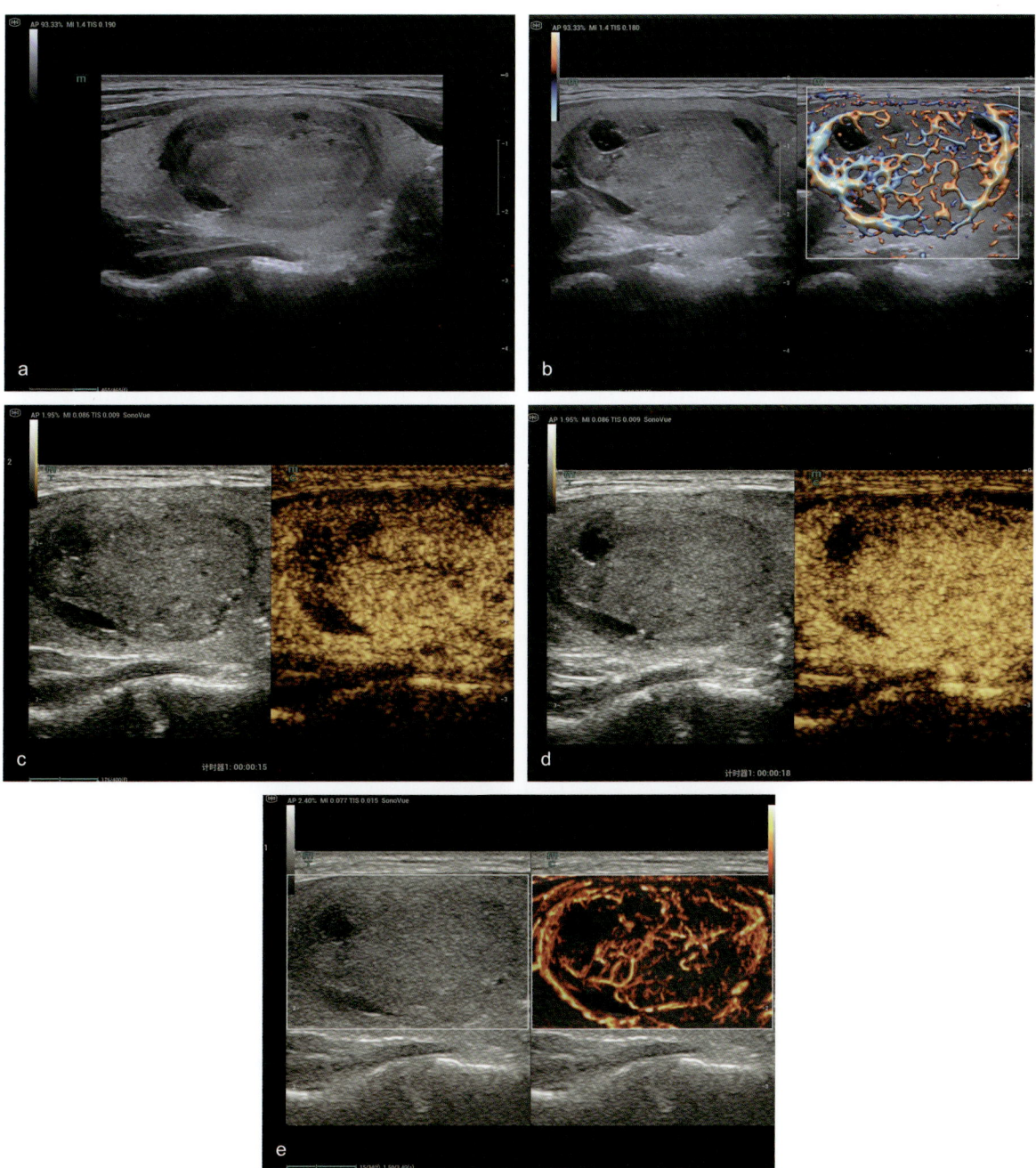

图 5-34 病例 22：超声显微造影呈"完整环状血流"的甲状腺腺瘤

病例 ㉓

超声造影呈"低增强"的甲状腺恶性结节

患者，男性，45岁，既往无甲状腺结节病史。患者体检发现甲状腺结节。实验室检查无殊，甲状腺功能标志物均在正常范围内。常规灰阶超声示甲状腺左叶中部见 0.8 cm × 0.5 cm 低回声实质不均质团块（图 5-35a、b），边界不清，形态不规则，HD Scopeg 钙化增强证实病灶内无钙化（图 5-35c），超微血流成像示病灶内部及周边可见较丰富彩色血流信号（图 5-35d）。CEUS 显示甲状腺左叶中部低回声病灶于注射超声造影剂 SonoVue™ 2 mL 后第 12 秒开始增强，呈整体不均匀稍低回声增强（图 5-35e），17 秒达峰值，峰值时呈等回声（图 5-35f），静脉期及延迟期均呈等回声改变（图 5-35g）。显微造影示结节内部见形态不规则血流信号（图 5-35h）。考虑甲状腺左叶恶性结节可能，TIRADS 4A 级。

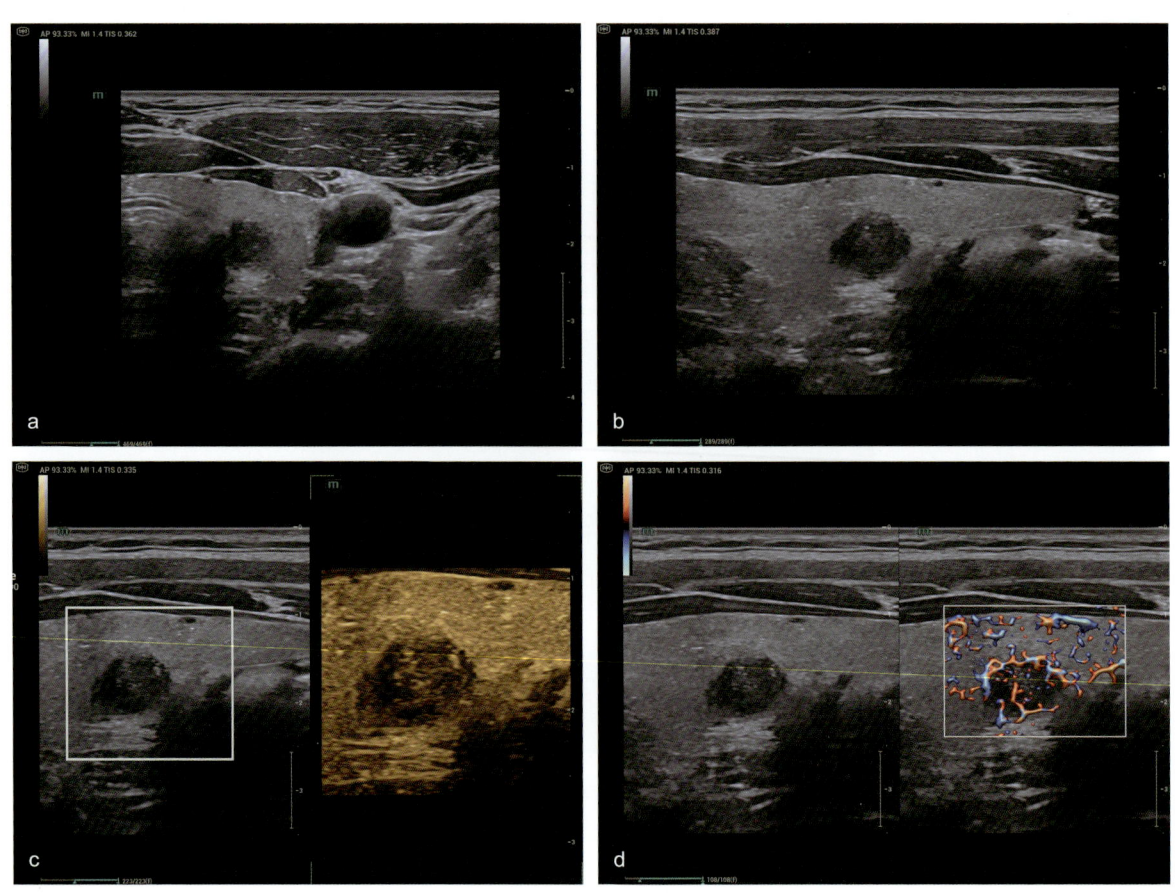

图 5-35 病例 23：超声造影呈"低增强"的甲状腺恶性结节

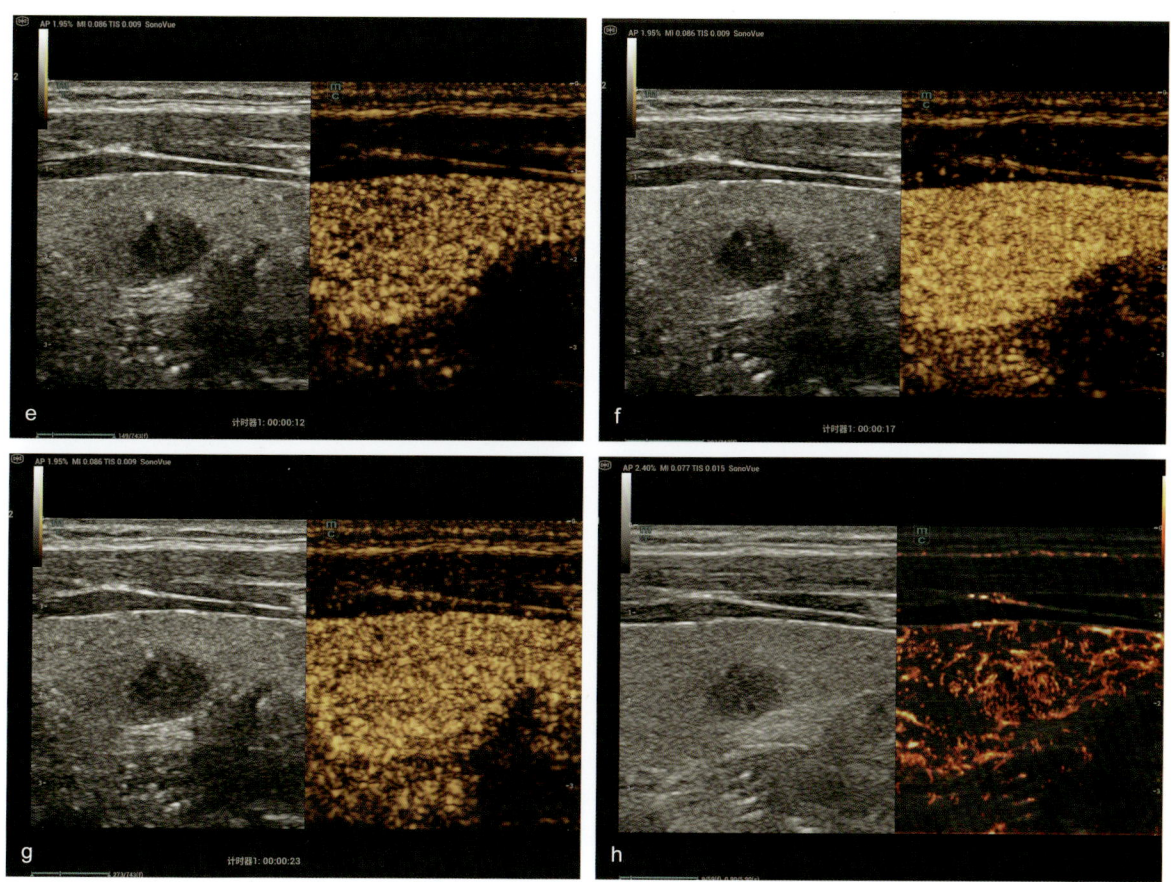

图 5-35（续） 病例 23：超声造影呈"低增强"的甲状腺恶性结节

病例 ㉔

超声造影呈"片状无增强"的甲状腺滤泡癌

患者，女性，27 岁，既往无甲状腺结节病史。患者体检发现甲状腺结节。实验室检查无殊，甲状腺功能标志物均在正常范围内。常规灰阶超声示甲状腺右叶中部见 1.1 cm×0.8 cm 低回声实质不均质团块（图 5-36a），边界不清，形态不规则，内见数枚点状强回声后方伴彗尾，超微血流成像示病灶内部可见短线状彩色血流信号（图 5-36b）。CEUS 显示甲状腺右叶中部低回声病灶于注射超声造影剂 SonoVue™ 2 mL 后第 10 秒开始增强，呈整体不均匀近等回声增强（图 5-36c），内可见小片状始终不增强区（图 5-36d），静脉期及延迟期均呈等回声改变（图 5-36e）。超声造影定量分析示结节增强强度低于周边正常组织（图 5-36f）。考虑甲状腺右叶恶性结节可能，TIRADS 4B 级。患者随即于我院行超声引导下 FNA 穿刺活检，病理学诊断提示甲状腺右叶滤泡状癌。

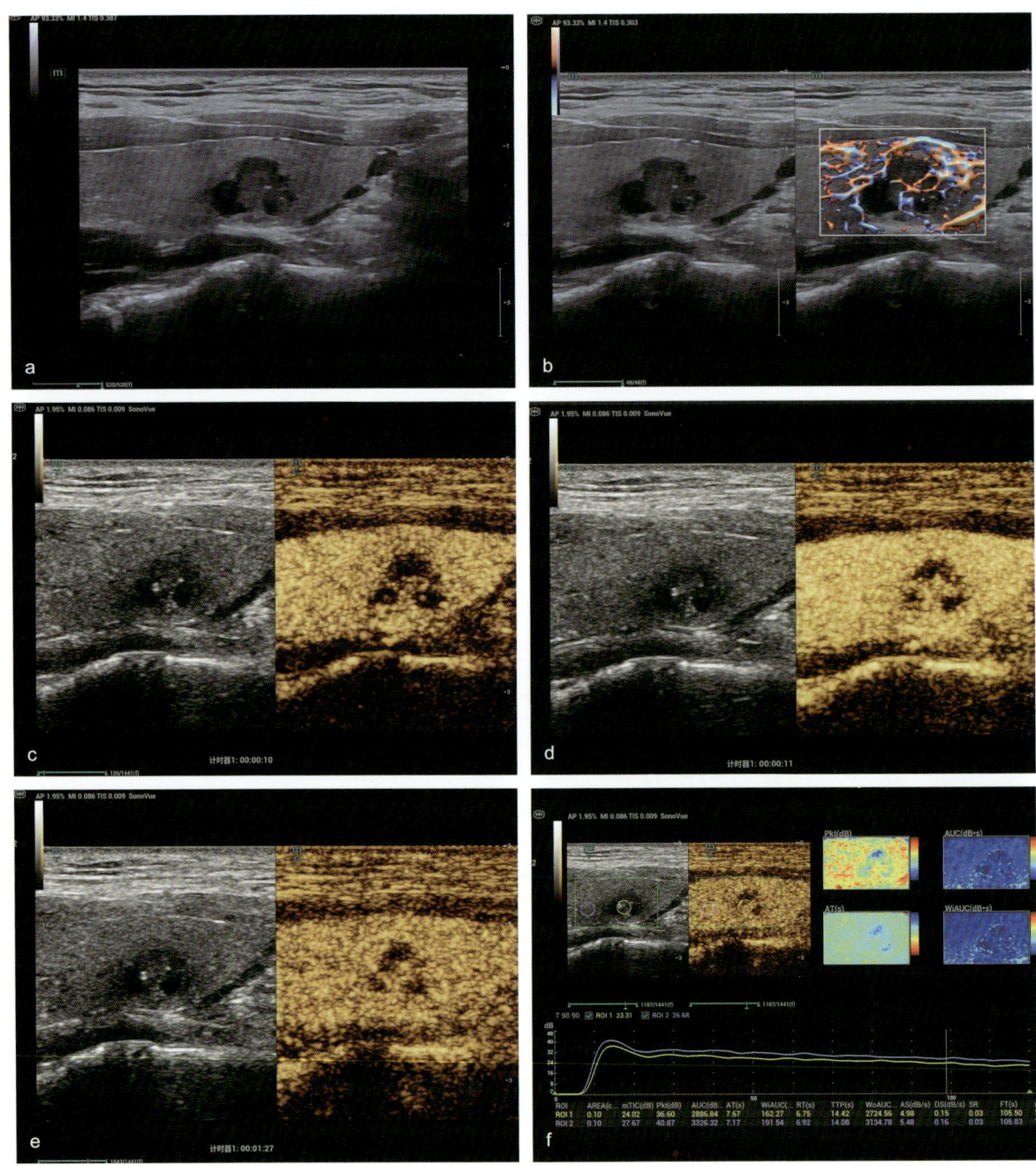

图 5-36 病例 24：超声造影呈"片状无增强"的甲状腺滤泡癌

病例 25

锐眼成像呈"囊性及钙化增强"的甲状腺良性结节

患者，女性，48岁，既往甲状腺双侧叶多发结节。实验室检查无殊，甲状腺功能标志物均在正常范围内。常规灰阶超声示甲状腺右叶中部见 1.0 cm×0.6 cm 低回声实质不均质团块（图 5-37a），边界不清，形态不规则，HD Scope 细节增强显示病灶边界更清晰，内见片状无回声（图 5-37b），钙化增强显示病灶内见数枚细钙化（图 5-37c），超微血流成像示病灶内部及周边可见较丰富短线状彩色血流信号（图 5-37d）。弹性成像显示病灶呈均匀蓝色，结节质软（图 5-37e）。CEUS 显示甲状腺右叶中部低回声病灶于注射超声造影剂 SonoVue™ 2 mL 后第 13 秒开始增强，呈整体不均匀高回声增强（图 5-37f），17 秒达峰值，峰值时病灶内见小片状不增强区，静脉期（图 5-37g）及延迟期（图 5-37h）均呈等回声改变。超声造影定量分析示结节增强强度高于周边正常组织（图 5-37i）。考虑甲状腺右叶良性结节伴钙化及囊变可能，TIRADS 3 级。

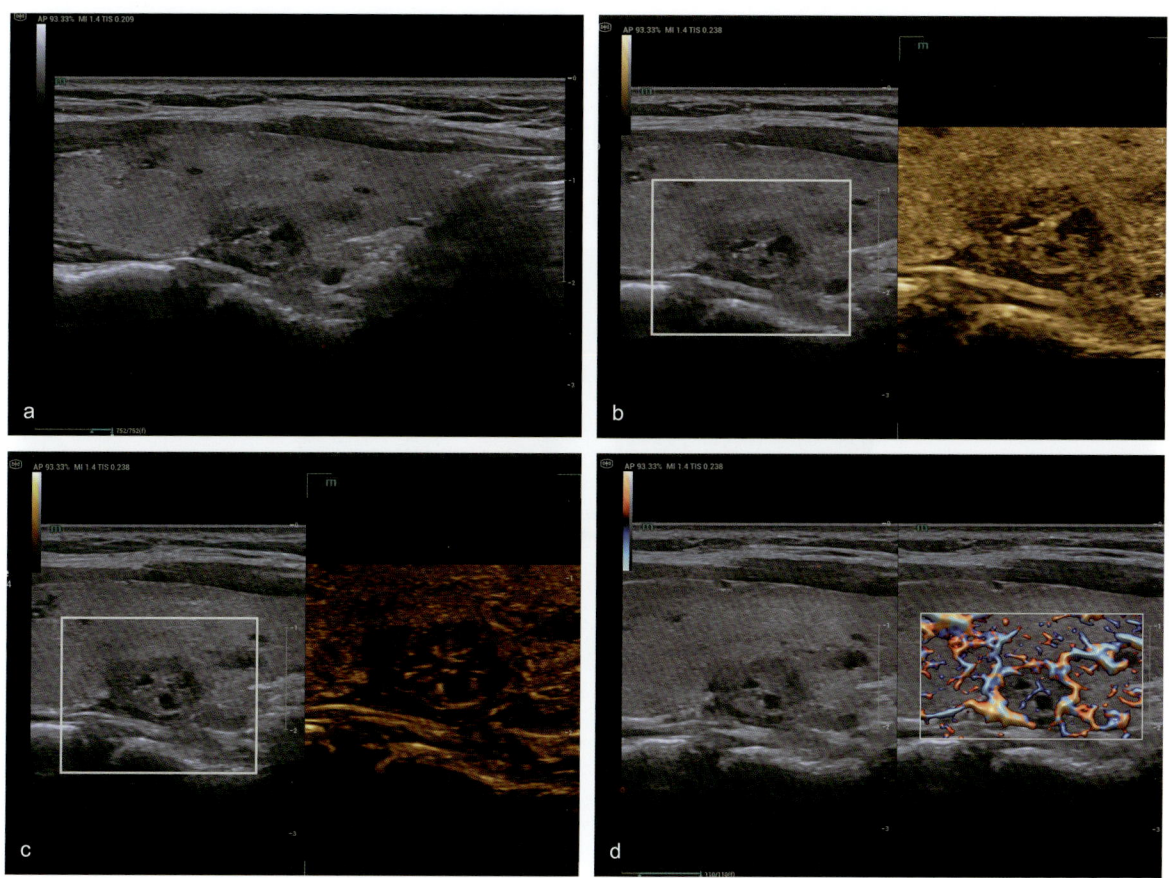

图 5-37　病例 25：锐眼成像呈"囊性及钙化增强"的甲状腺良性结节

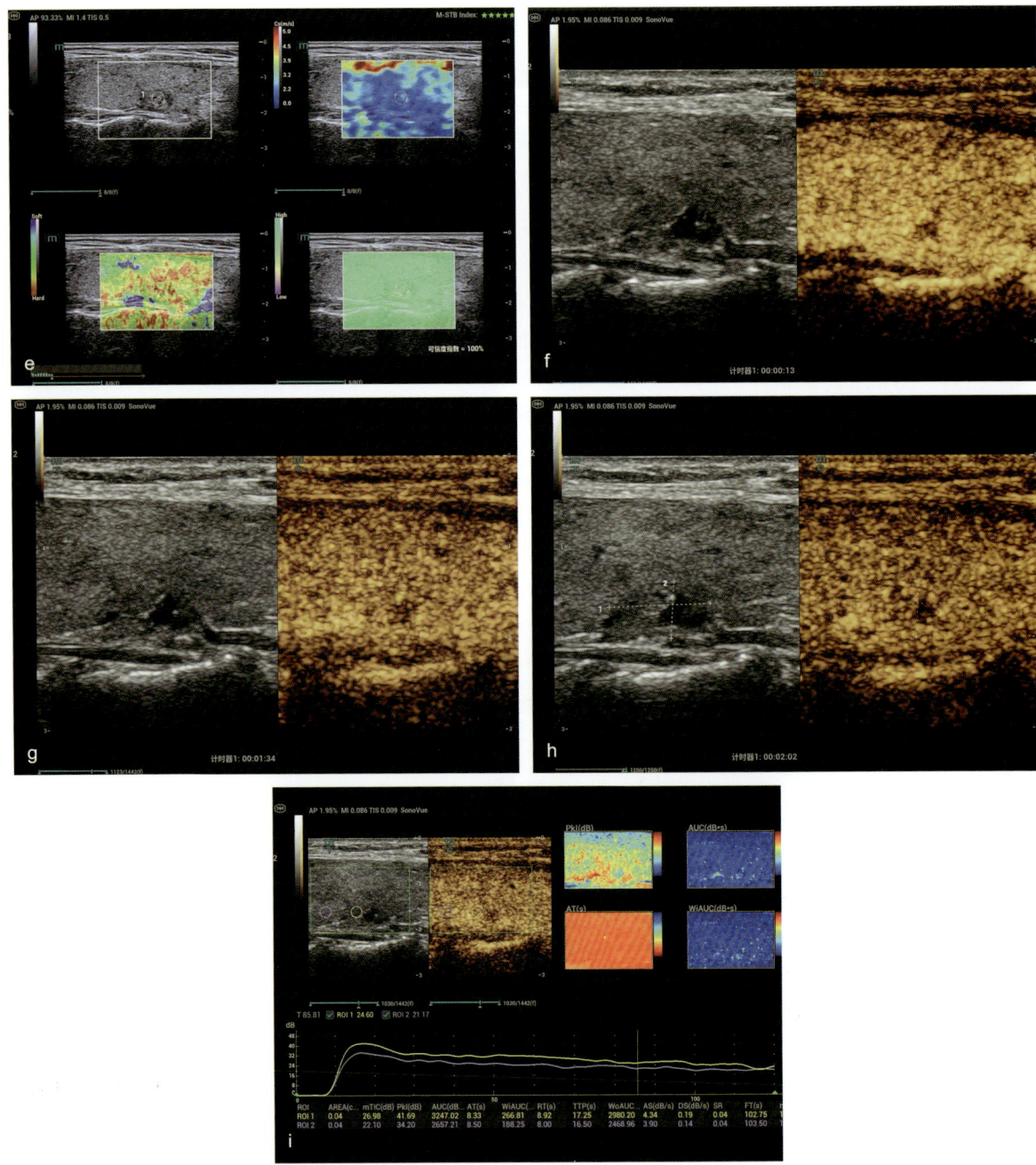

图 5-37（续） 病例 25：锐眼成像呈"囊性及钙化增强"的甲状腺良性结节

病例 26

超声造影呈"部分无增强"的甲状腺恶性结节

患者，女性，69岁，既往无甲状腺结节病史。患者体检发现甲状腺结节。实验室检查无殊，甲状腺功能标志物均在正常范围内。常规灰阶超声示甲状腺左叶中部见 1.0 cm × 0.7 cm 低回声实质不均质团块（图 5-38a），边界清，形态不规则，内见数枚细点状强回声后无明显声影，HD Scope 钙化增强显示病灶内见细钙化（图 5-38b），超微血流成像示病灶内未见明显彩色血流信号（图 5-38c）。弹性成像显示病灶呈蓝绿相间，结节质软（图 5-38d）。CEUS 显示甲状腺左叶中部低回声病灶于注射超声造影剂 SonoVue™ 2 mL 后第 9 秒开始增强，呈整体不均匀低回声增强（图 5-38e），25 秒达峰值（图 5-38f），峰值时强度低于周边，静脉期及延迟期均呈低回声改变。超声造影定量分析示结节增强强度低于周边正常组织（图 5-38g）。考虑甲状腺左叶恶性结节伴囊变及钙化可能，TIRADS 4B 级。患者随即于我院行超声引导下 FNA 穿刺活检，病理学诊断提示甲状腺左叶乳头状癌。

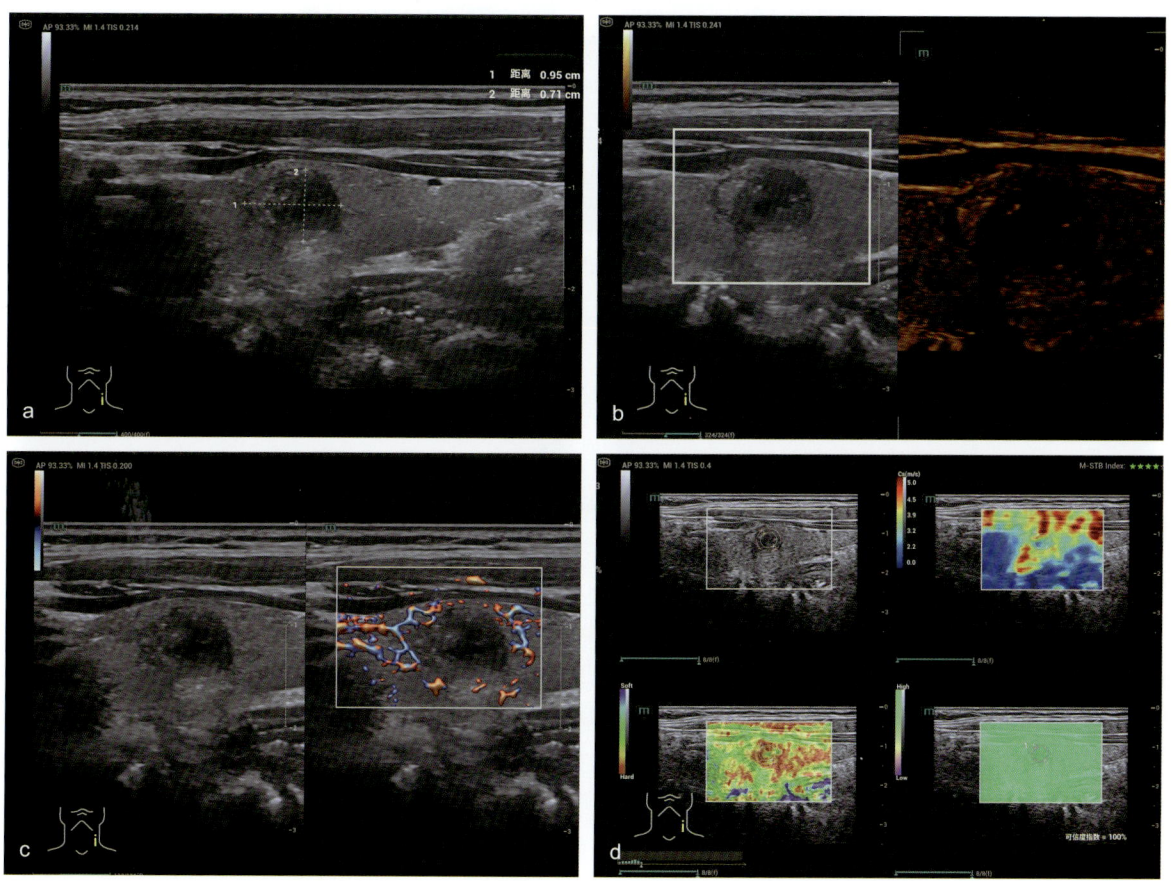

图 5-38 病例 26：超声造影呈"部分无增强"的甲状腺恶性结节

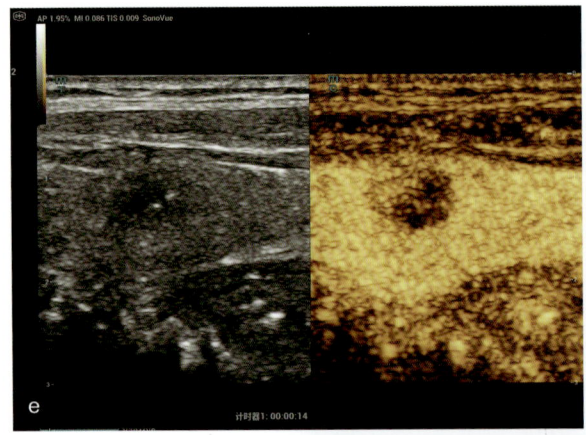
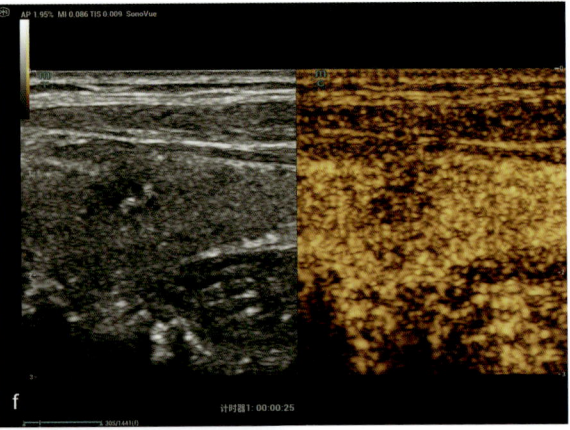
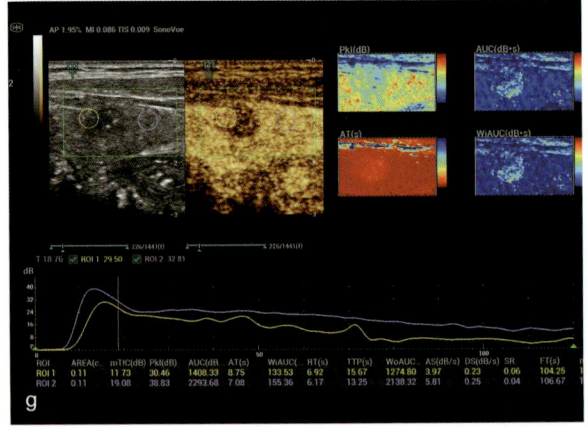

图 5-38（续） 病例 26：超声造影呈"部分无增强"的甲状腺恶性结节

病例 27

超声显微造影呈"周边完整环状血流"的甲状腺腺瘤

患者，女性，42 岁，既往无甲状腺结节病史。患者体检发现甲状腺结节。实验室检查无殊，甲状腺功能标志物均在正常范围内。常规灰阶超声示甲状腺右叶下极见 3.8 cm×2.5 cm 囊实性团块（图 5-39a），边界清，形态不规则，超微血流成像示病灶内部及周边可见短线状彩色血流信号（图 5-39b）。弹性成像显示病灶呈均匀蓝色，结节质软（图 5-39c）。显微造影示结节周边见完整环状血流信号（图 5-39d）。考虑甲状腺右叶良性结节，腺瘤可能，TIRADS 3 级。

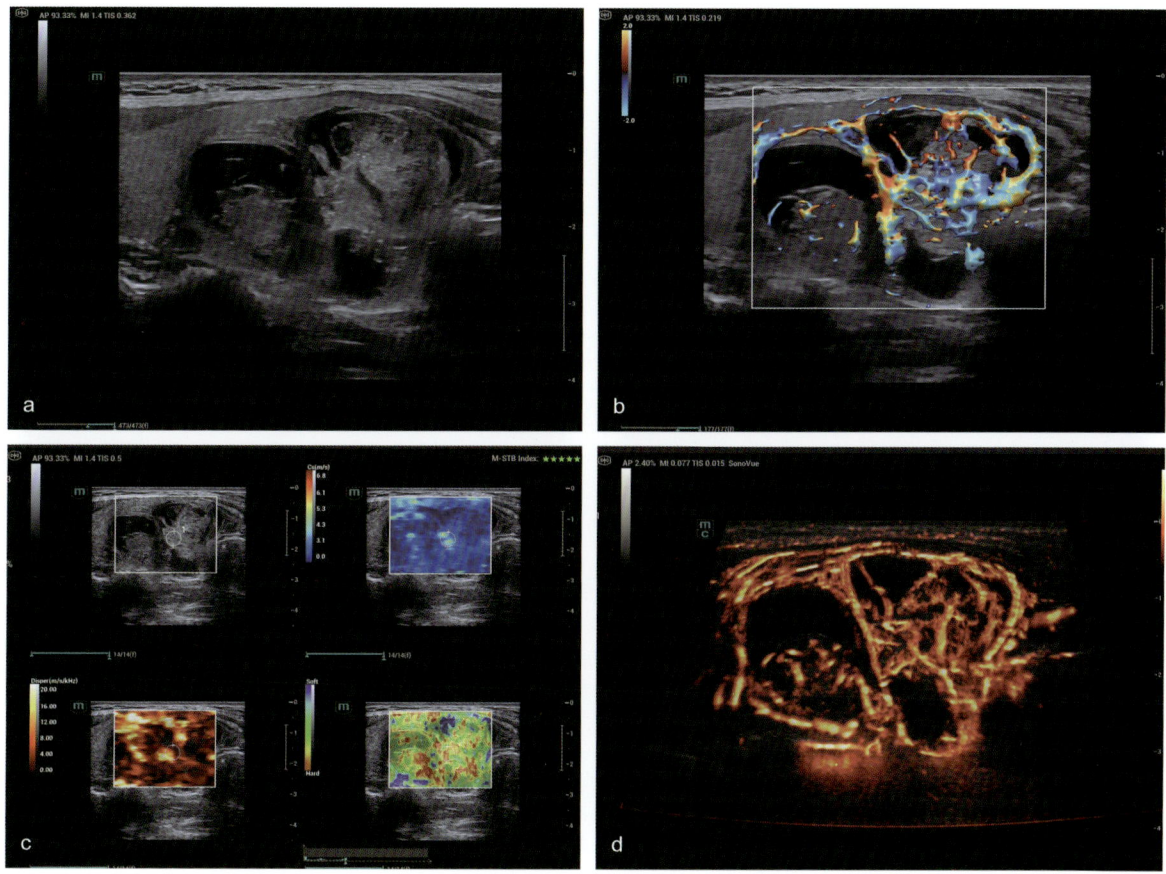

图 5-39 病例 27：超声显微造影呈"周边完整环状血流"的甲状腺腺瘤

病例 28

超声造影呈"低增强"的甲状腺微小癌（小于 1 cm 伴钙化）

患者，女性，26 岁，既往无甲状腺结节病史。患者体检发现甲状腺结节。实验室检查无殊，甲状腺功能标志物均在正常范围内。常规灰阶超声示甲状腺左叶下极见 0.6 cm × 0.6 cm 低回声实质不均质团块（图 5-40a、b），边界不清，形态不规则，内见数枚点状强回声后无明显声影，HD Scope 钙化增强显示病灶内可见细钙化（图 5-40c），超微血流成像示病灶周边可见点状彩色血流信号（图 5-40d）。弹性成像显示病灶呈均匀红色，结节质硬（图 5-40e）。CEUS 显示甲状腺左叶下极低回声病灶于注射超声造影剂 SonoVue™ 2 mL 后第 12 秒开始增强，由周边开始，呈整体不均匀低回声增强（图 5-40f），15 秒达峰值，峰值时呈稍低回声（图 5-40g），静脉期及延迟期均呈低回声改变（图 5-40h）。显微造影示结节内未见血流信号（图 5-40i）。考虑甲状腺左叶恶性结节伴钙化可能，TIRADS 4C 级。患者随即于我院行超声引导下 FNA 穿刺活检，病理学诊断提示甲状腺左叶乳头状癌。

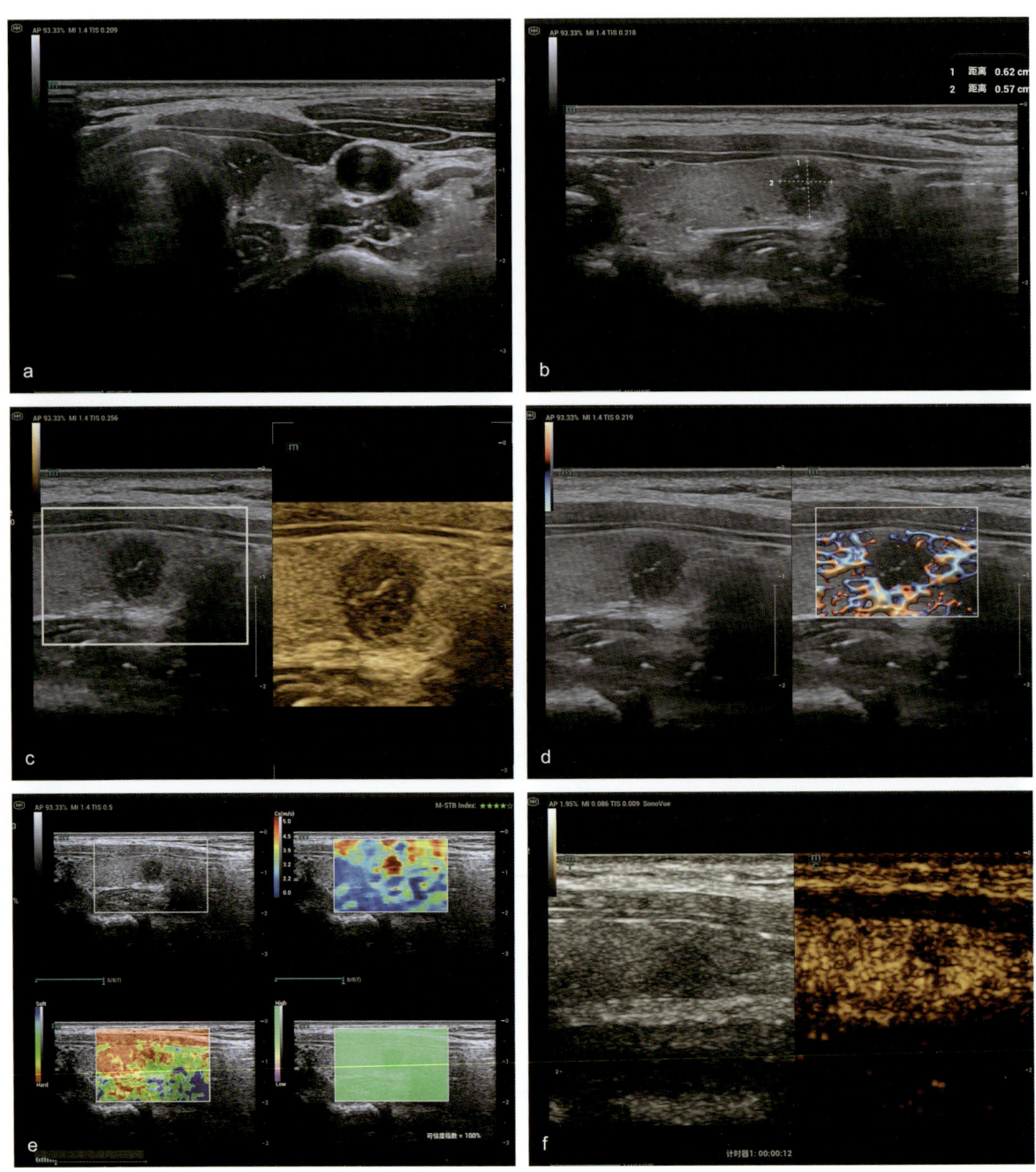

图 5-40 病例 28：超声造影呈"低增强"的甲状腺微小癌（小于 1 cm 伴钙化）

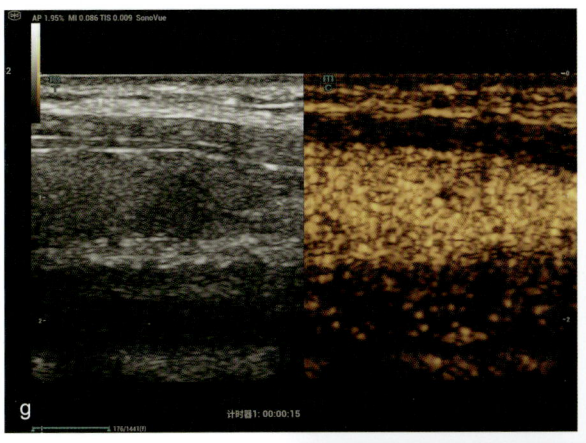
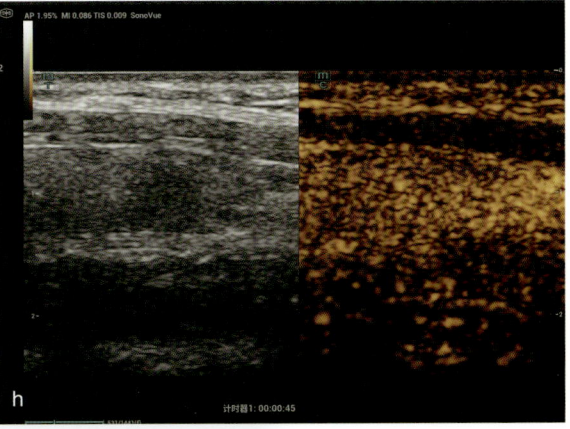
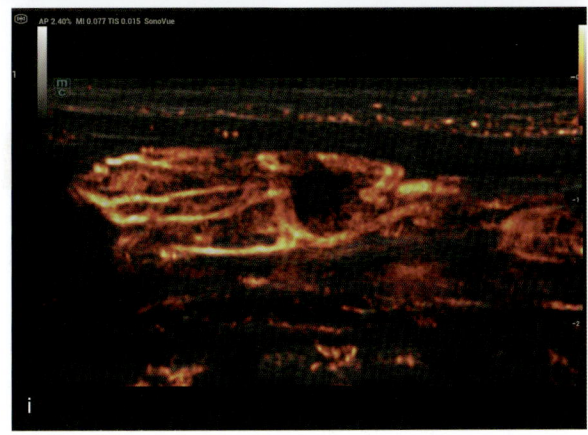

图 5-40（续） 病例 28：超声造影呈"低增强"的甲状腺微小癌（小于 1 cm 伴钙化）

病例 29

超声显微造影呈"无血流信号"的甲状腺囊性小结节

患者，男性，57 岁，既往无甲状腺结节病史。患者体检发现甲状腺结节。实验室检查无殊，甲状腺功能标志物均在正常范围内。常规灰阶超声示甲状腺左叶中部见 0.6 cm × 0.3 cm 低弱回声实质不均质团块（图 5-41a、b），边界清，形态规则，HD Scope 细节增强显示病灶内可见无回声（图 5-41c），钙化增强显示病灶内可见细钙化（图 5-41d），超微血流成像示病灶内部可见点状彩色血流信号（图 5-41e）。CEUS 显示甲状腺左叶中部低回声病灶于注射超声造影剂 SonoVue™ 2 mL 后始终未见明显增强（图 5-41f）。显微造影示结节未见血流信号（图 5-41g）。考虑甲状腺左叶囊性结节，TIRADS 3 级。

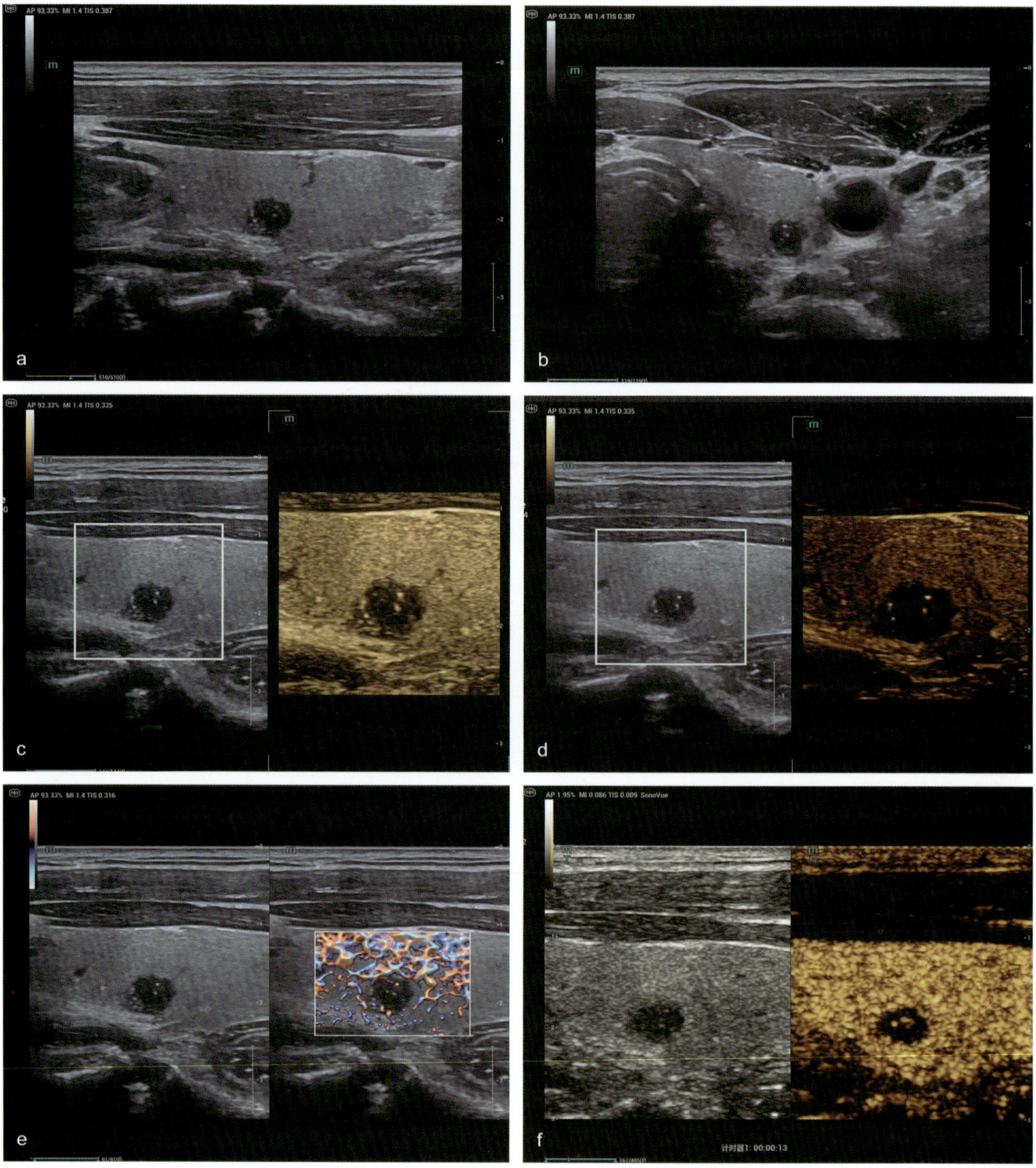

图 5-41 病例 29：超声显微造影呈"无血流信号"的甲状腺囊性小结节

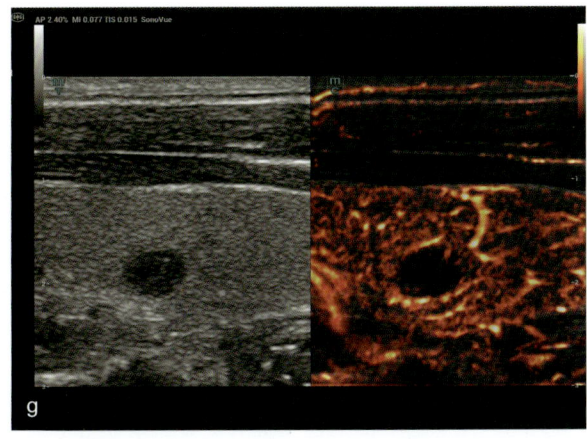

图 5-41（续） 病例 29：超声显微造影呈"无血流信号"的甲状腺囊性小结节

病例 30

甲状腺右叶饱满的亚急性甲状腺炎

患者，女性，72 岁，常规灰阶超声示甲状腺右叶形态增大，约 3.8 cm×2.0 cm×2.4 cm，表面光滑，包膜完整，内部回声减低，分布不均匀（图 5-42a）。彩色多普勒血流成像显示甲状腺右叶内见点状彩色血流信号（图 5-42b）。超声检查考虑甲状腺右叶亚急性甲状腺炎，并建议行甲状腺功能检查。

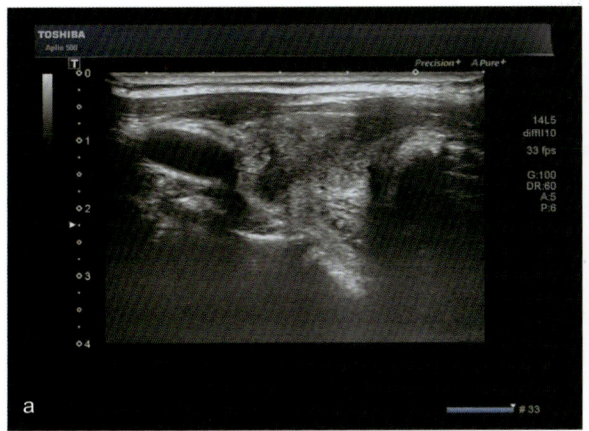
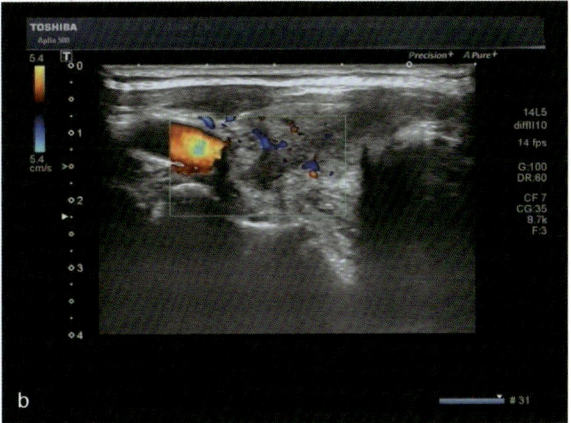

图 5-42 病例 30：甲状腺右叶饱满的亚急性甲状腺炎

病例 31

甲状腺左叶亚急性甲状腺炎伴结节

患者，女性，40 岁，甲状腺左叶回声分布不均匀，下极见低回声实质团块，大小约 0.5 cm×0.8 cm，边界欠清晰，形态欠规则，内部未见彩色血流信号（图 5-43a）。彩色多普勒血流成像显示甲状腺左叶内见较丰富的短线状彩色血流信号（图 5-43b）。超声考虑甲状腺左叶亚急性甲状腺炎，甲状腺左叶结节，TIRADS 3 级。

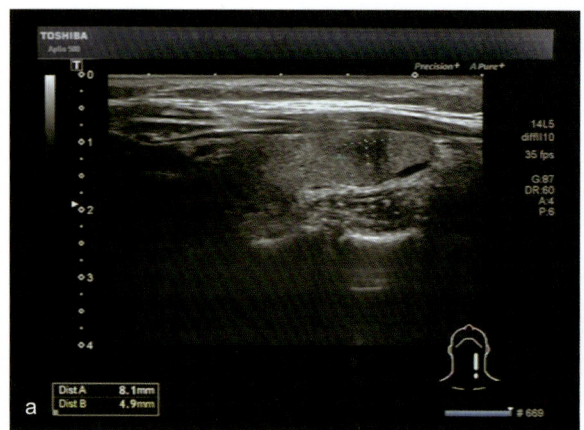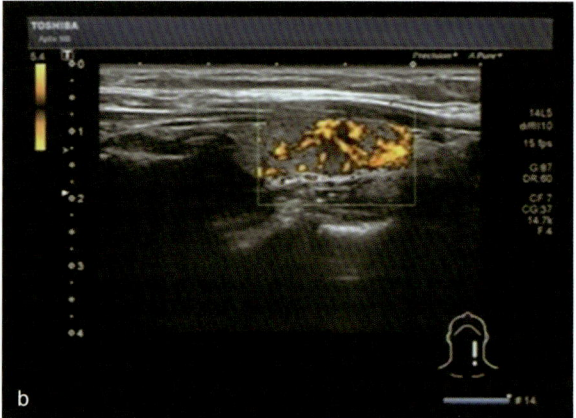

图 5-43　病例 31：甲状腺左叶亚急性甲状腺炎伴结节

病例 32

甲状腺右叶亚急性甲状腺炎

患者，女性，50 岁，甲状腺两叶及峡部形态正常，包膜完整，内部回声尚均匀。甲状腺右叶中上部见片状低回声区，大小约 0.8 cm×2.8 cm，边界不清，形态不规则，内部回声分布不均匀（图 5-44a、b）。彩色多普勒成像显示病灶内部及周围见点状彩色血流信号（图 5-44c）。右叶中上部片状低回声区考虑亚急性甲状腺炎，TIRADS 3 级。

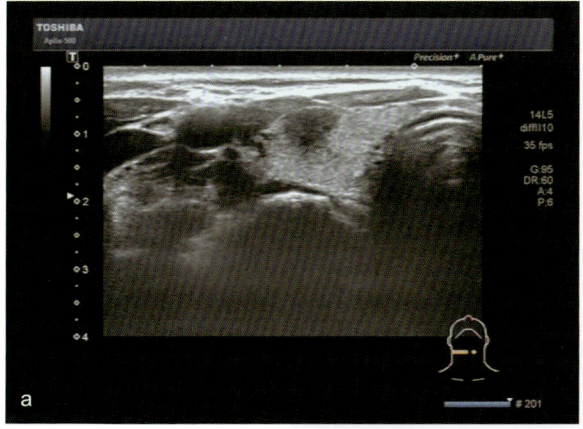
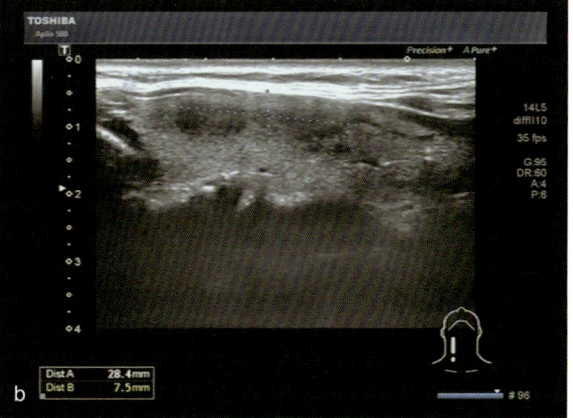
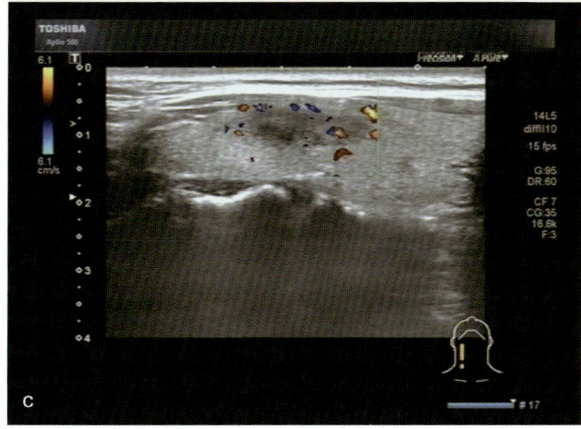

图 5-44　病例 32：甲状腺右叶亚急性甲状腺炎

病例 ㉝

常规超声显示为大片低回声区的甲状腺右叶亚急性甲状腺炎

患者，女性，50 岁，甲状腺功能检查异常，来我院进一步检查。甲状腺右叶形态尚正常，内部回声增粗减低，分布欠均匀，内见低回声区，大小约 1.3 cm×4.0 cm，边界不清，形态不规则，内部回声分布不均匀（图 5-45a）。彩色多普勒血流成像显示病灶内见点状彩色血流信号（图 5-45b）。超声考虑甲状腺右叶亚急性甲状腺炎可能，建议治疗后复查。

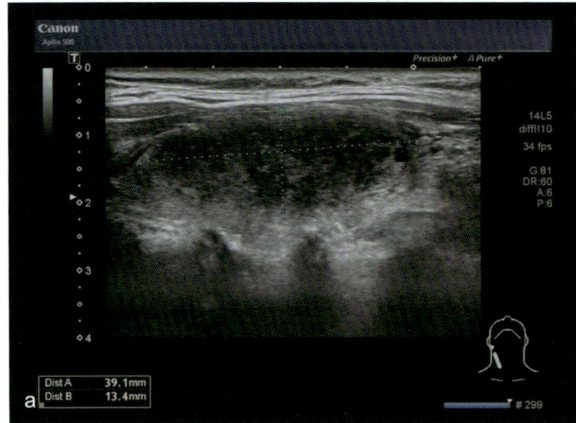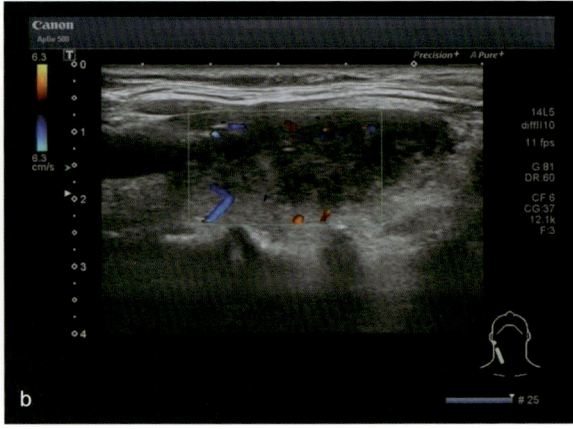

图 5-45　病例 33：常规超声显示为大片低回声区的甲状腺右叶亚急性甲状腺炎

病例 34

甲状腺双叶亚急性甲状腺炎

患者，女性，52 岁。甲状腺左叶中下部见低回声实质团块，大小约 0.6 cm×0.9 cm，边界不清，形态不规则，内部回声分布不均匀（图 5-46a），甲状腺右叶中部另见低回声实质团块，大小约 0.6 cm×0.8 cm，边界不清，形态不规则，内部回声分布不均匀（图 5-46b）。彩色多普勒血流成像显示甲状腺左叶病灶内未见彩色血流信号（图 5-46c）。注射超声造影剂 SonoVue™ 2 mL 后，CEUS 显示甲状腺动脉于 14 秒开始显影，甲状腺左叶低回声 15 秒开始增强，呈整体不均匀稍低回声增强（图 5-46d、e），20 秒达峰值，峰值时呈等回声，增强后病灶大小约 0.6 cm×0.9 cm，38 秒开始消退（图 5-46f、g），静脉期及延迟期始终呈稍低回声改变。甲状腺右叶低回声区增强模式与左侧相似，呈低增强（图 5-46h、i）。考虑甲状腺双叶亚急性甲状腺炎可能。

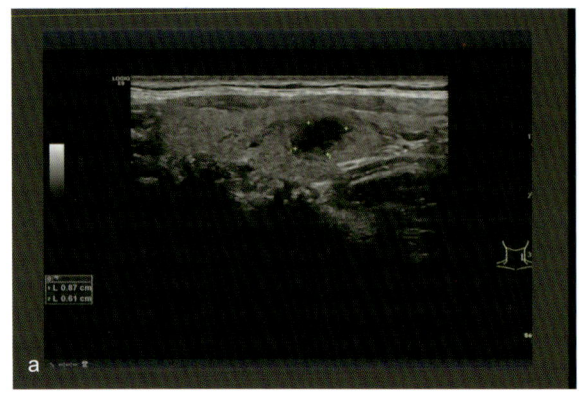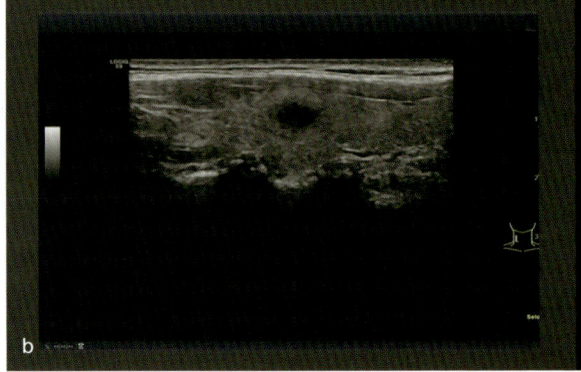

图 5-46　病例 34：甲状腺双叶亚急性甲状腺炎

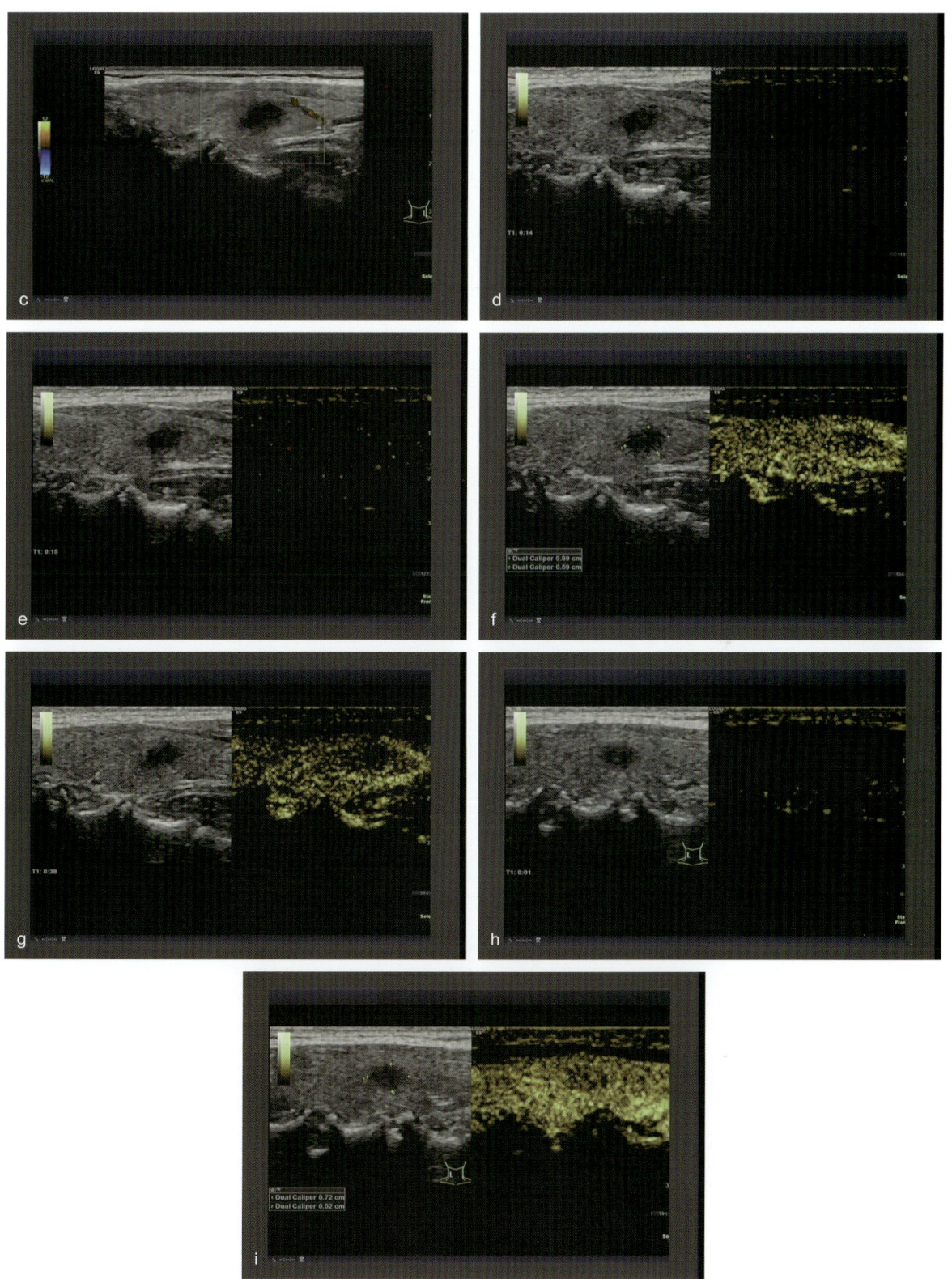

图 5-46（续） 病例 34：甲状腺双叶亚急性甲状腺炎

病例 35

甲状腺双叶亚急性甲状腺炎

患者，女性，52 岁。甲状腺右叶中部见低回声实质团块，大小约 0.6 cm×0.5 cm，边界不清，形态不规则，内部回声分布尚均匀（图 5-47a）。甲状腺左叶中部见低回声实质团块，大小约 0.6 cm×0.8 cm，边界不清，形态不规则，内部回声分布不均匀（图 5-47b）。彩色多普勒血流成像显示甲状腺左叶病灶内未见彩色血流信号（图 5-47c）。CEUS 显示甲状腺动脉于注射超声造影剂 SonoVue™ 2 mL 后 14 秒开始显影，甲状腺左叶低回声病灶 15 秒开始增强，呈整体不均匀稍低增强，20 秒达峰值，峰值时呈等回声，增强后病灶大小约 0.6 cm×0.9 cm（图 5-47d~f），38 秒开始消退，静脉期及延迟期始终呈稍低回声改变。甲状腺右叶低回声区增强模式与左侧相似，呈低增强（图 5-47g、h，视频 5-1）。考虑甲状腺双叶亚急性甲状腺炎可能。

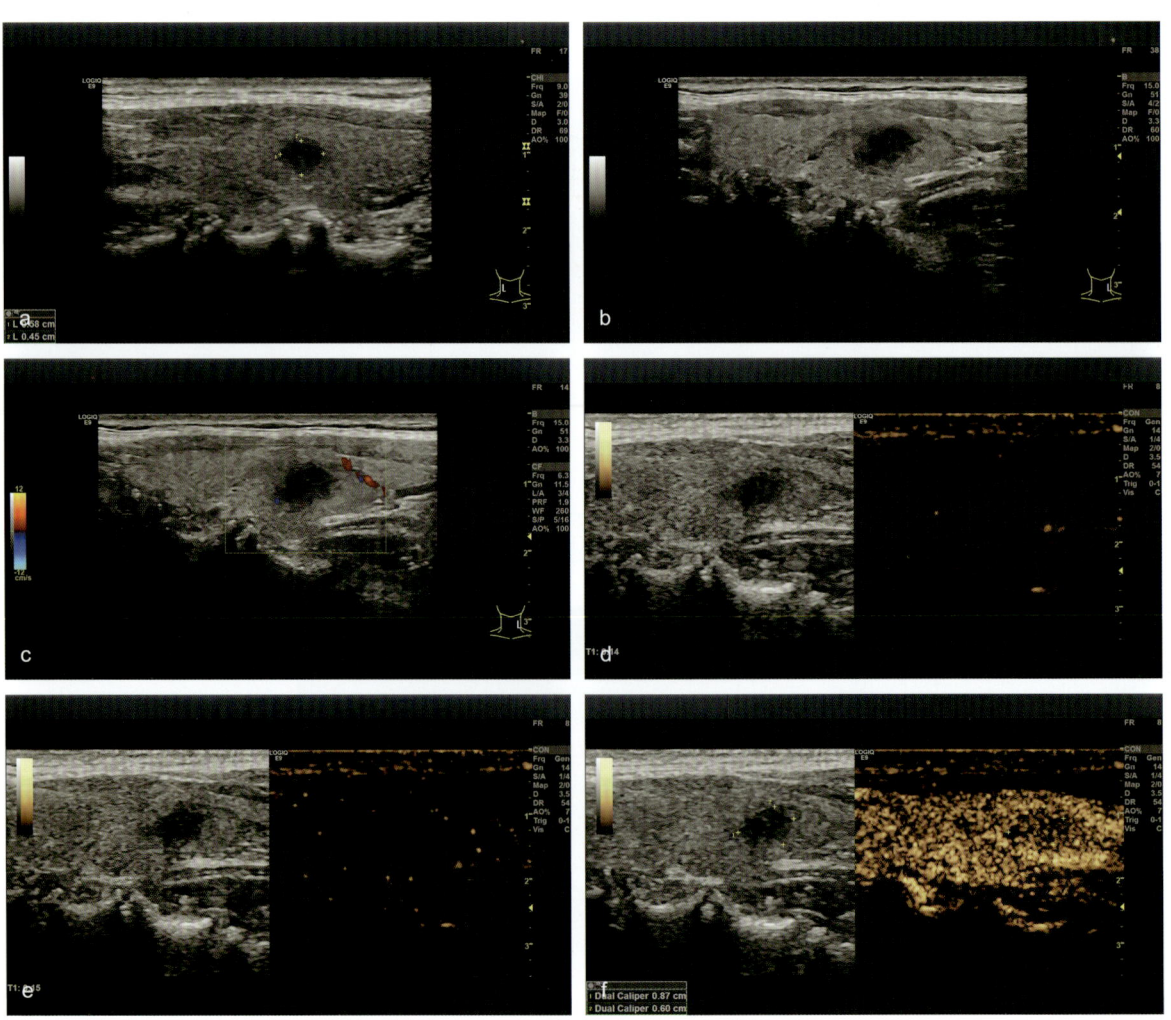

图 5-47　病例 35：甲状腺双叶亚急性甲状腺炎

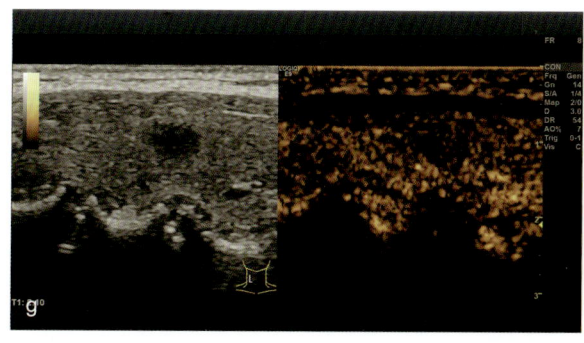
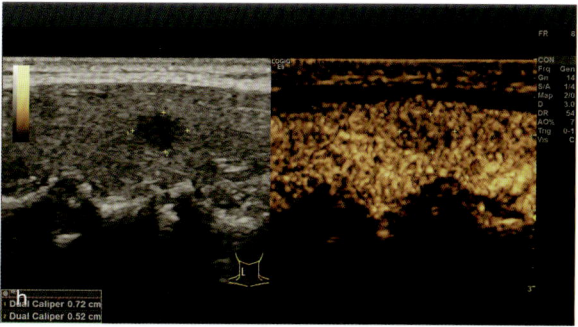

图 5-47（续） 病例 35：甲状腺双叶亚急性甲状腺炎

视频 5-1　甲状腺双叶亚急性甲状腺炎

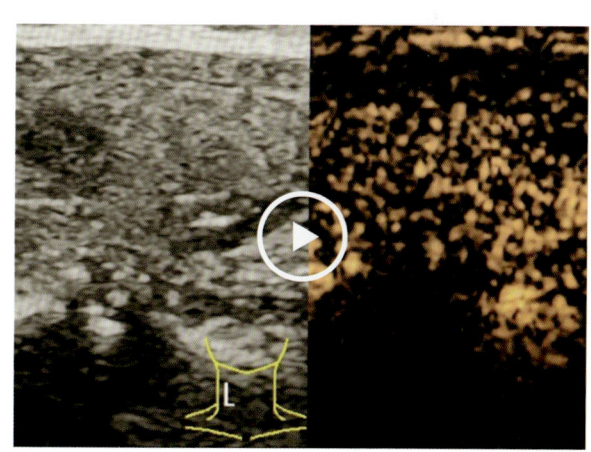

病例 ㊱

甲状腺肿大伴弥漫性改变的双叶亚急性甲状腺炎

患者，女性，32 岁，既往无甲状腺结节病史。甲状腺右叶内见一个大片状低回声区，范围约 2.1 cm×3.5 cm，边界不清晰，形态不规则，回声分布不均匀（图 5-48a），CDFI 显示病灶内见较丰富的彩色血流信号（图 5-48b）。甲状腺左叶另见大片状低回声区，范围约 1.7 cm×4.3 cm，边界不清晰，形态不规则，内部回声分布不均匀（图 5-48c），CDFI 显示病灶内见较丰富的彩色血流信号（图 5-48d）。考虑甲状腺形态肿大伴实质回声弥漫性改变，桥本甲状腺炎可能，建议行甲状腺功能及抗体检查；甲状腺双叶大片状低回声区，考虑亚急性甲状腺炎。

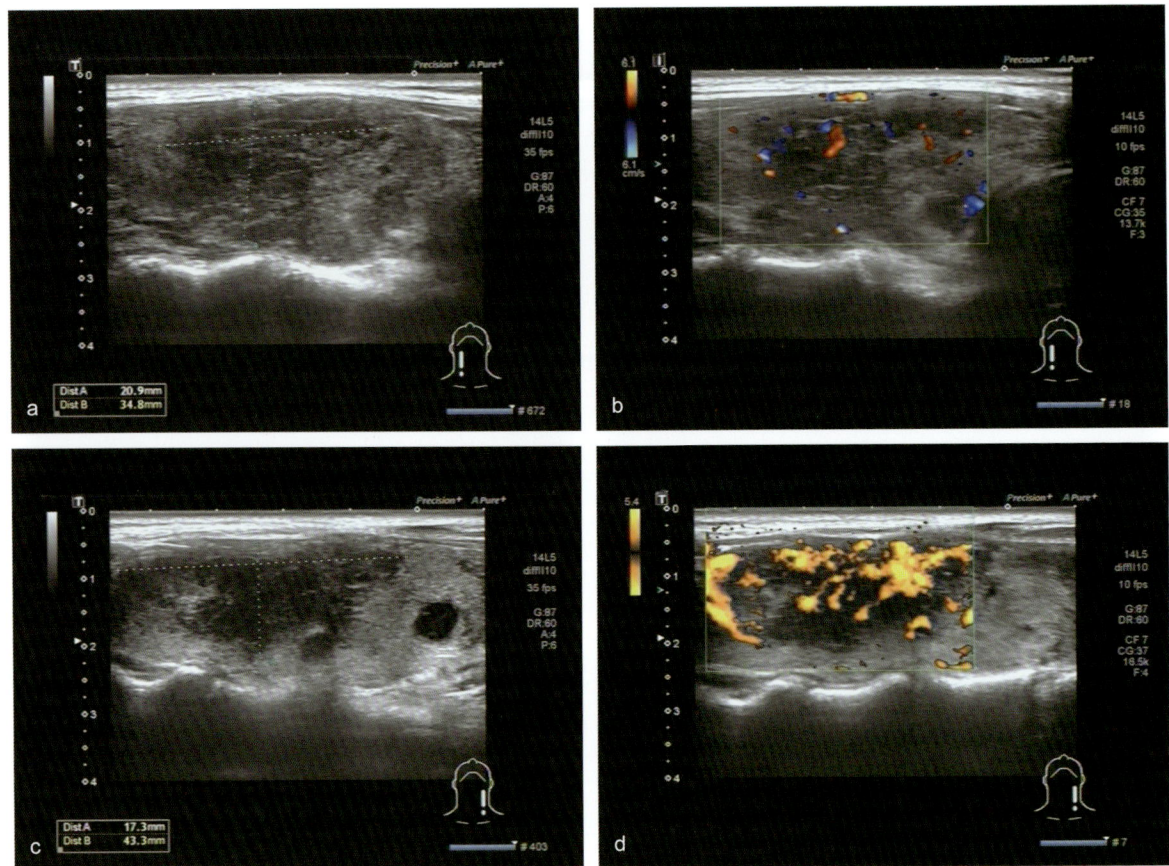

图 5-48 病例 36：甲状腺肿大伴弥漫性改变的双叶亚急性甲状腺炎

病例 37

甲状腺双侧叶形态饱满伴大片低回声区的亚急性甲状腺炎

患者，女性，44 岁，既往无甲状腺结节病史。常规灰阶超声示右叶大小 6.0 cm × 2.6 cm × 2.4 cm，左叶大小：6.6 cm × 2.2 cm × 1.6 cm，峡部厚 0.4 cm，甲状腺两叶及峡部形态肿大，表面光滑，包膜完整，内部回声分布不均匀，甲状腺右叶中部见 1.0 cm × 2.2 cm 低回声区，边界不清，形态不规则，内部回声分布不均匀（图 5-49a），彩色多普勒血流成像显示病灶周边见较丰富短线状彩色血流信号（图 5-49b）。甲状腺左叶中部见 1.8 cm × 3.7 cm 片状低回声区，边界不清，形态不规则，内部回声分布不均匀（图 5-49c），彩色多普勒血流成像显示病灶周边见较丰富短线状彩色血流信号（图 5-49d）。超声考虑甲状腺形态肿大伴实质回声弥漫性改变，桥本甲状腺炎可能，甲状腺双侧叶大片状低回声区，考虑亚急性甲状腺炎。

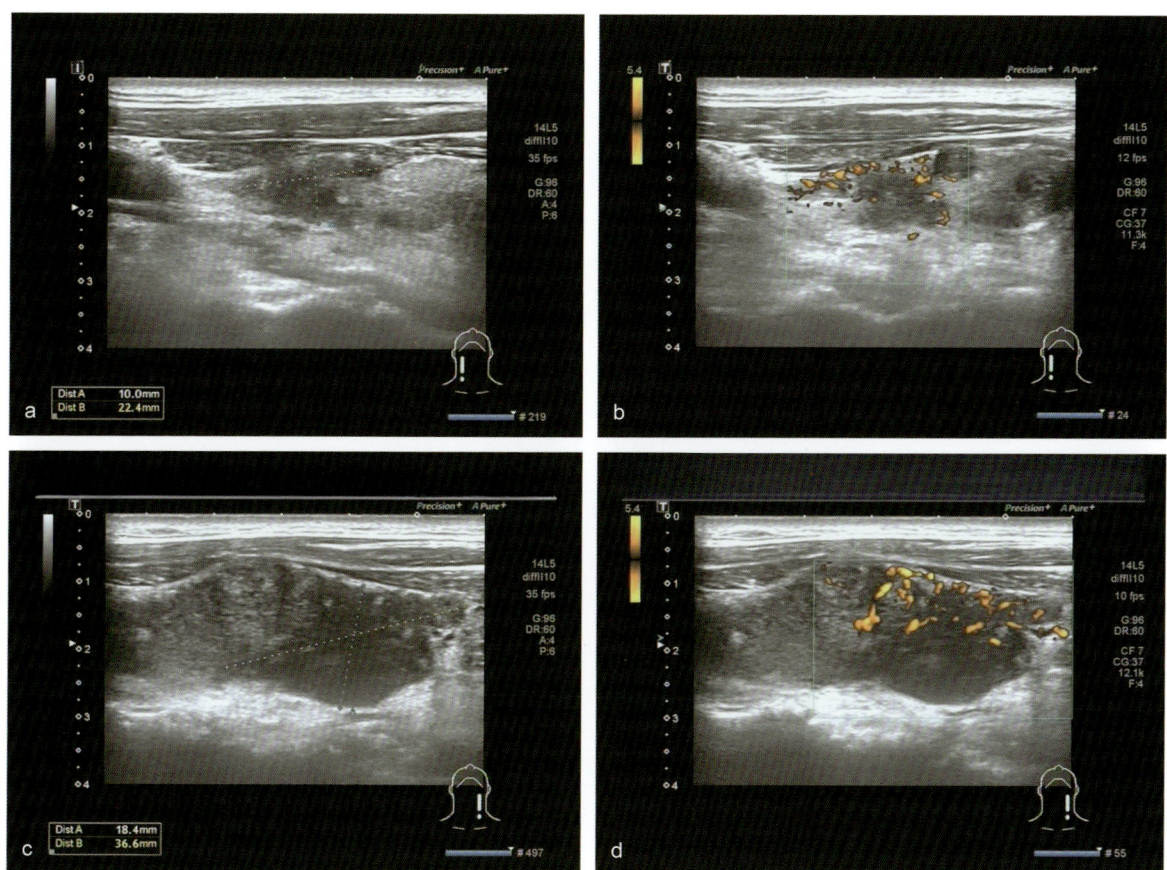

图 5-49 病例 37：甲状腺双侧叶形态饱满伴大片低回声区的亚急性甲状腺炎

病例 38

口服超声造影呈"同步增强"的食管憩室

患者，男性，68 岁，既往无甲状腺结节病史。常规灰阶超声示甲状腺左叶背侧见 0.9 cm×1.5 cm 混合回声团块，边界清晰，形态规则，回声欠均匀，内见强回声点后无明显声影（图 5-50a），CDFI 内未见血流信号（图 5-50b）。经口服 SonoVue™，CEUS 显示甲状腺左叶背侧混合与食管同步显影（图 5-50c），大小约 0.9 cm×1.5 cm（图 5-50d）。静脉期 Dual area 值为 1.13 cm^2（图 5-50e、f）。经外周静脉注射造影剂后，静脉期扫甲状腺左叶中段背侧混合回声结节周边见星点状造影剂进入，余部呈无增强（图 5-50g、h，视频 5-2）。考虑食管憩室。

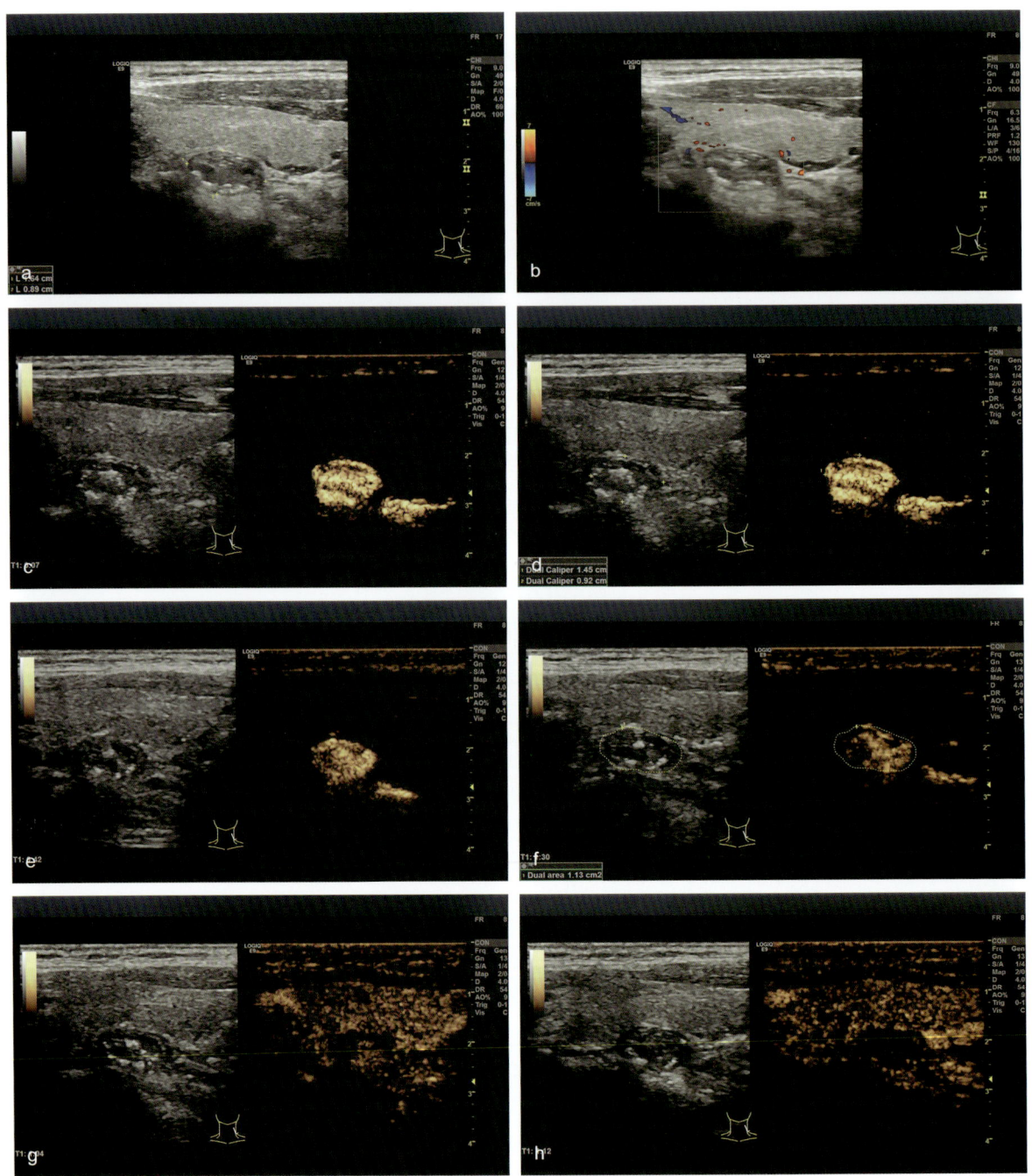

图 5-50 病例 38：口服超声造影呈"同步增强"的食管憩室

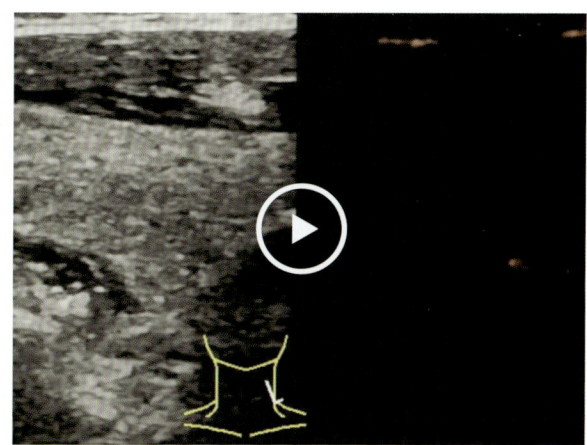

视频 5-2　口服超声造影剂呈"同步增强"的食管憩室

病例 39

吞咽可见气体反射的气管憩室

患者，女性，44 岁，既往无甲状腺结节病史。常规灰阶超声示甲状腺左叶中部背侧见 0.4 cm×0.6 cm 无回声区（图 5-51a），边界清晰，形态规则，回声欠均匀，内见强回声点后无明显声影似与食管相通，内见强回声斑，吞咽可见气体反射（图 5-51b），CDFI 内未见血流信号。考虑食管憩室。

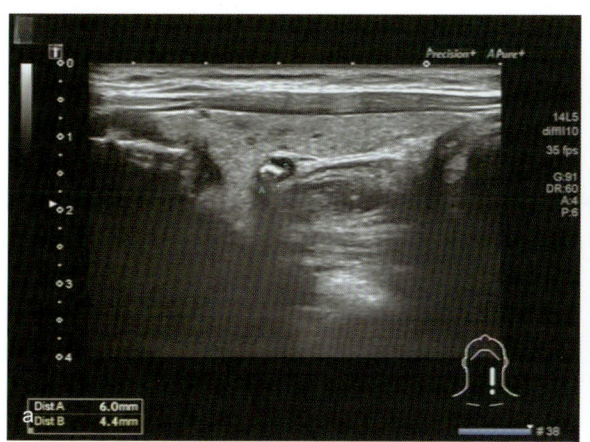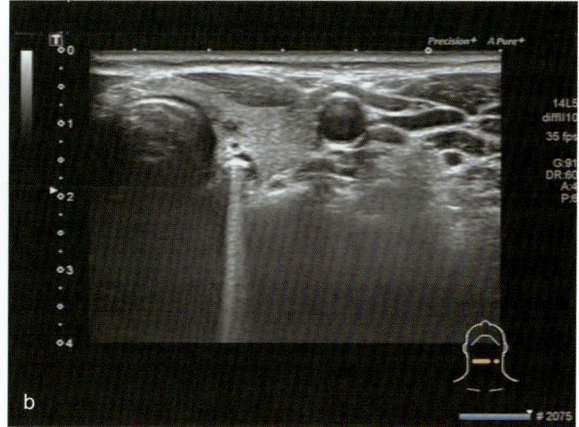

图 5-51　病例 39：吞咽可见气体反射的气管憩室

病例 40

灰阶超声呈"结节状"的食管憩室

患者，女性，67岁，既往无甲状腺结节病史。常规灰阶超声示甲状腺左叶中上部背侧见 1.7 cm × 0.9 cm 混合回声团块，边界清晰，形态规则，回声欠均匀，内见强回声点后方伴彗尾（图 5-52a），随吞咽团块大小改变不明显，CDFI 内未见血流信号（图 5-52b）。经口服 SonoVue™，CEUS 显示甲状腺左叶背侧混合与食管同步显影（图 5-52c~e），大小约 1.7 cm × 1.1 cm（图 5-52f）。考虑食管憩室。

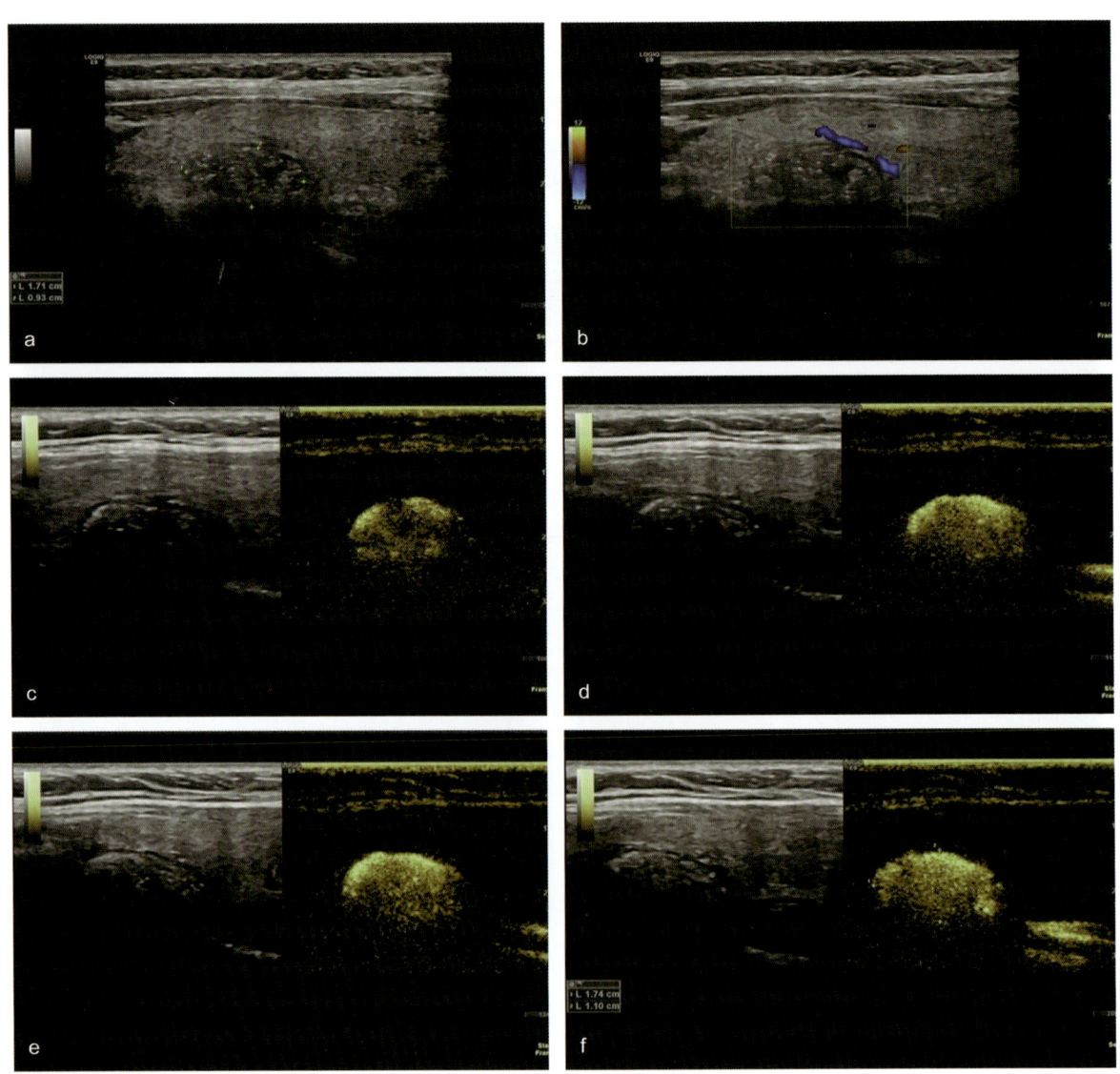

图 5-52 病例 40：灰阶超声呈"结节状"的食管憩室

病例 41

口服超声造影剂呈"同步显影"的食管憩室 1

患者，女性，57 岁，既往无甲状腺结节病史。常规灰阶超声示甲状腺左叶中上部背侧见 1.1 cm × 0.7 cm 混合回声团块，边界清晰，形态规则，回声欠均匀，内见强回声点后方伴彗尾（图 5-53a），CDFI 内未见血流信号（图 5-53b）。经口服 SonoVue™，CEUS 显示甲状腺左叶背侧混合与食管同步显影（图 5-53c，视频 5-3），大小约 1.7 cm × 1.1 cm（图 5-53d）。考虑食管憩室。

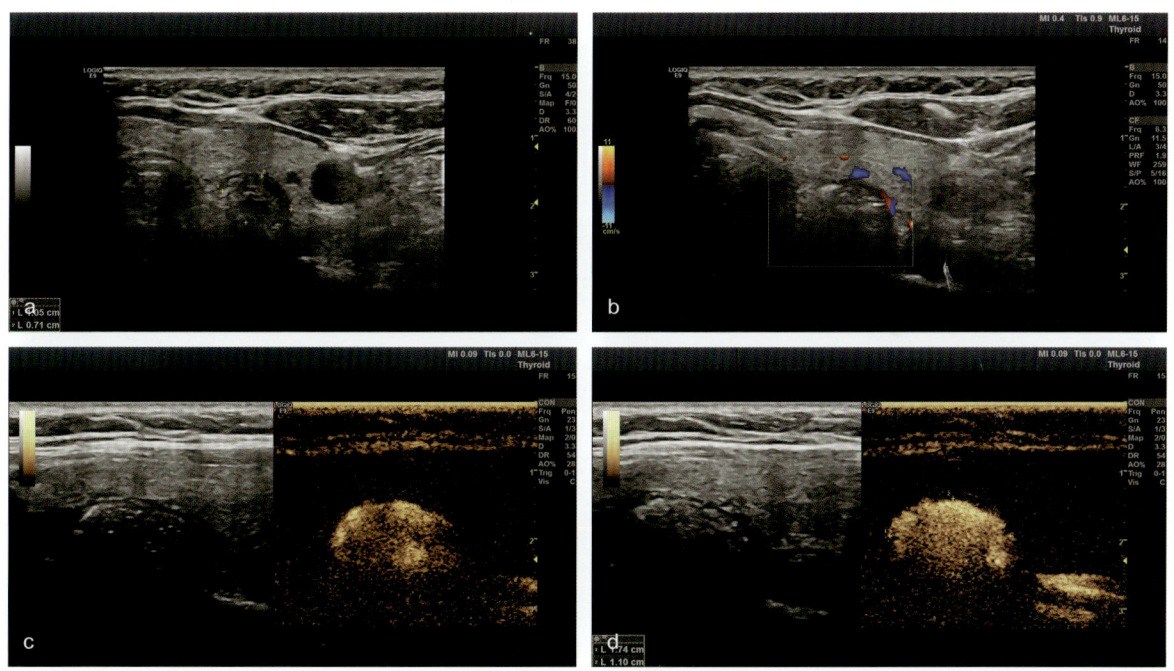

图 5-53 病例 41：口服超声造影剂呈"同步显影"的食管憩室

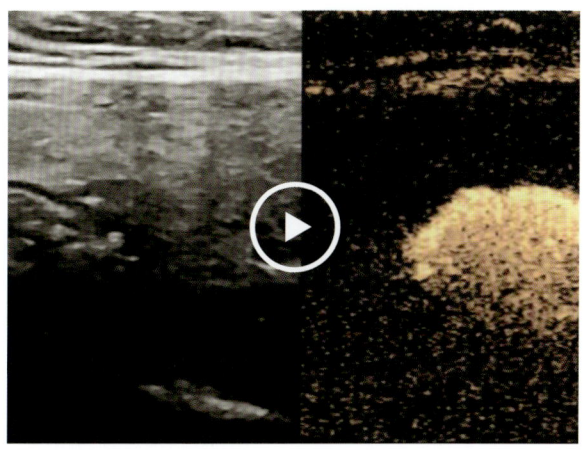

视频 5-3 口服超声造影剂呈"同步显影"的食管憩室 1

病例 42

口服超声造影剂呈"同步显影"的食管憩室 2

患者，女性，66 岁，既往无甲状腺结节病史。常规灰阶超声示甲状腺左叶中上部背侧见 0.9 cm × 0.7 cm 混合回声团块，边界清晰，形态规则，回声欠均匀，内见强回声点后无明显声影（图 5-54a、b），CDFI 内未见血流信号。经口服 SonoVue™，CEUS 显示甲状腺左叶背侧混合与食管同步显影（图 5-54c，视频 5-4），大小约 1.1 cm × 0.7 cm，Dual area 测值 3.3 cm²（图 5-54d）。考虑食管憩室。

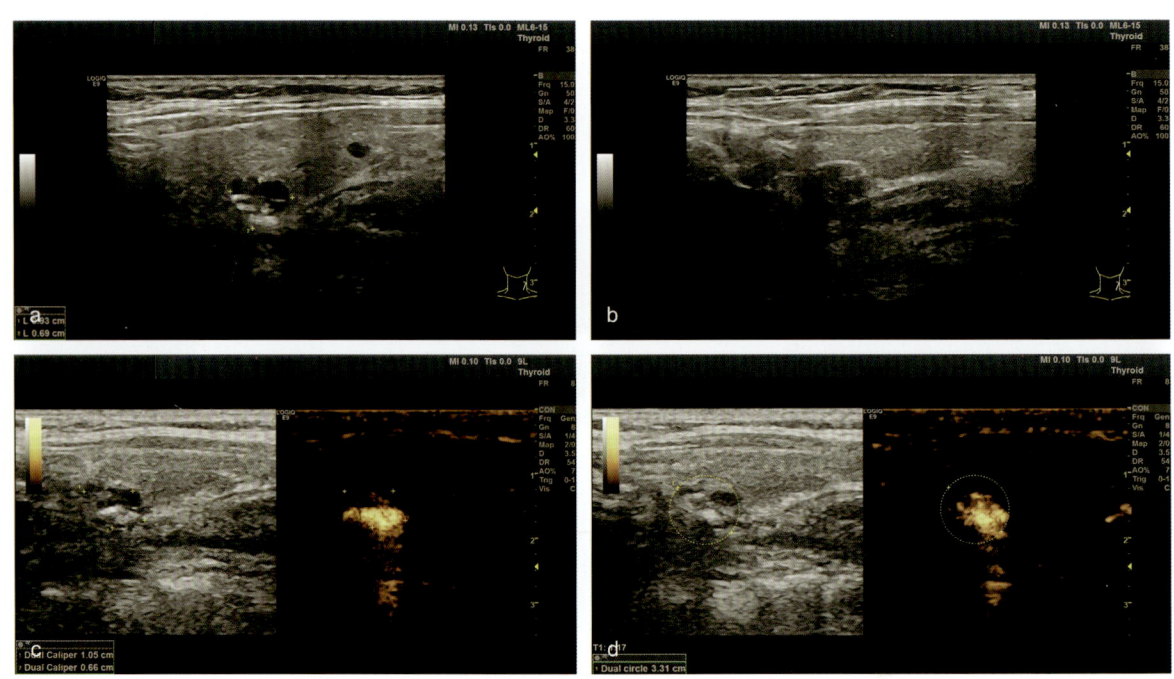

图 5-54 病例 42：口服超声造影剂呈"同步显影"的食管憩室 2

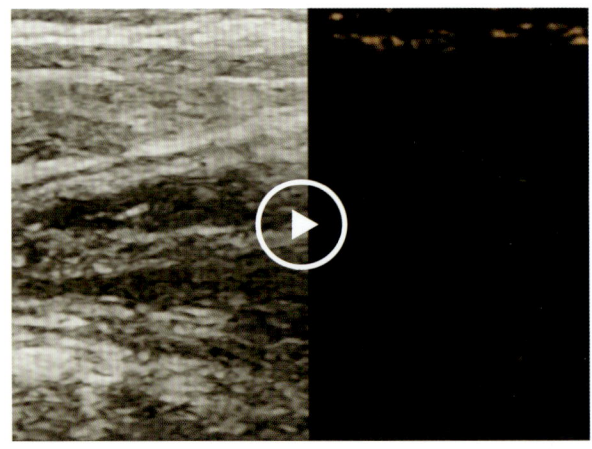

视频 5-4 口服超声造影剂呈"同步显影"的食管憩室 2

病例 ㊸

口服超声造影剂呈"同步显影"的食管憩室 3

患者，女性，53 岁，既往无甲状腺结节病史。常规灰阶超声示甲状腺左叶背侧见 1.3 cm×0.7 cm 混合回声团块，边界清晰，形态规则，回声欠均匀，内见强回声点后方伴声影（图 5-55a、b），CDFI 内未见血流信号（图 5-55c），似可随吞咽活动。经口服 SonoVue™，CEUS 显示甲状腺左叶背侧混合与食管同步显影（图 5-55d），结节边界清晰，形态规则，随吞咽活动而移动，内见气体强回声，大小约 1.2 cm×0.8 cm（图 5-55e）。考虑食管憩室。

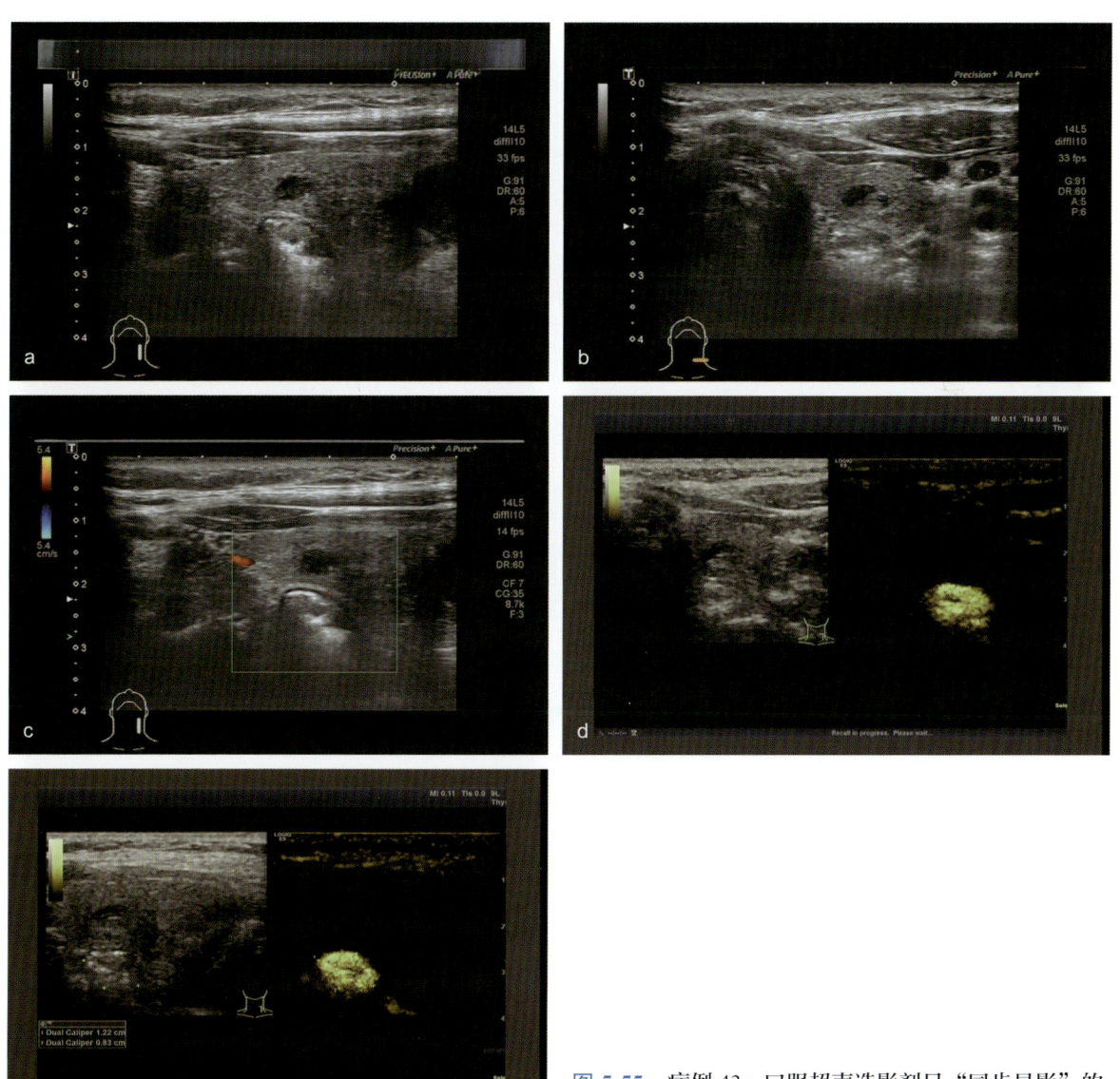

图 5-55 病例 43：口服超声造影剂呈"同步显影"的食管憩室 3

病例 44

口服超声造影剂呈"同步显影"的食管憩室 4

患者,女性,66 岁,既往无甲状腺结节病史。常规灰阶超声示甲状腺左叶中上部背侧见 1.4 cm×0.8 cm 混合回声团块,边界清晰,形态规则,回声欠均匀,内见强回声点后无明显声影(图 5-56a),CDFI 内未见血流信号(图 5-56b)。经口服 SonoVue^{TM},CEUS 显示甲状腺左叶背侧混合与食管同步显影(图 5-56c,视频 5-5),大小约 1.2 cm×0.8 cm(图 5-56d),Dual area 测值 1.2 cm^2(图 5-56e)。考虑食管憩室。

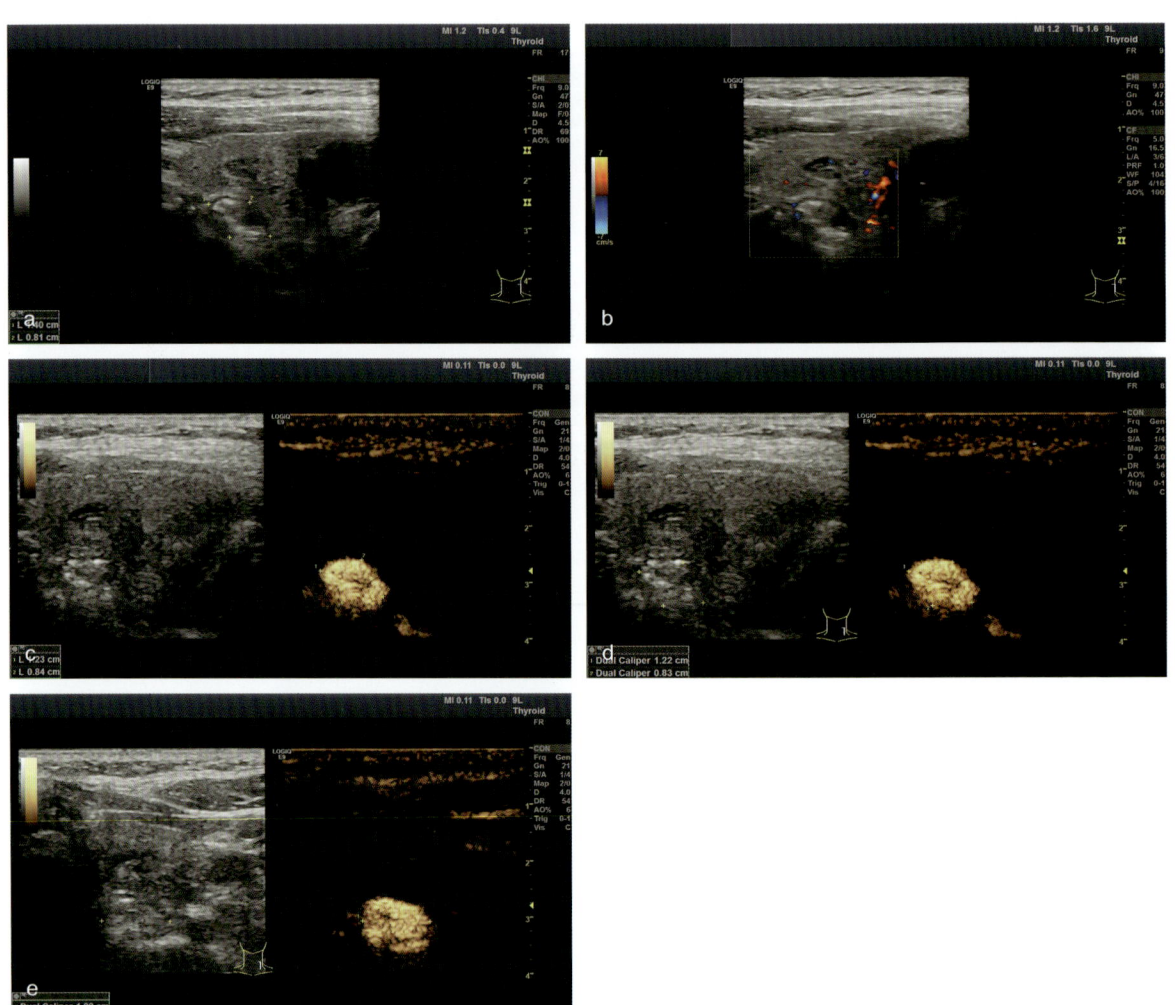

图 5-56　病例 44:口服超声造影剂呈"同步显影"的食管憩室 4

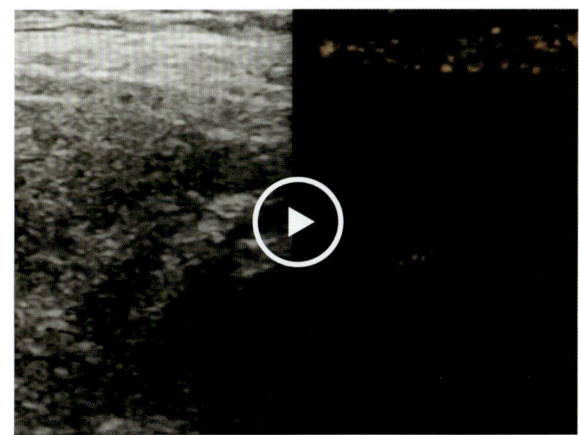

视频 5-5 口服超声造影剂呈"同步显影"的食管憩室 4

病例 45

超声造影呈"无增强"甲状腺僵尸结节（粗钙化）

患者，女性，66 岁，既往无甲状腺结节病史。实验室检查无殊，甲状腺功能标志物均在正常范围内。常规灰阶超声示甲状腺右叶上极见 1.7 cm × 0.9 cm 低回声实质不均质团块（图 5-57a），边界清，形态规则，内见弧形强回声，后无明显声影，CDFI 示病灶内未见明显彩色血流信号（图 5-57b）。CEUS 显示甲状腺右叶中上部低回声病灶于注射超声造影剂 SonoVue™ 2 mL 后始终未见明显增强（图 5-57c，视频 5-6）。考虑甲状腺右叶僵尸结节伴粗钙化可能，TIRADS 4A 级。

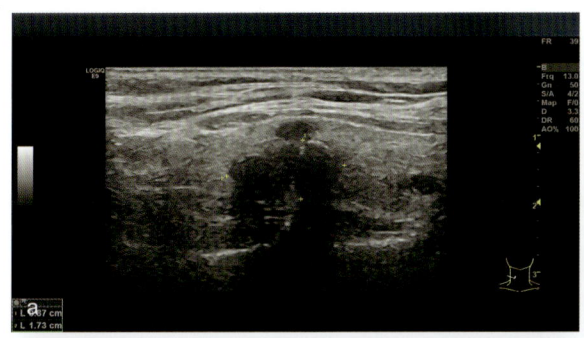
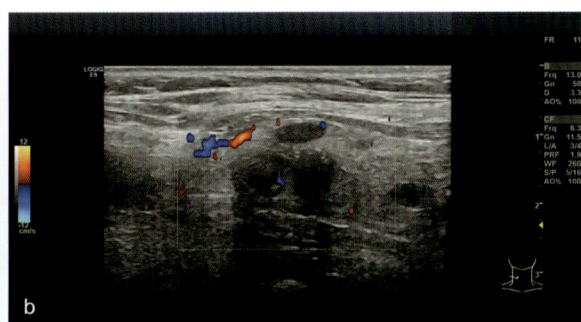
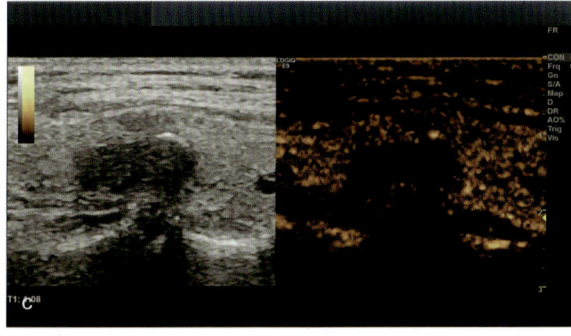

图 5-57 病例 45：超声造影呈"无增强"甲状腺僵尸结节（粗钙化）

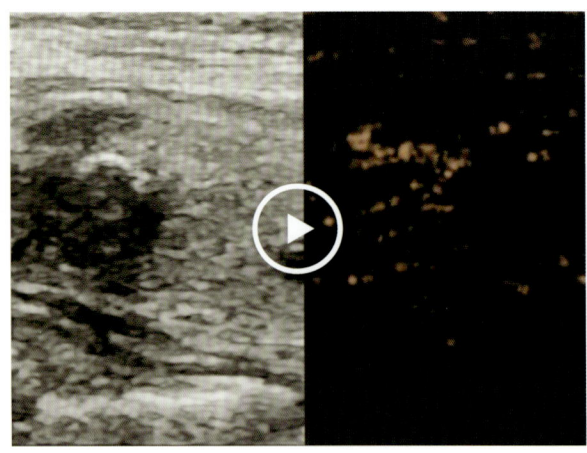

视频 5-6　超声造影呈"无增强"甲状腺僵尸结节（粗钙化）

病例 46

逐年缩小的僵尸结节

患者，男性，68 岁，既往无甲状腺结节病史。实验室检查无殊，甲状腺功能标志物均在正常范围内。常规灰阶超声示甲状腺左叶近峡部见 2.7 cm × 1.3 cm 囊实性不均质团块（图 5-58a），边界清，形态规则，内见强回声，后无明显声影，CDFI 示病灶内见点状彩色血流信号。时隔 9 个月后复查，常规灰阶超声示甲状腺左叶近峡部见 2.2 cm × 1.4 cm 囊实性团块（图 5-58b），边界清，形态规则，内见强回声，后无明显声影，CDFI 示病灶内见点状彩色血流信号（图 5-58c）。时隔 17 个月后，常规灰阶超声示甲状腺左叶近峡部见 1.8 cm × 1.3 cm 囊实性团块（图 5-58d），边界清，形态规则，内见强回声，后无明显声影，CDFI 示病灶内见点状彩色血流信号（图 5-58e）。考虑甲状腺左叶僵尸结节伴钙化可能，TIRADS 4A 级。

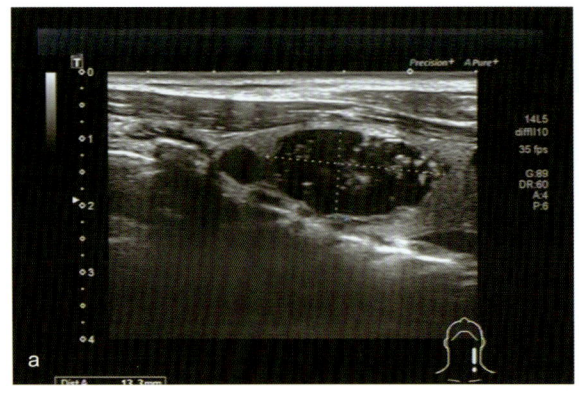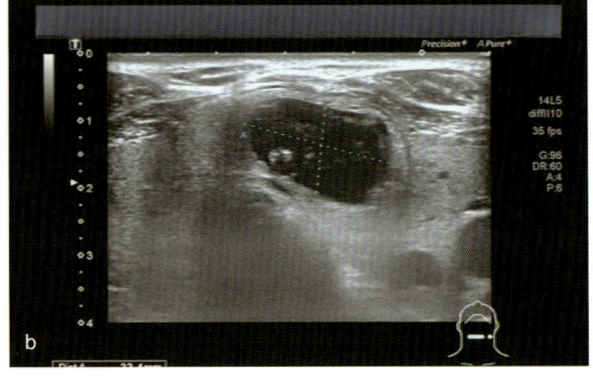

图 5-58　病例 46：逐年缩小的僵尸结节

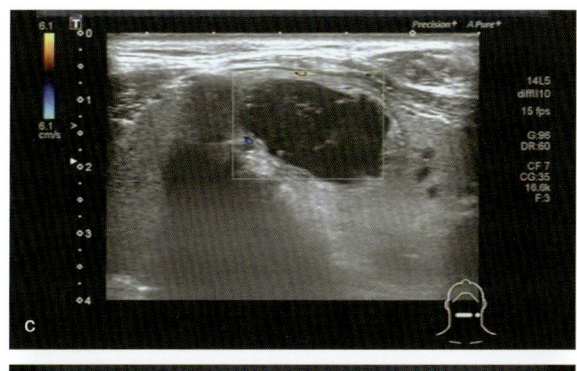
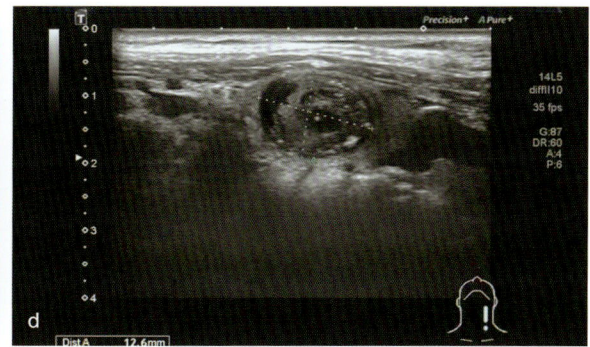
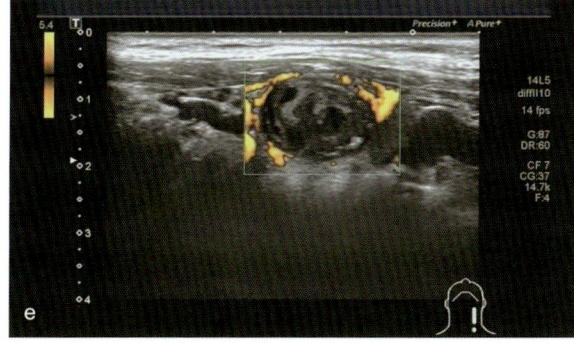

图 5-58（续） 病例 46：逐年缩小的僵尸结节

病例 47

周边见环状血流的僵尸结节

患者，女性，43 岁，既往无甲状腺结节病史。实验室检查无殊，甲状腺功能标志物均在正常范围内。常规灰阶超声示甲状腺右叶中下部见 0.7 cm × 0.5 cm 低回声实质不均质团块（图 5-59a、b），边界清，形态规则，内见细点状强回声，后无明显声影，CDFI 示病灶内显示点状彩色血流信号（图 5-59c），放大显示周边见环状彩色血流信号（图 5-59d）。考虑甲状腺右叶僵尸结节，TIRADS 3 级。

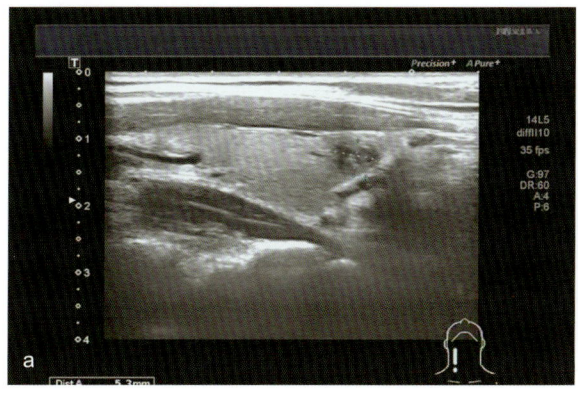
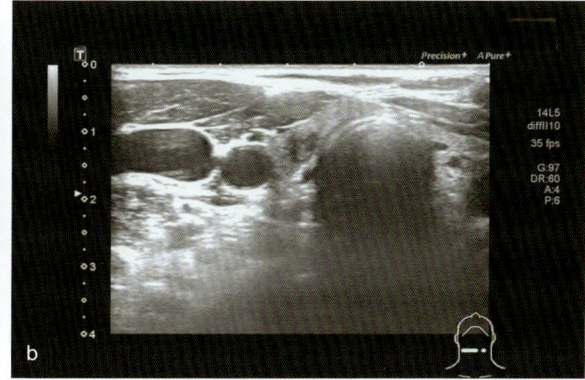

图 5-59 病例 47：周边见环状血流的僵尸结节

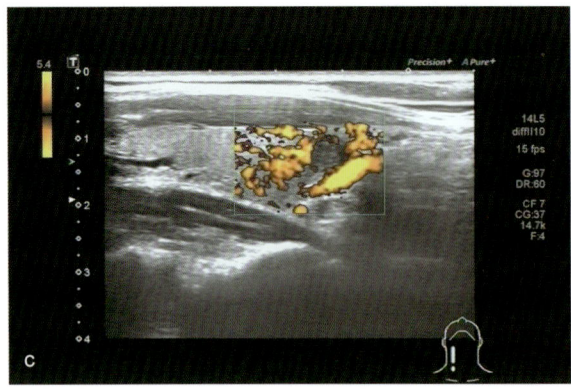
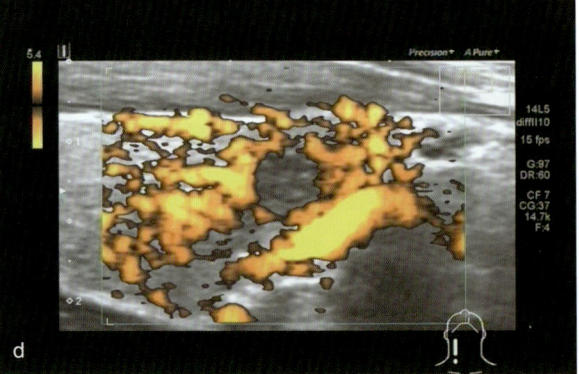

图 5-59（续） 病例 47：周边见环状血流的僵尸结节

病例 48

超声造影呈"乏血供"甲状腺僵尸结节

患者，男性，54 岁，既往无甲状腺结节病史。实验室检查无殊，甲状腺功能标志物均在正常范围内。常规灰阶超声示甲状腺左叶中部见 1.3 cm × 0.7 cm 低回声实质不均质团块（图 5-60a、b），边界不清，形态不规则，CDFI 示病灶内未见明显彩色血流信号（图 5-60c）。CEUS 显示甲状腺左叶中部低回声病灶于注射超声造影剂 SonoVue^{TM} 2 mL 后第 10 秒开始增强，病灶内仅见少量造影剂进入（图 5-60d），与周边甲状腺实质同步增强，同步减退（图 5-60e），未增强区大小约 1.3 cm × 0.8 cm（视频 5-7）。考虑甲状腺左叶僵尸结节伴钙化可能，TIRADS 4A 级。

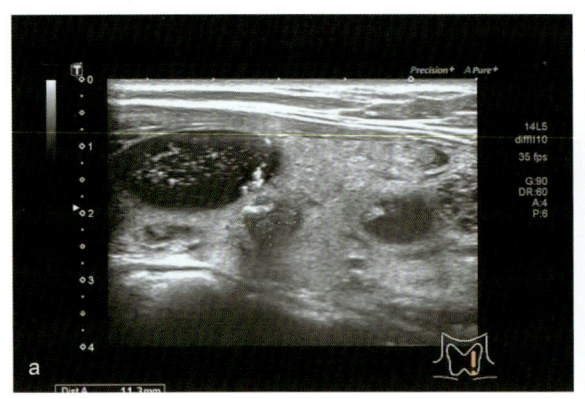
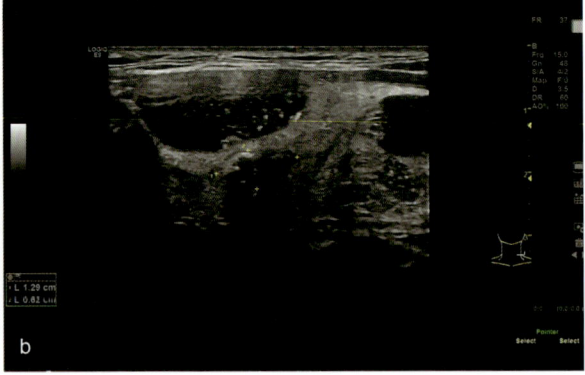

图 5-60 病例 48：超声造影呈"乏血供"甲状腺僵尸结节

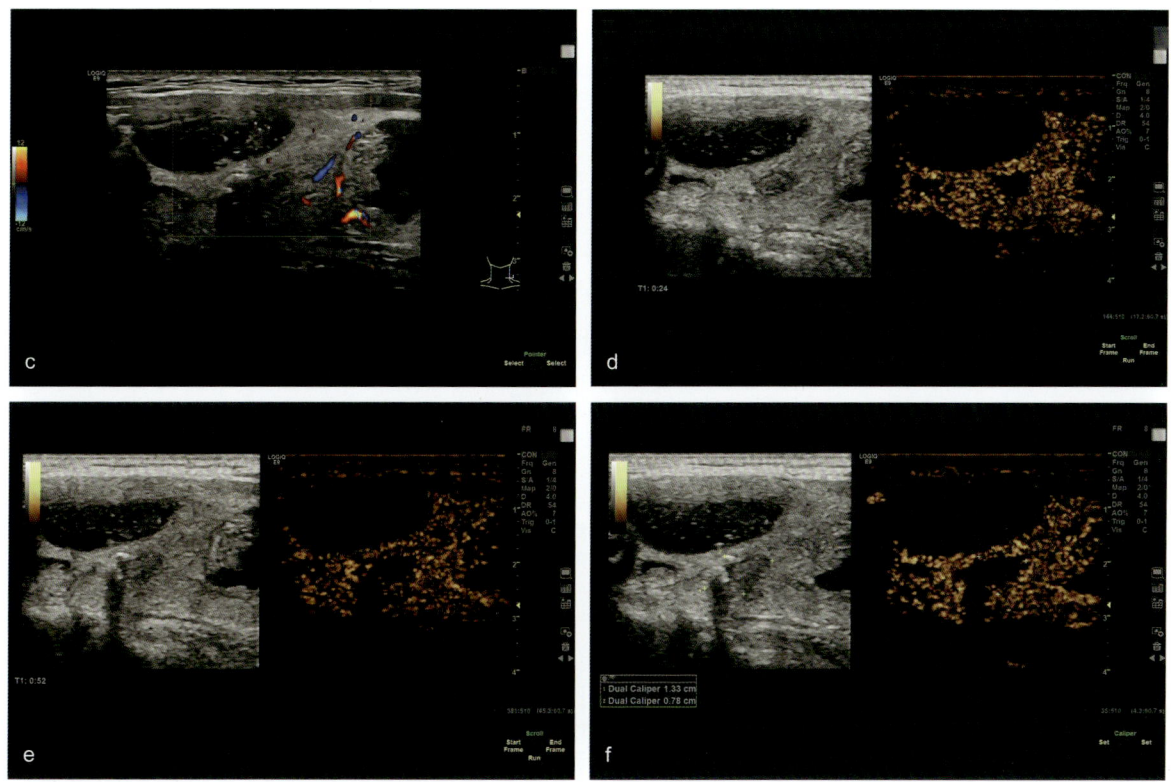

图 5-60（续） 病例 48：超声造影呈"乏血供"甲状腺僵尸结节

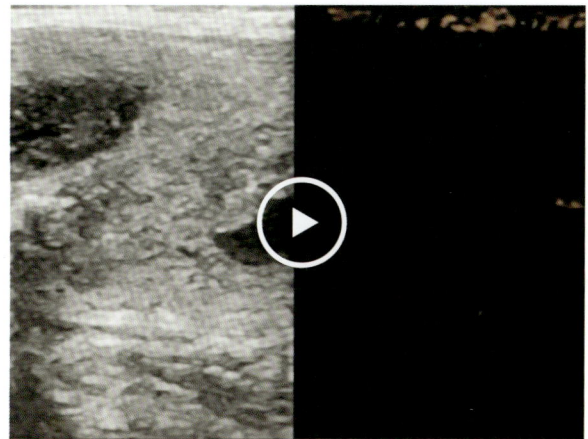

视频 5-7 超声造影呈"乏血供"甲状腺僵尸结节

病例 49

超声造影呈"无血供"甲状腺僵尸结节 1

患者，男性，54 岁，既往无甲状腺结节病史。实验室检查无殊，甲状腺功能标志物均在正常范围内。常规灰阶超声示甲状腺左叶中部见 0.6 cm×0.6 cm 低回声实质不均质团块（图 5-61a），边界不清，形态不规则，CDFI 示病灶内未见明显彩色血流信号（图 5-61b、c）。弹性成像显示病灶较周边甲状腺组织较硬（图 5-61d）。CEUS 显示甲状腺左叶中部低回声病灶于注射超声造影剂 SonoVue™ 2 mL 后第 12 秒开始增强，病灶内仅见少量造影剂进入（图 5-61e、f，视频 5-8），与周边甲状腺实质同步增强，同步减退（图 5-61g、h）。考虑甲状腺左叶僵尸结节伴钙化可能，TIRADS 4A 级。

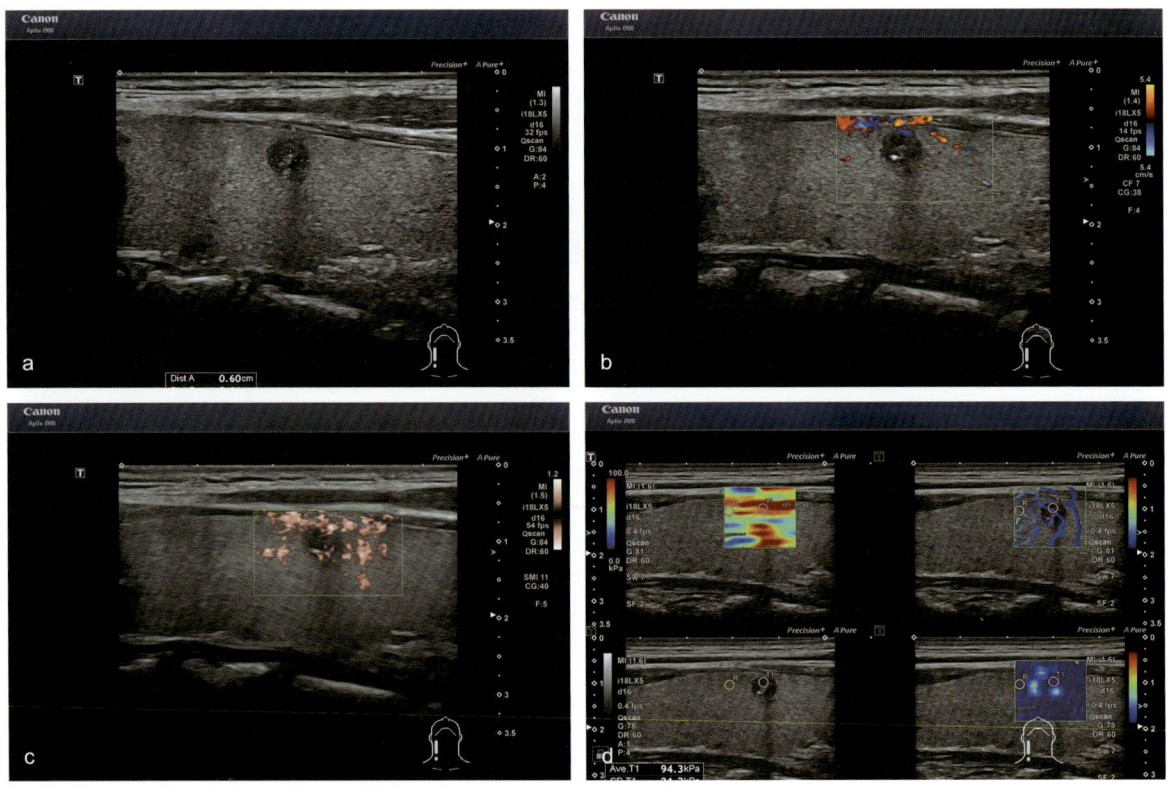

图 5-61 病例 49：超声造影呈"无血供"甲状腺僵尸结节 1

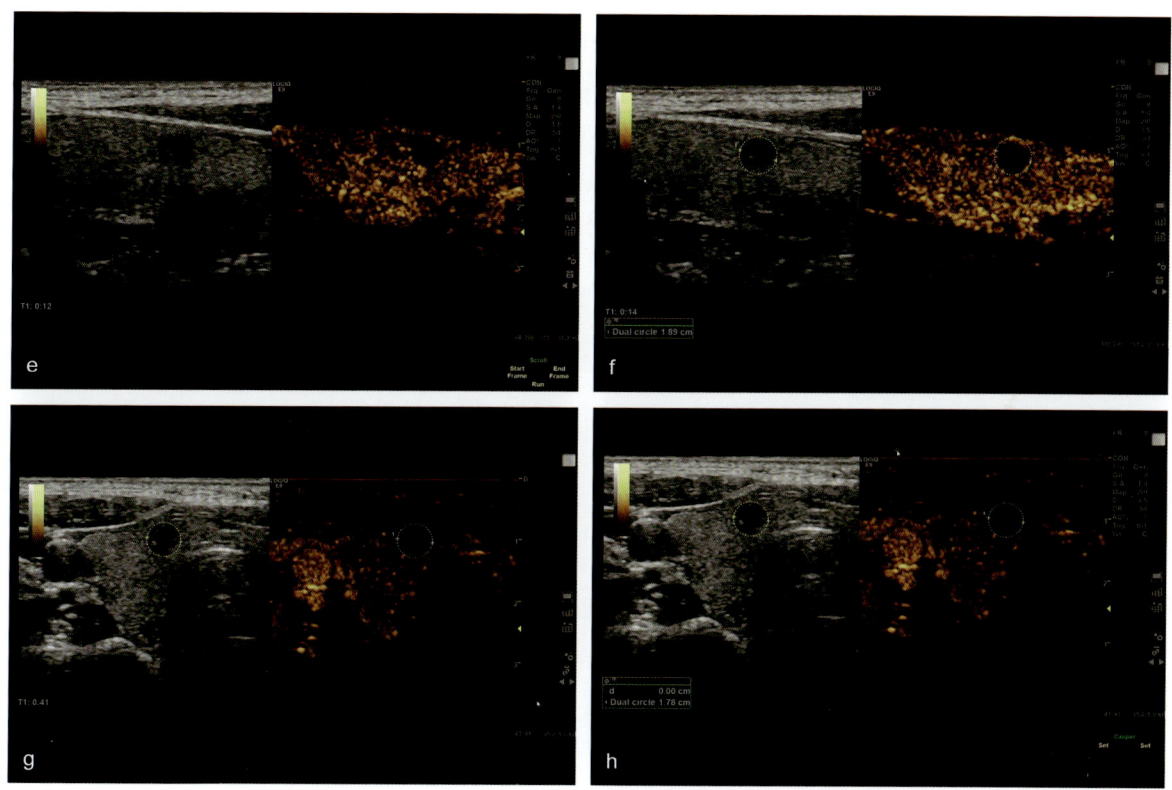

图 5-61（续） 病例 49：超声造影呈"无血供"甲状腺僵尸结节 1

视频 5-8 超声造影呈"无血供"甲状腺僵尸结节 1

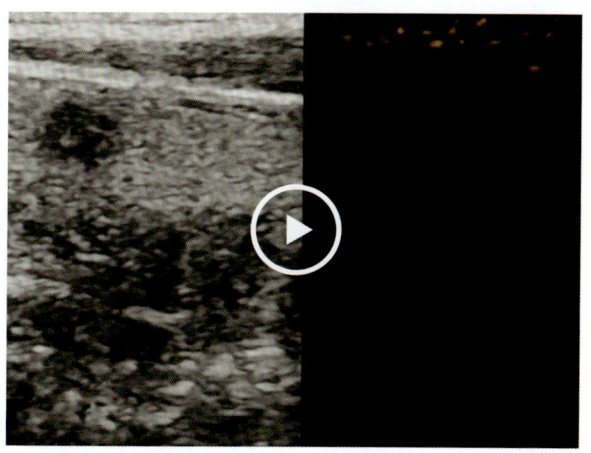

病例 50

超声造影呈"无血供"甲状腺僵尸结节 2

患者，女性，61 岁，既往无甲状腺结节病史。实验室检查无殊，甲状腺功能标志物均在正常范围内。常规灰阶超声示甲状腺左叶中下部见 0.6 cm × 0.6 cm 低回声实质不均质团块（图 5-62a），边界不清，形态不规则，CDFI 示病灶内未见明显彩色血流信号。CEUS 显示甲状腺左叶中下部低回声病灶于注射超声造影剂 SonoVue™ 2 mL 后始终未见明显增强（图 5-62b、图 5-62c，视频 5-9）。考虑甲状腺左叶僵尸结节伴钙化可能，TIRADS 4A 级。

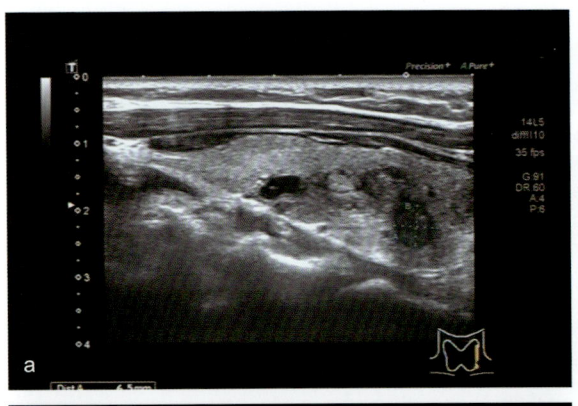
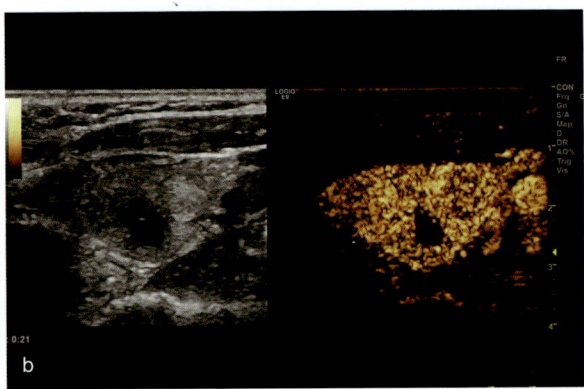
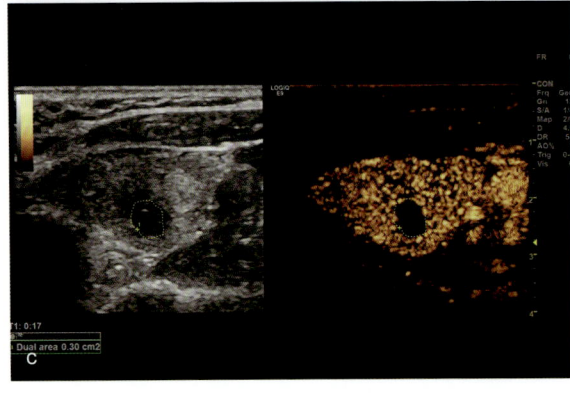

图 5-62 病例 50：超声造影呈"无血供"甲状腺僵尸结节 2

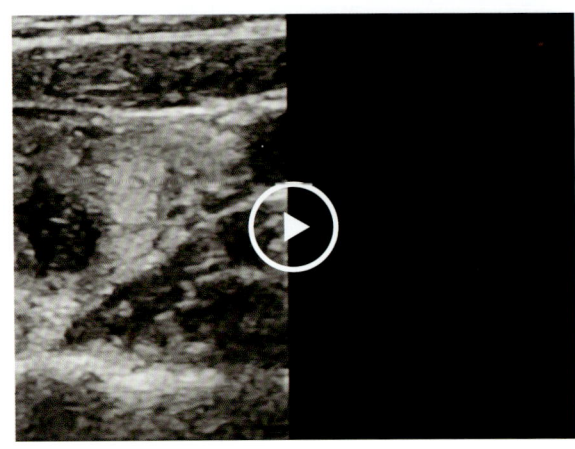

视频 5-9 超声造影呈"无血供"甲状腺僵尸结节 2

病例 51

超声造影呈"无血供"甲状腺僵尸结节 3

患者,男性,43 岁,既往无甲状腺结节病史。实验室检查无殊,甲状腺功能标志物均在正常范围内。常规灰阶超声示甲状腺左叶下极见 0.6 cm × 0.5 cm 低回声实质不均质团块(图 5-63a、b),边界不清,形态不规则,内见点状强回声,后无明显声影,CDFI 示病灶内未见明显彩色血流信号(图 5-63c、d)。CEUS 显示甲状腺左叶下极低回声病灶于注射超声造影剂 SonoVue™ 2 mL 后始终未见明显增强(图 5-63e、f,视频 5-10)。考虑甲状腺左叶僵尸结节伴钙化可能,TIRADS 4A 级。

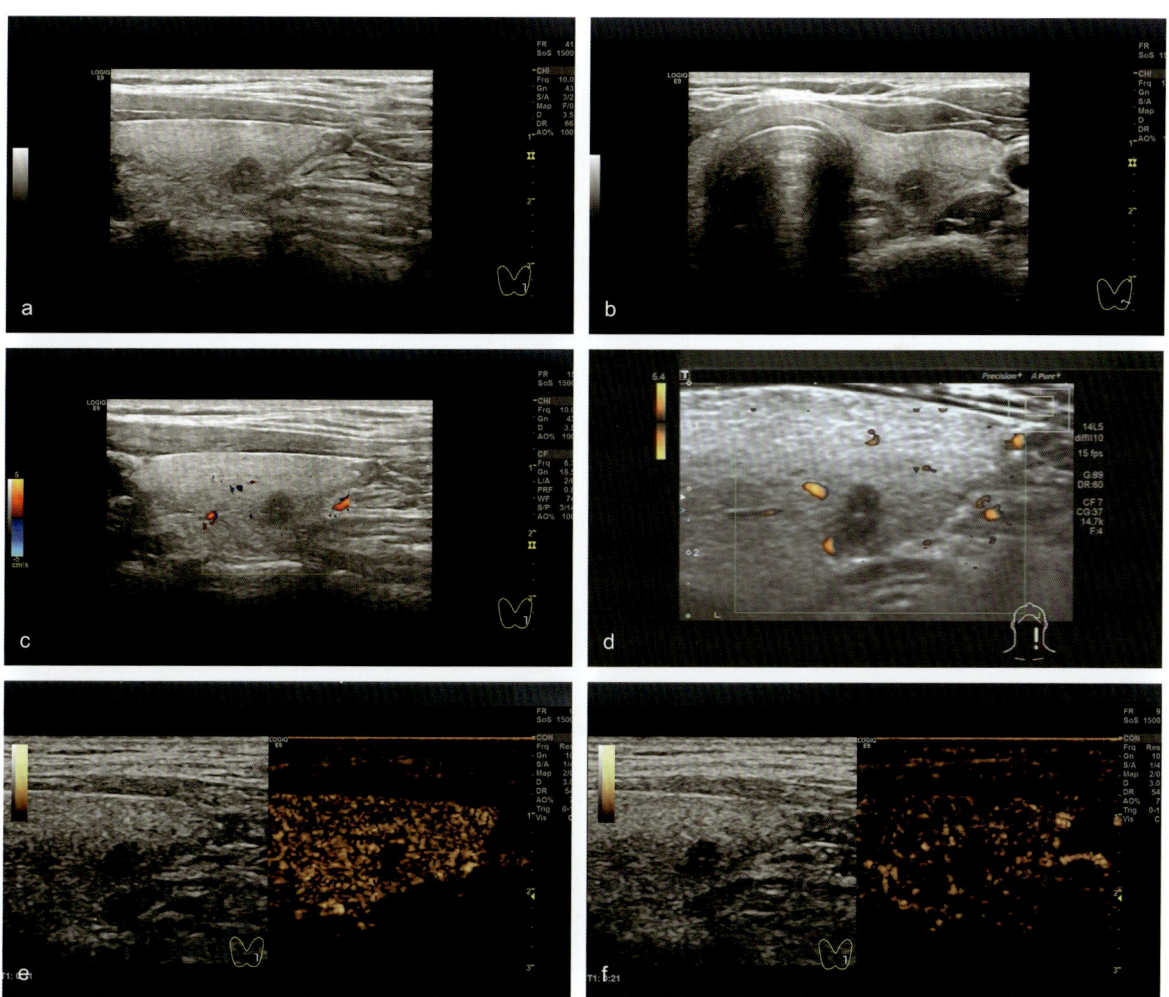

图 5-63 病例 51:超声造影呈"无血供"甲状腺僵尸结节 3

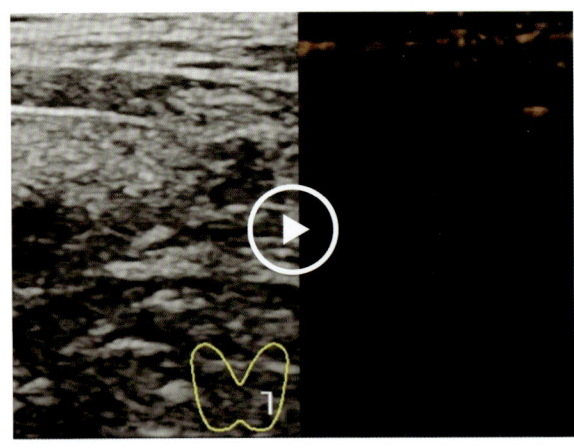

视频 5-10　超声造影呈"无血供"甲状腺僵尸结节 3

病例 52

逐年缩小的僵尸结节

患者，男性，68 岁，既往无甲状腺结节病史。实验室检查无殊，甲状腺功能标志物均在正常范围内。常规灰阶超声示甲状腺右叶见 3.0 cm×2.2 cm 囊实性不均质团块（图 5-64a），边界清，形态规则，CDFI 示病灶内未见明显彩色血流信号。时隔 11 个月后复查，常规灰阶超声示甲状腺右叶近峡部见 0.9 cm×0.8 cm 囊实性团块（图 5-64b），边界清，形态规则，CDFI 示病灶内未见彩色血流信号。时隔两年后，常规灰阶超声示甲状腺右叶见 0.4 cm×0.5 cm 囊实性团块（图 5-64c），边界清，形态规则，CDFI 示病灶内未见明显彩色血流信号（图 5-64d）。考虑甲状腺右叶僵尸结节伴钙化可能，TIRADS 4A 级。

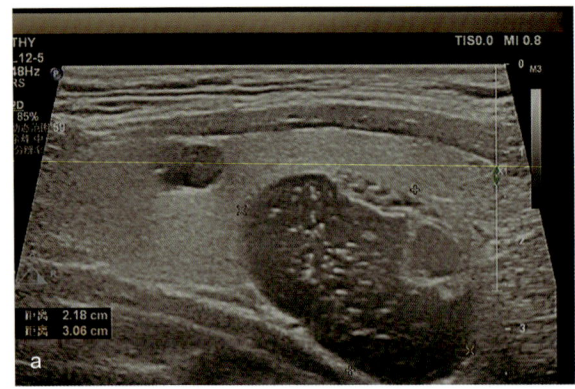
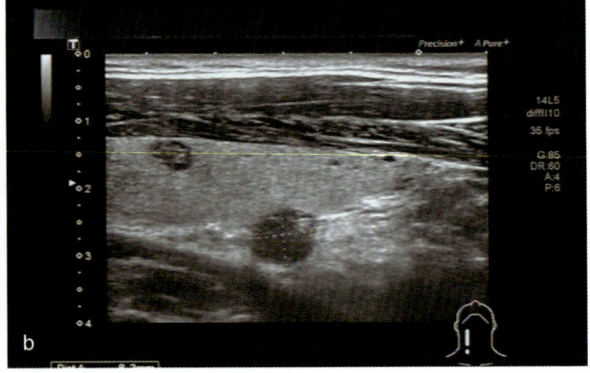

图 5-64　病例 52：逐年缩小的僵尸结节

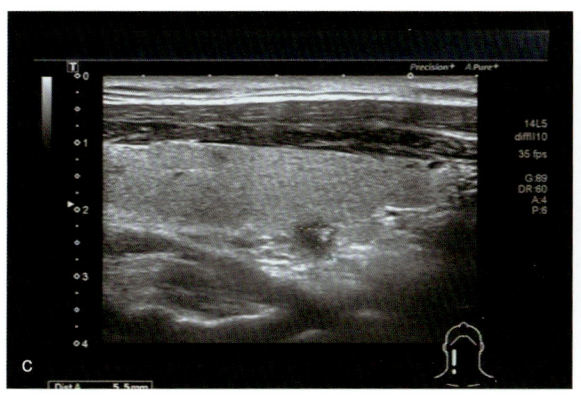
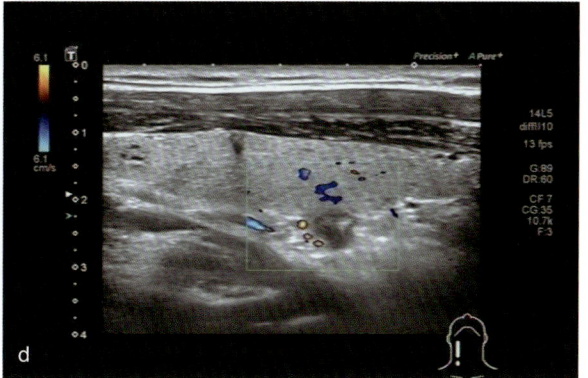

图 5-64（续） 病例 52：逐年缩小的僵尸结节

病例 53

囊液逐年吸收的僵尸结节

患者，女性，67 岁，既往无甲状腺结节病史。实验室检查无殊，甲状腺功能标志物均在正常范围内。常规灰阶超声示甲状腺右叶见 3.9 cm×2.5 cm 囊实性不均质团块（图 5-65a），边界清，形态规则，CDFI 示病灶内见点状彩色血流信号（图 5-65b）。时隔 4 年后复查，常规灰阶超声示甲状腺右叶见 1.4 cm×0.8 cm 囊实性团块（图 5-65c），边界清，形态规则，CDFI 示病灶内见少量彩色血流信号（图 5-65d）。考虑甲状腺右叶僵尸结节伴钙化可能，TIRADS 4A 级。

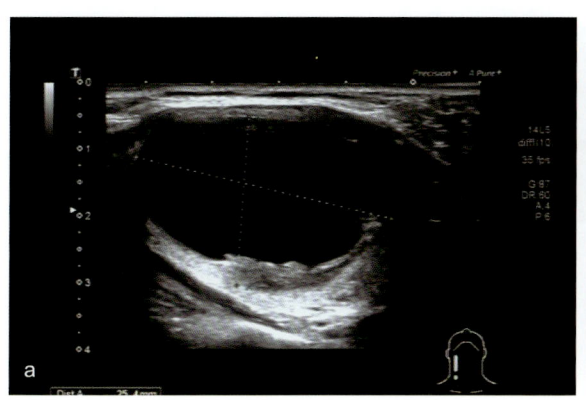
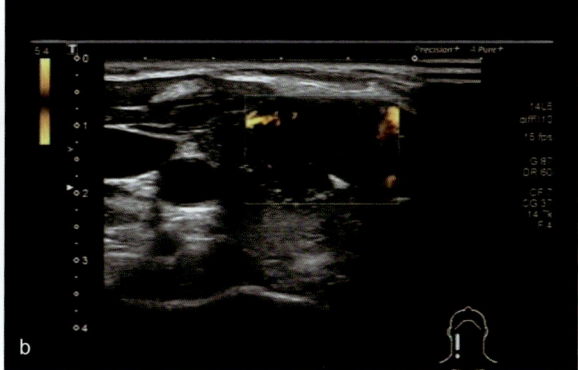

图 5-65 病例 53：囊液逐年吸收的僵尸结节

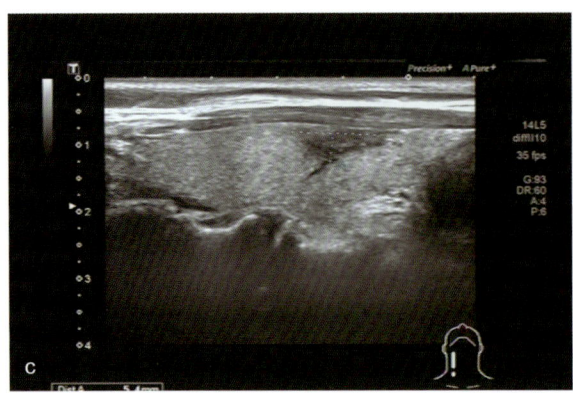
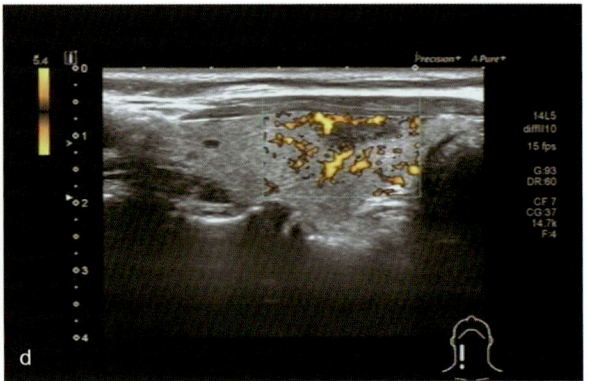

图 5-65（续） 病例 53：囊液逐年吸收的僵尸结节

病例 54

伴多发钙化的僵尸结节

患者，男性，43 岁，既往无甲状腺结节病史。实验室检查无殊，甲状腺功能标志物均在正常范围内。常规灰阶超声示甲状腺右叶下极见 1.0 cm × 0.8 cm 低回声实质不均质团块（图 5-66a、b），边界不清，形态不规则，内见点状强回声，后无明显声影，CDFI 示病灶内未见明显彩色血流信号（图 5-66c）。考虑甲状腺右叶僵尸结节伴钙化可能，TIRADS 4A 级。

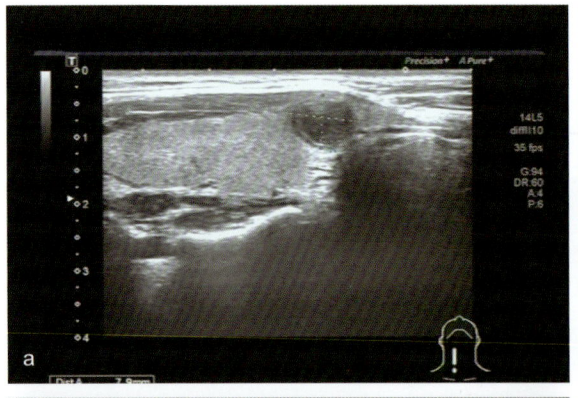
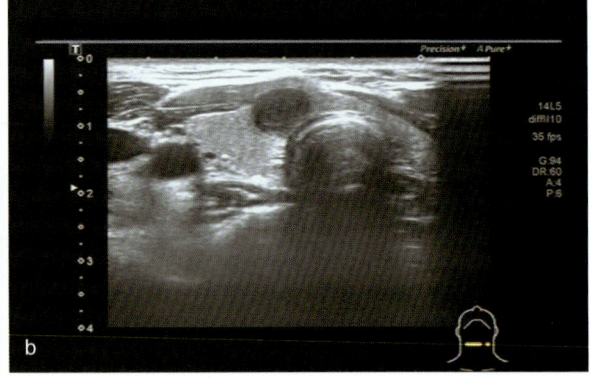
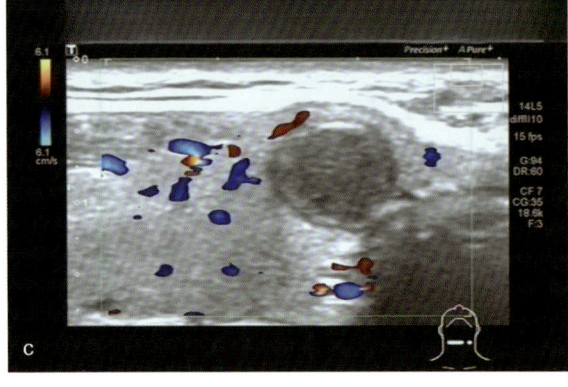

图 5-66 病例 54：伴多发钙化的僵尸结节

（董怡　程娟　王文平）

参考文献

[1] Orloff L A, Noel J E, Stack B J, et al. Radiofrequency ablation and related ultrasound-guided ablation technologies for treatment of benign and malignant thyroid disease: An international multidisciplinary consensus statement of the American Head and Neck Society Endocrine Surgery Section with the Asia Pacific Society of Thyroid Surgery, Associazione Medici Endocrinologi, British Association of Endocrine and Thyroid Surgeons, European Thyroid Association, Italian Society of Endocrine Surgery Units, Korean Society of Thyroid Radiology, Latin American Thyroid Society, and Thyroid Nodules Therapies Association[J]. Head Neck, 2022, 44(3):633-660.

[2] Ha E J, Baek J H, Che Y, et al. Radiofrequency ablation of benign thyroid nodules: recommendations from the Asian Conference on Tumor Ablation Task Force[J]. Ultrasonography, 2021, 40(1):75-82.

[3] 中国医师协会介入医师分会超声介入专业委员会，中国医师协会介入医师分会肿瘤消融治疗专业委员会，中国抗癌协会肿瘤消融治疗专业委员会，等．甲状腺良性结节解剖位置分类与热消融风险防控专家共识[J]．中华医学超声杂志（电子版），2020, 17(1):6-10.

[4] Dobnig H, Zechmann W, Hermann M, et al. Radiofrequency ablation of thyroid nodules:"Good Clinical Practice Recommendations" for Austria: An interdisciplinary statement from the following professional associations: Austrian Thyroid Association (ÖSDG), Austrian Society for Nuclear Medicine and Molecular Imaging (OGNMB), Austrian Society for Endocrinology and Metabolism (ÖGES), Surgical Endocrinology Working Group (ACE) of the Austrian Surgical Society (OEGCH)[J]. Wien Med Wochenschr, 2020, 170(1-2):6-14.

[5] Papini E, Monpeyssen H, Frasoldati A, et al. 2020 European Thyroid Association clinical practice guideline for the use of image-guided ablation in benign thyroid nodules[J]. Eur Thyroid J, 2020, 9(4):172-185.

[6] Xu D, Ge M, Yang A, et al. Expert consensus workshop report: Guidelines for thermal ablation of thyroid tumors (2019 edition)[J]. J Cancer Res Ther, 2020, 16(5):960-966.

[7] 中国医师协会超声医师分会．甲状腺微小乳头状癌热消融诊疗指征专家共识[J]．中华医学超声杂志（电子版），2019, 16(8):571-574.

[8] Mauri G, Pacella C M, Papini E, et al. Image-guided thyroid ablation: Proposal for standardization of terminology and reporting criteria[J]. Thyroid, 2019, 29(5):611-618.

[9] 中国医师协会甲状腺肿瘤消融治疗技术专家组，中国抗癌协会甲状腺癌专业委员会，中国医师协会介入医师分会超声介入专业委员会，等．甲状腺良性结节、微小癌及颈部转移性淋巴结热消融治疗专家共识（2018版）[J]．中国肿瘤，2018, 27(10):768-773.

[10] Kim J H, Baek J H, Lim H K, et al. 2017 Thyroid radiofrequency ablation guideline: Korean Society of Thyroid Radiology[J]. Korean J Radiol, 2018, 19(4):632-655.

[11] 范晴敏，董凤林，杨雅静，等．超声在慢性淋巴细胞性甲状腺炎背景下的结节诊断中的价值[J]．中华医学超声杂志（电子版），2020, 17(01):22-28.

[12] 施帅楠，刘凌晓，左丹，等．超声造影在甲状腺结节微波消融前后的应用价值[J]．复旦学报（医学版），2022, 49(1):10-15.

[13] 中国抗癌协会肿瘤消融治疗专业委员会，中国临床肿瘤学会（CSCO）肿瘤消融专家委员会，中国医师协会介入医师分会肿瘤消融专业委员会，等．甲状腺乳头状癌热消融治疗专家共识（2024版）[J]．中华内科杂志，2024, 63(4):355-364.

[14] 中国医师协会介入医师分会超声介入专业委员会．超声引导下甲状腺结节及颈部淋巴结穿刺专家共识（2023版）[J]．中华内科杂志，2024, 63(6):550-559.

第六章
动态超声造影定量分析技术在甲状腺肿瘤诊断及微创消融中的应用

随着甲状腺项目在体检中的普及，甲状腺结节检出率增高。在所有甲状腺结节患者中，约有10%是恶性，其中90%是分化良好的甲状腺乳头状癌，预后良好。常规超声是目前筛查和诊断甲状腺疾病的首选影像学检查方法，但仅依靠灰阶图像不足以全面评估疾病的全貌，尤其在甲状腺良恶性结节鉴别、甲状腺穿刺活检前病灶定位、消融治疗术后疗效评估等情况，病灶内部的微循环灌注信息也很重要。

超声造影（CEUS）技术通过注射超声造影剂，利用造影剂微泡产生散射和谐波信号，增强成像对比，提高超声诊断的分辨力，可有效地评估甲状腺结节微血管灌注情况和血流动力学改变，有助于在消融治疗前获取更准确、可重复评估的信息。根据欧洲生物医学超声学会联盟（EFSUMB）发布的最新指南，CEUS低增强是诊断甲状腺恶性结节的最有价值的征象，敏感性为82%，特异性为85%，准确性为84%。然而恶性结节由于其存在不规则且分布杂乱的新生血管，管壁薄、分化差，内皮细胞间连结松散，动静脉分流多，形态多样且粗细不等，导致灌注模式混杂，增强程度、造影剂分布均匀性各异。与此同时，应用CEUS定性评估甲状腺结节的灌注时，其准确性和可靠性有赖于操作者的视觉判断和经验丰富程度，限制了CEUS在临床诊疗中的广泛应用。

动态超声造影（DCE-US）定量分析技术基于超声造影图像，在注射超声造影剂之后，从动脉早期（5~10秒）到静脉晚期（5分钟）进行动态连续成像，获取定量灌注参数，如造影剂开始时间、峰值时间、峰值强度和曲线下面积，可用于可重复地、动态地评估甲状腺结节的微血管灌注，评估肿瘤和正常组织中的微血管化、新血管生成分流、坏死和治疗效果，还可观察到病变的流入和流出，从而鉴别甲状腺良性病变和恶性病变。DCE-US定量分析技术的优势还在于操作简便，不依赖于操作者的经验和手法，在一定程度上弥补了CEUS的不足。

一、DCE-US 操作流程

超声造影成像（如灌注、增强、消退）可保存为一个短视频，时长可为10秒至3分钟，视频存储在PACS（图片存档和通信系统）中。当进行动态超声造影定量分析时，将造影视频导出为 DICOM 格式至外部计算机中。

VueBox®（Bracco 公司，意大利）是一款外部离线的 CEUS 灌注定量分析软件，可以动态观察和分析 DICOM 格式的超声造影视频。首先同步灰阶图像和 CEUS 图像，在可疑病灶和周围甲状腺实质区域分别手动放置感兴趣区（ROI），尽可能保持 2 个 ROI 的形状、大小和放置深度相同。灌注分析的结果以使用伪彩色、图形和数值的彩色编码图的形式呈现。高灌注显示为红色和黄色，而低灌注显示为绿色和蓝色。对时间-强度曲线（time-intensity curves，TIC）进行了拟合和线性化（图 6-1），其显示了 ROI 中的平均强度作为时间的函数。经过 TIC 曲线拟合，当拟合优度大于 75% 时，所获取的定量参数结果被认为是可信的。

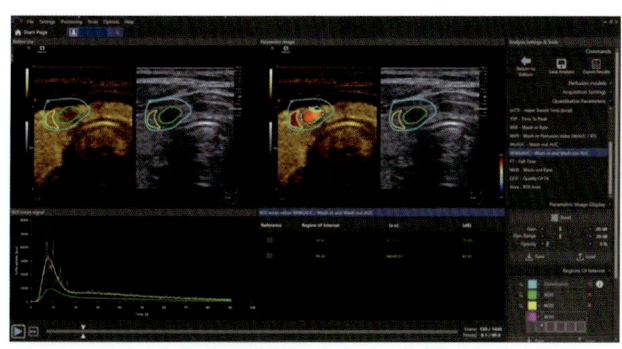

图 6-1　VueBox® 动态超声造影定量分析甲状腺结节灌注信息

VueBox® 软件自动计算获得各血流灌注参数均值，以 Excel 表格形式导出。获取的 DCE-US 定量参数包括：峰值强度（peak enhancement，PE）、流入相比率（wash-in rate，WiR）、流出相比率（wash-out rate，WoR）、流入相曲线下面积（wash-in area under the curve，WiAUC）、流出相曲线下面积（wash-out AUC，WoAUC）、流入相和流出相曲线下面积（wash-in and wash-out AUC，WiWoAUC）、上升时间（rise time，RT）、流入相灌注指数（wash-in perfusion index，WiPI）、平均渡越时间（mean transit time，mTT）、达峰时间（time to peak，TTP）、下降时间（fall time，FT）。

二、DCE-US 在鉴别良恶性甲状腺肿瘤中的应用

CEUS 定量分析软件可详细评估甲状腺 CEUS 特征，MeanLin 代表一定时间内造影剂在结节内的平均剂量，WiAUC、WoAUC、WiWoAUC 则可从局部到整体反映结节内部微血管灌注情况，WiR 和 WoR 则反映结节内部微血管从造影剂灌注到廓清的全过程，以上定量参数均是鉴别诊断甲状腺结节良恶性的参考指标。拟合的 TIC 曲线更是为临床提供直观的诊断依据。据报道，DCE-US 分析甲状腺恶性结节结果显示 PE、WiPI、WiR、WoR、WiAUC、WoAUC、WiWoAUC 低于良性结节，RT、FT、TTP 晚于良性结节，即甲状腺恶性结节表现为缓慢地低增强。造成差异的原因可能与良性结节相比，癌组织内大量巨核细胞、间质纤维组织、淋巴细胞及浆细胞等替代了正常的滤泡细胞，导致微血管狭窄甚至闭塞，同时，癌组织的浸润生长破坏大量血管结构，导致造影剂灌注减少且缓慢。因此，DCE-US 定量分析技术有助于鉴别甲状腺结节的良恶性，有助于临床制订合理的治疗方案，具有较高临床意义。

三、DCE-US 在甲状腺微小癌中的应用

甲状腺癌≤1 cm 时称为甲状腺微小癌，其病理类型多为甲状腺乳头状癌，预后较好。但亦有部分微小癌具有侵袭性，发生颈部淋巴结和远处器官转移。与较大的结节相比，最大径≤1 cm 的甲状腺结节内部可能缺乏新生血管，或存在不同直径和形状的血管，因此甲状腺结节的大小可能引起多样的灌注表现。由于 CEUS 定性分析时受到视觉分辨力及操作者主观因素干扰，对于最大径≤1 cm 的甲状腺结节，则操作者时常肉眼无法判断结节内部 CEUS 增强程度。此时，DCE-US 技术可提供更多定量、准确、客观的信息（图 6-2）。据研究报道，甲状腺微小癌的 PE、WiWoAUC 低于周围正常组织，甲状腺微小癌具有较小的 FT、TTP、RT，而对于富血供的甲状腺微小癌，还可表现出较大的 WiR。

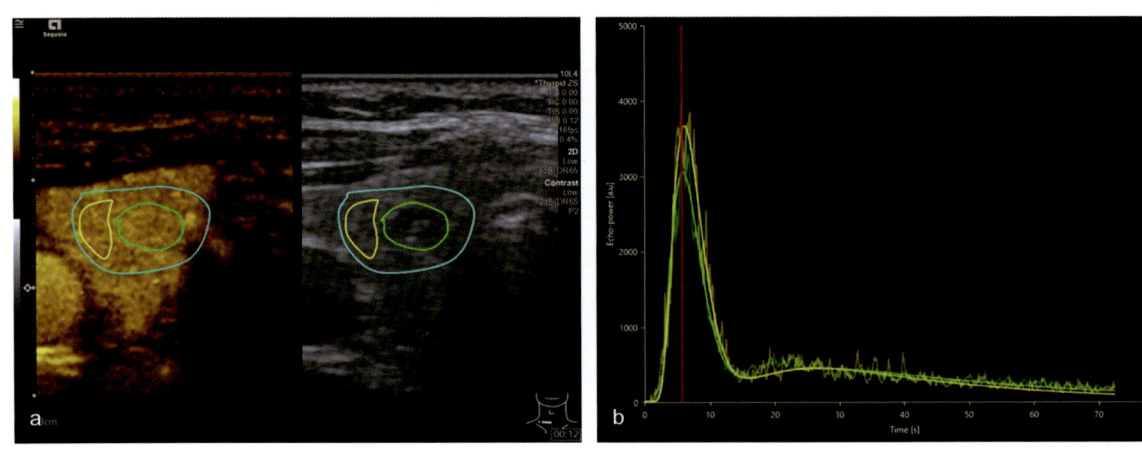

图 6-2　DCE-US 定量分析技术诊断甲状腺微小癌

超声造影示病灶呈等增强，在病灶内（绿色）和周围甲状腺实质（黄色）分别手动放置感兴趣区（图 6-2a）；对时间－强度曲线进行了拟合和线性化（图 6-2b）显示，病灶在造影动脉期达峰强度略低于周围甲状腺实质

四、DCE-US 在诊断甲状腺癌周围侵犯中的应用

甲状腺癌以颈部淋巴结转移最为常见，是影响患者预后的危险因素之一，伴有腺外侵犯的甲状腺癌具有侵袭性，若初次手术不彻底，将会增加复发风险，导致二次手术难度增加。具有侵袭性的甲状腺癌组织内新生血管增多，肿瘤细胞活跃，大量造影剂进入病灶内部，但由于新生血管形态杂乱、直径各异。据报道，癌结节直径越大，肿瘤更容易侵入微血管发生淋巴结转移。当甲状腺癌患者出现淋巴结转移，癌灶边缘区的微血管密度和血流速度相对较高，血管数目增多，边缘区 PE 高于无淋巴结转移患者。另有研究显示，DCE-US 定量参数 WiR、mTT 是预测甲状腺癌周围侵犯的独立影响因素，PE 和 TTP 与甲状腺癌生物学行为具有相关性，包括结节直径、淋巴结转移、腺外侵犯及微血管密度（microvessel density，MVD）计数均显著相关。为此，应用 DCE-US 辅助评估甲状腺癌生物学行为，对临床控制肿瘤进展、改善患者预

后具有重要意义。

五、DCE-US 在甲状腺肿瘤微创消融中的应用

微创消融围手术期应用 DCE-US 对甲状腺目标结节进行动态、多参数的分析，评估结节内部的造影剂灌注模式，避开结节周边颈部血管、神经穿行区域，鉴别结节内部囊实性结构，有助于微创消融治疗前穿刺活检路径的选择、穿刺部位的精准定位，以及消融治疗策略的优化制订。尤其对于较小的结节（最大径≤1 cm），操作者肉眼容易误判结节内部 CEUS 增强程度，难以鉴别甲状腺结节的良恶性。甲状腺癌边缘的新生血管丰富，造影表现为高灌注，癌灶内部灌注低于边缘。总体上，甲状腺恶性病灶的增强程度低于良性病灶。为此，借助客观、直接的 DCE-US 定量分析技术手段则显得尤为重要，一方面提高甲状腺结节穿刺活检的阳性率，另一方面有助于甲状腺结节消融治疗前的全面评估，实现甲状腺结节单次完全消融。

甲状腺结节微波消融术后，消融区域由于气化的形成，表现为形态不规则的强回声区，常规超声难以辨别消融区域与周围正常组织的边界，更难以显示坏死组织范围，无法判断病灶消融是否完全，导致消融不彻底或者结节复发。在微创消融术后即刻行 CEUS 检查，尽管可通过判断消融区域有无增强可快速、准确地评价消融治疗的疗效，但在微创消融术后长期随访中，DCE-US 定量分析技术则发挥更重要的作用。消融术后建议进行早期（术后 3 个月）和中期（术后 6 个月和 12 个月）超声随访评估，DCE-US 定量分析技术可动态分析、对比多次随访中各个定量参数值的变化情况，反映消融灶的实际边界和体积变化。

六、总结与展望

综上所述，DCE-US 定量分析技术作为一种无创、简便、可重复的影像学检查方式，在一定程度上克服了 CEUS 对操作者的依赖性，可多参数定量分析甲状腺组织的灌注情况和血流动力学，在鉴别甲状腺良恶性肿瘤、辅助诊断甲状腺微小癌、监测随访甲状腺微创消融等应用中具有较高价值。但 DCE-US 定量分析技术目前缺乏统一的诊断标准，且无法凭借单一的参数进行诊断，需将多参数定量指标综合分析，以更全面、更准确地评估甲状腺疾病。随着超声造影技术和评估手段的进步，DCE-US 定量分析技术在临床实践和远程医疗的应用前景将愈发广泛和深入。

病例分享

纵横比异常、伴有钙化且超声造影呈低增强的甲状腺恶性肿瘤

患者，男性，37 岁，既往超声检查发现甲状腺左叶实质占位，故来我院行进一步检查。常规灰阶超声显示甲状腺左叶上极见 1.1 cm×0.9 cm 低回声实质团块，边界不清，形态不规则，纵横比＞1，内回声分布不均匀，见细点状强回声，后无明显声影（图 6-3a）。超微血

流成像显示病灶内见点状彩色血流信号（图 6-3b）。超声弹性成像显示，病灶内部弹性值较低（图 6-3c）。注射超声造影剂 SonoVue™ 2 mL 后，甲状腺左叶上极低回声病灶 10 秒开始增强，由周边开始，呈整体不均匀低增强，20 秒达峰值，峰值时强度低于周边，静脉期及延迟期始终呈低回声改变（图 6-3d、e）。显微造影显示病灶边缘存在少量微血管（图 6-3f）。甲状腺病灶（黄色曲线）和周围甲状腺组织（紫色曲线）的时间－强度曲线（TIC）显示，甲状腺病灶的增强程度始终低于周围组织（图 6-3g）。超声造影考虑该病灶为恶性肿瘤的可能大，TIRADS 4C 级。

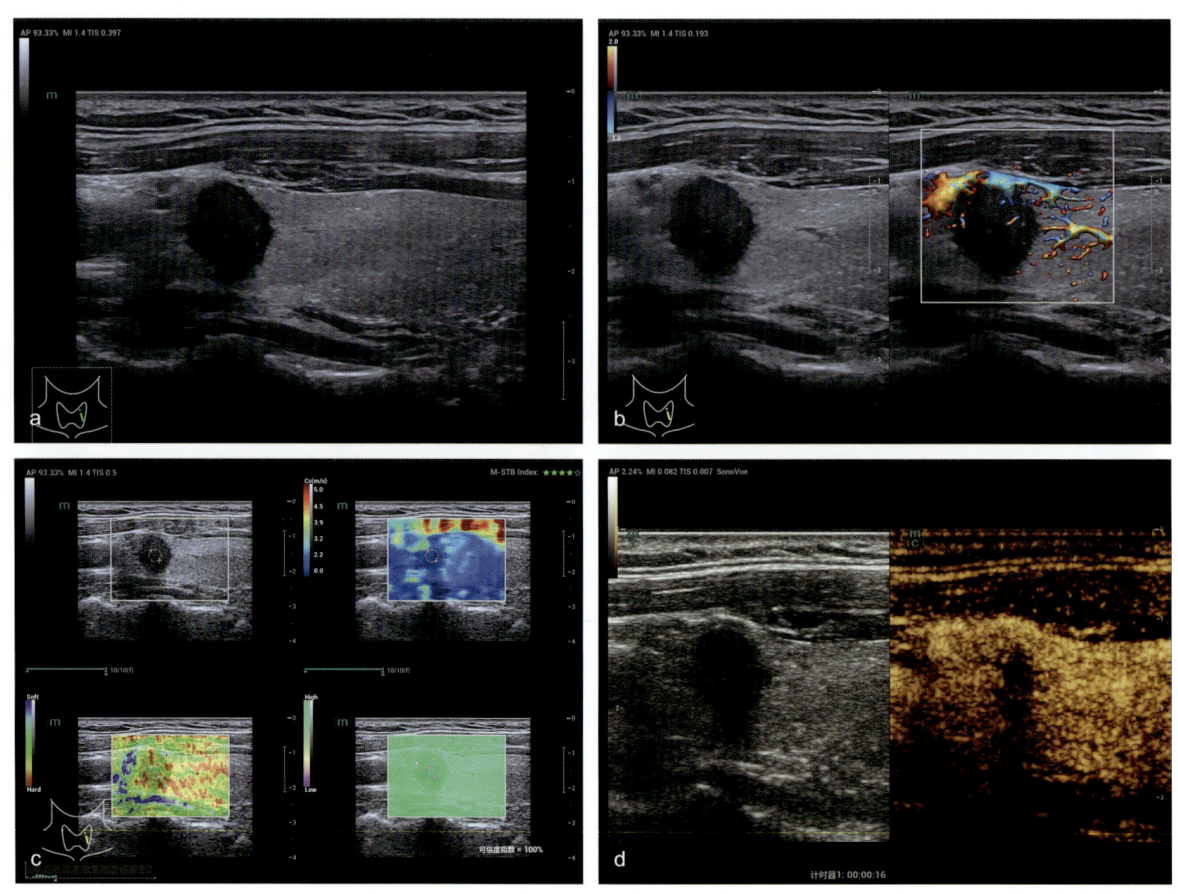

图 6-3　病例 1：纵横比异常、伴有钙化且超声造影呈低增强的甲状腺恶性肿瘤

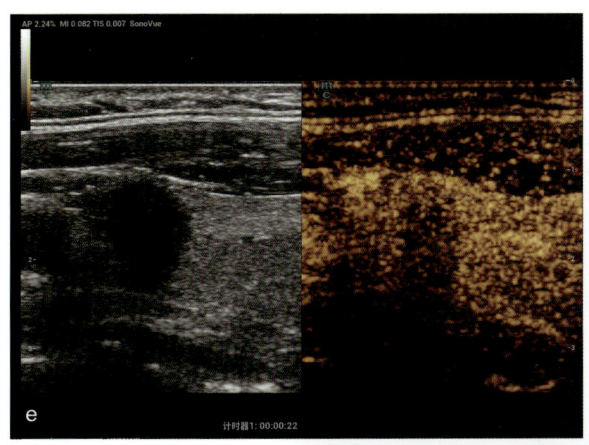
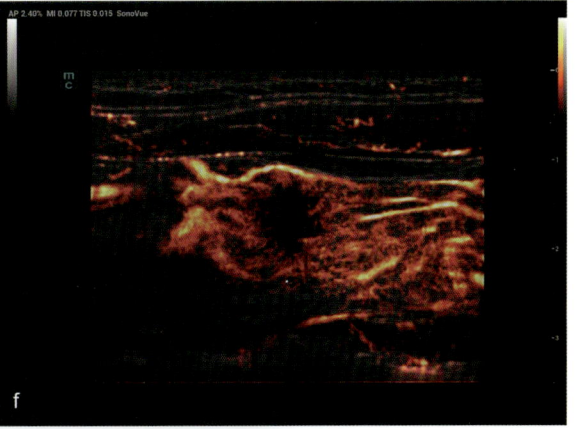
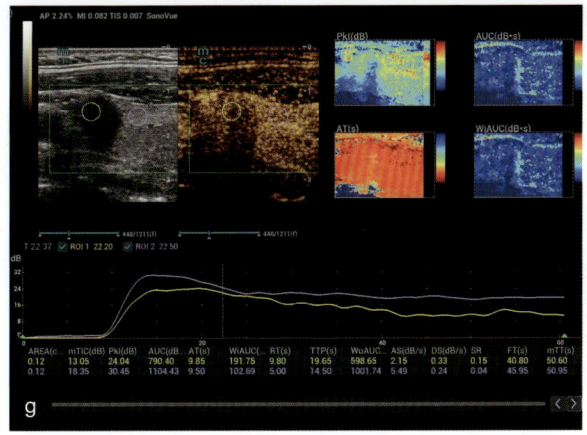

图 6-3（续） 病例 1：纵横比异常、伴有钙化且超声造影呈低增强的甲状腺恶性肿瘤

病例 ②

伴钙化及大片声影的甲状腺恶性肿瘤

患者，男性，61 岁，既往超声检查发现甲状腺右叶实质占位，故来我院行进一步检查。常规灰阶超声显示甲状腺右叶见 1.0 cm × 0.8 cm 低回声实质团块，边界不清，形态不规则，内回声分布不均匀，见细点状强回声及大片声影（图 6-4a）。超微血流成像显示病灶内未见彩色血流信号（图 6-4b）。注射超声造影剂 SonoVue™ 2 mL 后，甲状腺右叶低回声病灶仅在边缘出现少量增强，呈整体不均匀稍低增强，静脉期及延迟期始终呈低回声改变（图 6-4c、d）。甲状腺病灶（黄色曲线）和周围甲状腺组织（紫色曲线）的 TIC 显示，甲状腺病灶的增强程度始终低于周围组织（图 6-4e）。超声造影考虑该病灶为恶性肿瘤的可能大，TIRADS 4B 级。

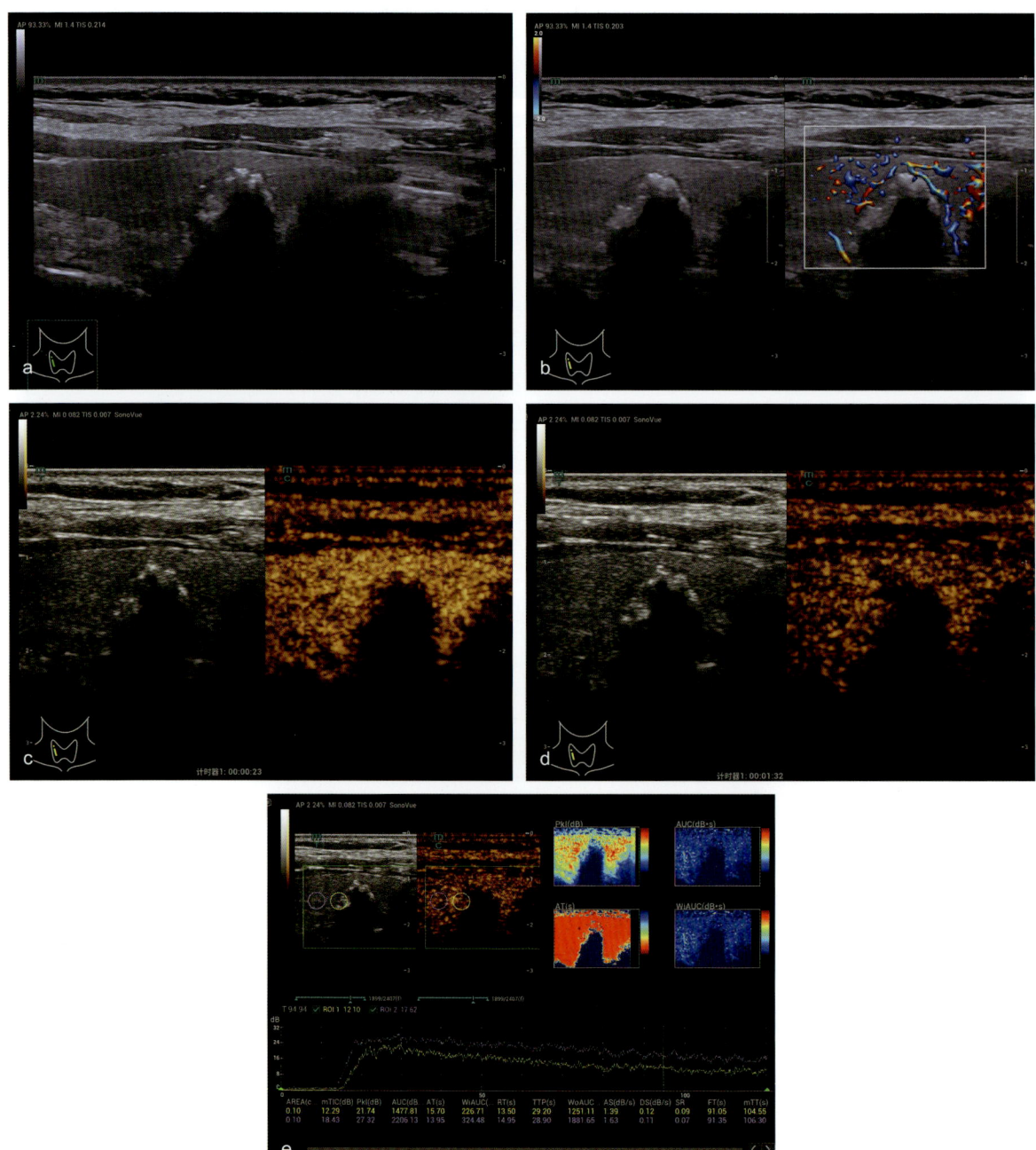

图 6-4 病例 2：伴钙化及大片声影的甲状腺恶性肿瘤

病例 3

伴颈部淋巴结转移、出现多发钙化的甲状腺恶性肿瘤

患者，男性，42岁，因颈部疼痛而至我院检查，既往无手术史。常规灰阶超声显示甲状腺左叶上极见 1.8 cm × 1.1 cm 低回声实质团块，边界不清，形态不规则，内回声分布不均匀，见多发细点状强回声，后无明显声影（图 6-5a），锐眼成像（HD Scope）下，钙化部分显示更加明显（图 6-5b）。另在左颈部见 1.9 cm × 1.0 cm 低回声实质团块，边界清，形态不规则，内回声分布不均匀（图 6-5c）。超微血流成像显示甲状腺及颈部低回声病灶内可见短线状彩色血流信号（图 6-5d、e）。注射超声造影剂 SonoVue™ 2 mL 后，甲状腺左叶上极低回声病灶 11 秒开始增强，呈整体不均匀低增强，24 秒呈等回声，静脉期及延迟期始终呈低回声改变（图 6-5f~h）。显微造影显示左颈部病灶内部存在少量血管（图 6-5i）。甲状腺病灶（黄色曲线）和周围甲状腺组织（紫色曲线）的 TIC 显示，甲状腺病灶的增强程度始终低于周围组织（图 6-5j）。超声造影考虑该病灶为恶性肿瘤的可能大，TIRADS 5 级。

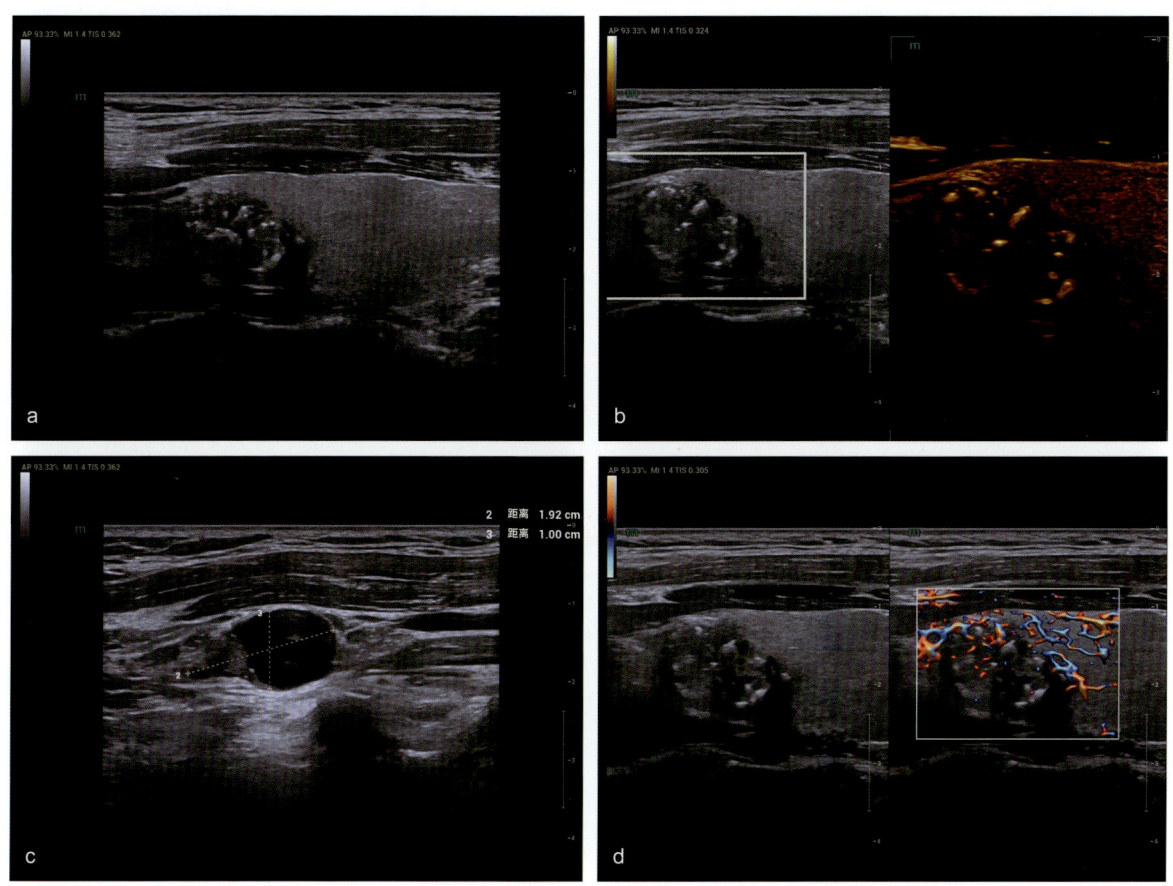

图 6-5　病例 3：伴颈部淋巴结转移、出现多发钙化的甲状腺恶性肿瘤

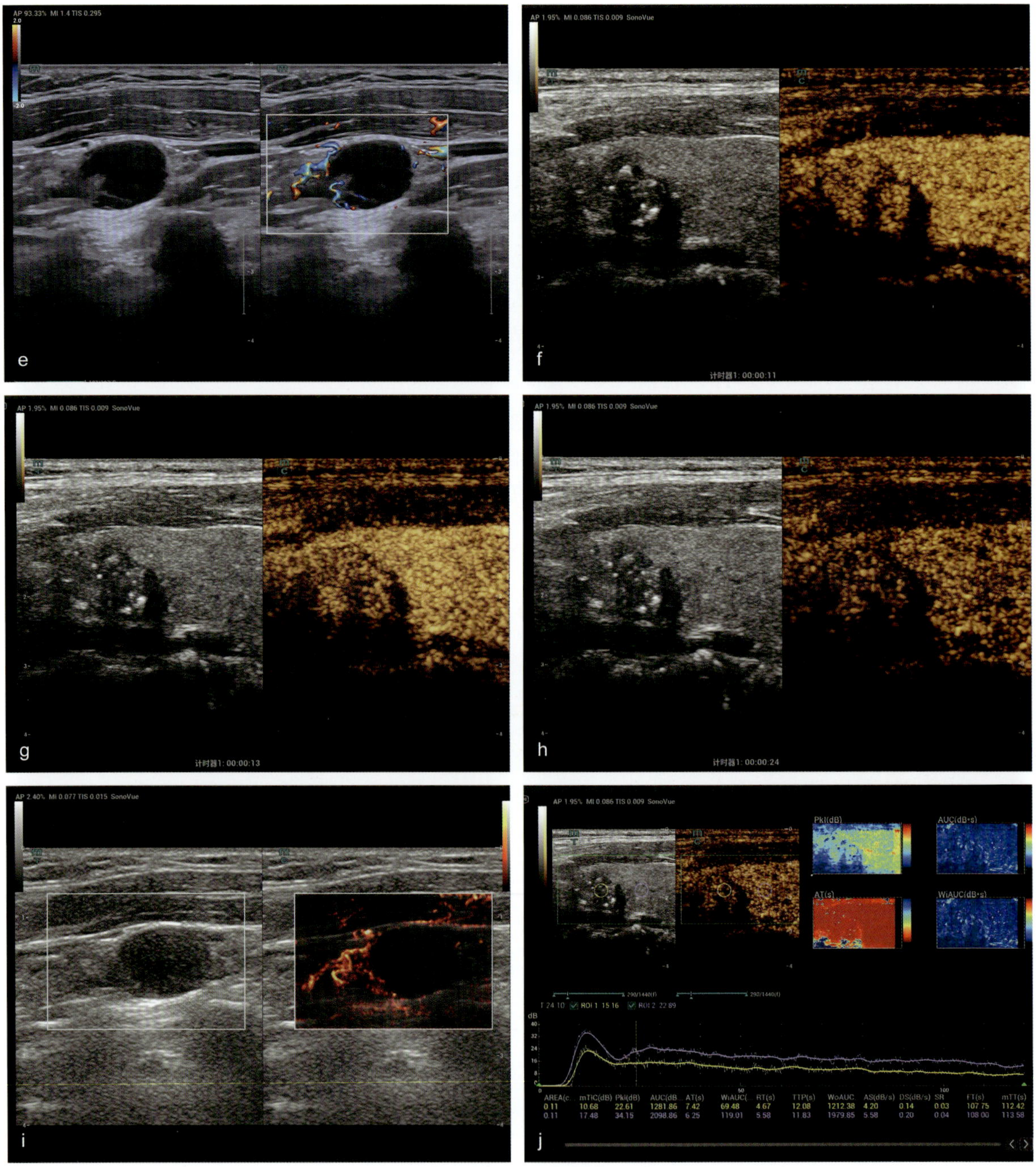

图 6-5（续） 病例 3：伴颈部淋巴结转移、出现多发钙化的甲状腺恶性肿瘤

病例 4

伴钙化的甲状腺峡部恶性肿瘤

患者,男性,69 岁,因体检发现甲状腺峡部实质占位而至我院行进一步检查。常规灰阶超声显示甲状腺峡部见 1.0 cm × 0.8 cm 低回声实质团块,边界不清,形态不规则,突出于包膜,内回声分布不均匀,见弧形强回声,后无明显声影(图 6-6a)。锐眼成像下,钙化部分显示更加明显,直径约 0.2 cm,峡部包膜连续性局部中断(图 6-6b)。超微血流成像显示病灶内未见彩色血流信号(图 6-6c)。注射超声造影剂 SonoVue™ 2 mL 后,甲状腺峡部低回声病灶 14 秒开始增强,呈整体不均匀低增强,静脉期及延迟期始终呈低回声改变(图 6-6d~f)。甲状腺病灶(黄色曲线)和周围甲状腺组织(紫色曲线)的 TIC 显示,甲状腺病灶的增强程度始终低于周围组织(图 6-6g)。超声造影考虑该病灶为恶性肿瘤的可能大,TIRADS 4B 级。

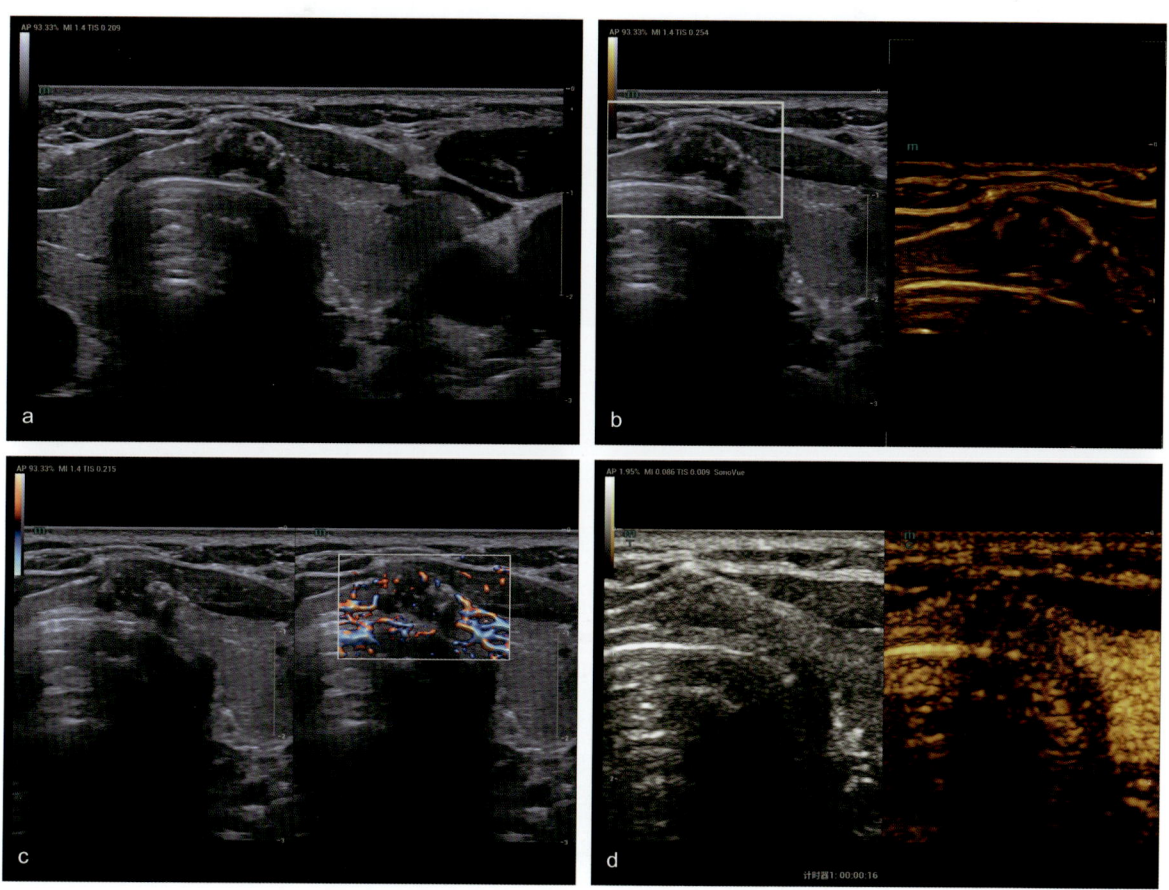

图 6-6　病例 4:伴钙化的甲状腺峡部恶性肿瘤

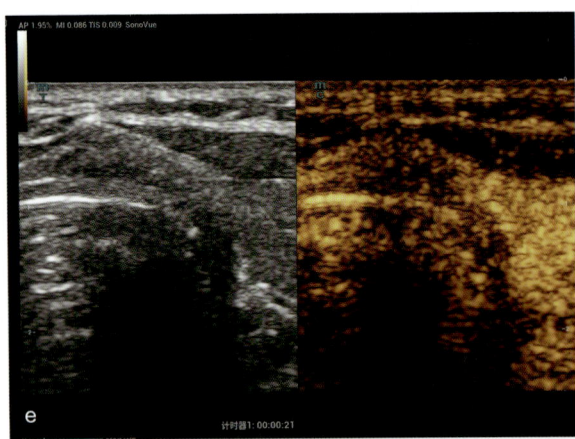
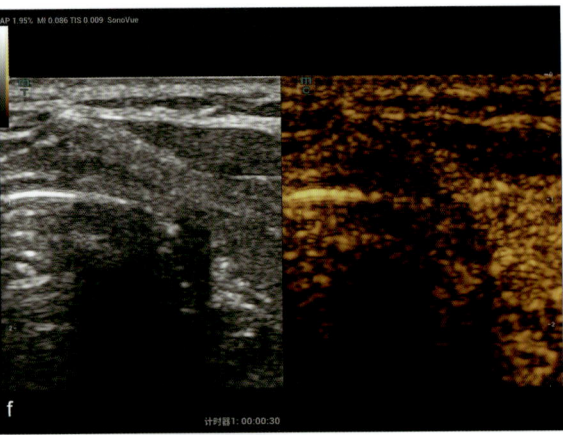
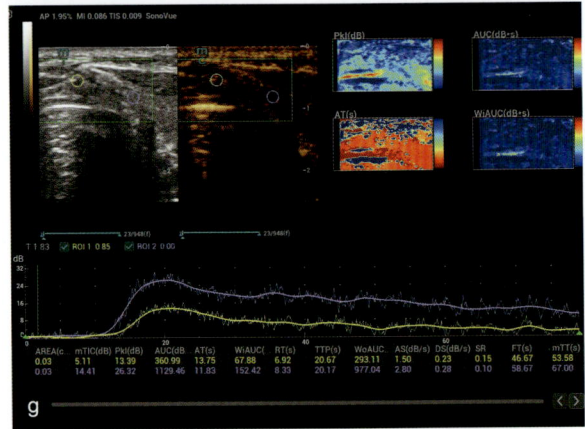

图 6-6（续） 病例 4：伴钙化的甲状腺峡部恶性肿瘤

病例 ❺

伴粗钙化、在超声造影下与正常组织同步增强的甲状腺良性病变

患者，男性，53 岁，既往超声检查发现甲状腺左叶实质占位，故来我院行进一步检查。常规灰阶超声显示甲状腺左叶中部见 0.6 cm×0.5 cm 低回声实质团块，边界尚清，形态规则，内回声分布不均匀，见粗大的强回声，后无明显声影（图 6-7a）。锐眼成像模式下，钙化部分显示更加明显，直径约 0.2 cm（图 6-7b）。超微血流成像显示病灶内未见彩色血流信号（图 6-7c）。注射超声造影剂 SonoVue™ 2 mL 后，甲状腺左叶中部低回声病灶 13 秒开始增强，由周边开始，呈整体不均匀稍低增强，24 秒达峰值，峰值时呈等回声，静脉期及延迟期始终呈等回声改变（图 6-7d~f）。显微造影显示病灶内部血管形态规则（图 6-7g）。甲状腺病灶（黄色曲线）和周围甲状腺组织（紫色曲线）的 TIC 显示，甲状腺病灶始终与周围组织同步强化、同步消退（图 6-7h）。超声造影考虑该病灶为良性病变，TIRADS 4A 级。

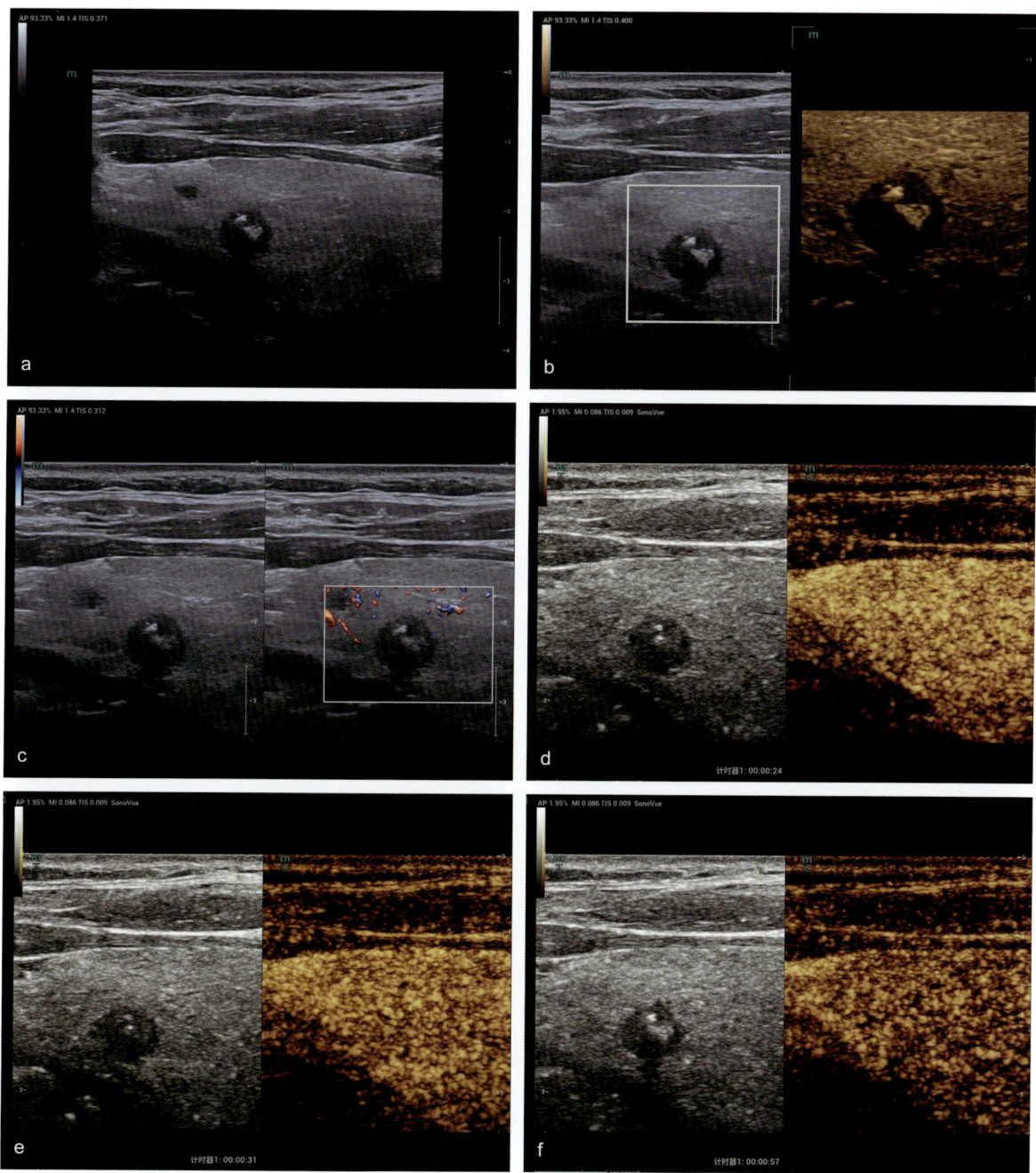

图 6-7 病例 5：伴粗钙化、在超声造影下与正常组织同步增强的甲状腺良性病变

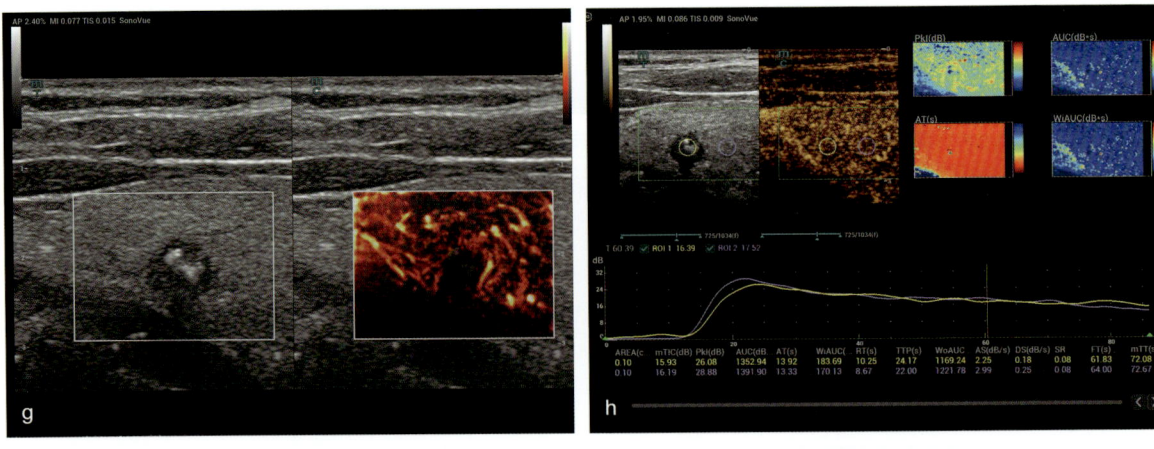

图 6-7（续） 病例 5：伴粗钙化、在超声造影下与正常组织同步增强的甲状腺良性病变

病例 6

伴钙化的甲状腺微小乳头状癌

患者，女性，41 岁，既往超声检查发现甲状腺右叶实质占位，故来我院行进一步检查。常规灰阶超声显示甲状腺右叶中下部见 0.7 cm × 0.5 cm 低回声实质团块，边界不清，形态不规则，内回声分布不均匀，见细点状强回声，后无明显声影（图 6-8a、b）。锐眼成像显示病灶内无钙化（图 6-8c）。超微血流成像显示病灶周围见短线状彩色血流信号（图 6-8d）。注射超声造影剂 SonoVue™ 2 mL 后，甲状腺右叶中下部低回声病灶在 13 秒开始增强，呈整体不均匀低增强，21 秒达峰值，37 秒开始消退，静脉期及延迟期始终呈低回声改变（图 6-8e~g）。显微造影显示仅在病灶边缘见少量血管（图 6-8h）。甲状腺病灶（黄色曲线）和周围甲状腺组织（紫色曲线）的 TIC 显示，甲状腺病灶的增强程度始终低于周围组织（图 6-8i）。超声造影考虑该病灶为恶性肿瘤的可能大，TIRADS 4C 级。该患者在我院行超声引导下甲状腺穿刺活检，病理证实为乳头状癌。

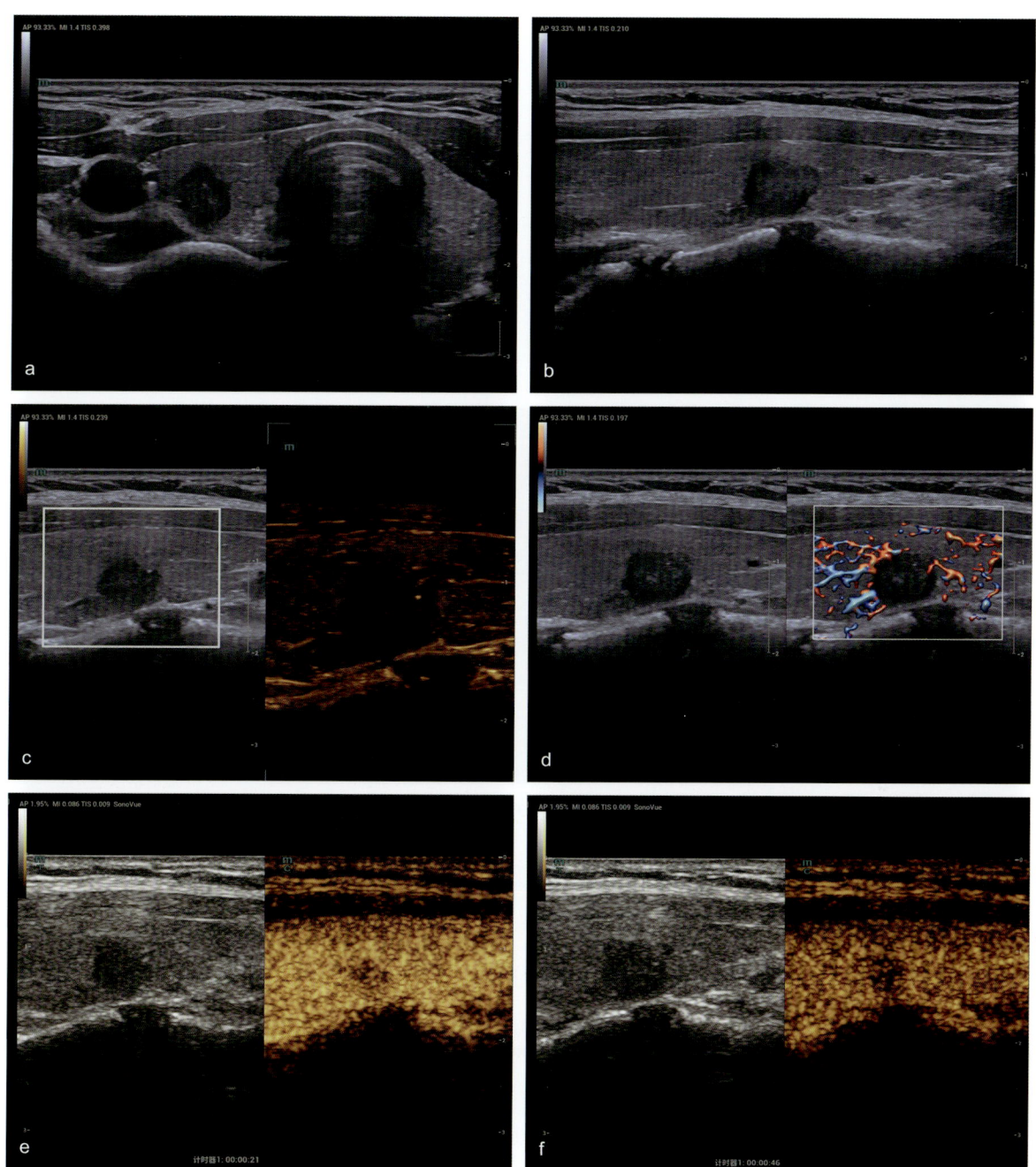

图 6-8 病例 6：伴钙化的甲状腺微小乳头状癌

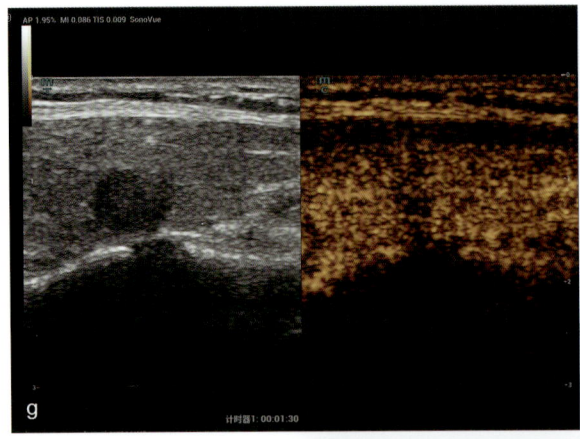
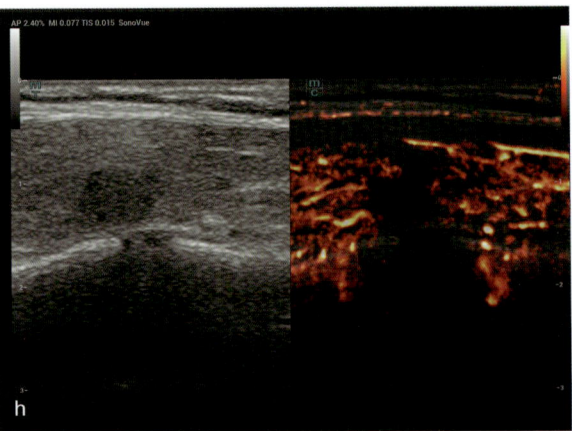
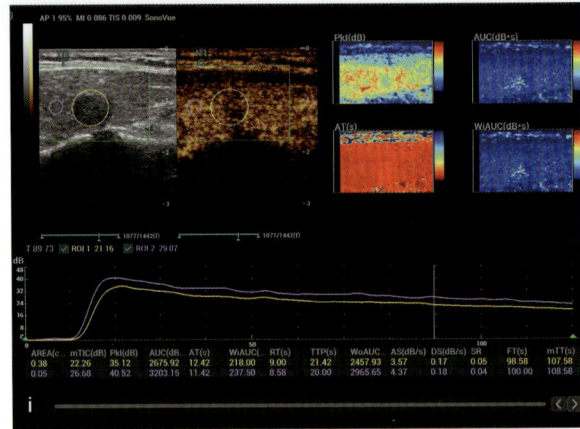

图 6-8（续） 病例 6：伴钙化的甲状腺微小乳头状癌

病例 7

体积微小的甲状腺恶性肿瘤

患者，女性，52 岁，体检发现甲状腺右叶实质占位，故来我院行进一步检查。常规灰阶超声显示甲状腺右叶下极见 0.4 cm × 0.4 cm 低回声实质团块，边界不清，形态不规则，内回声分布不均匀（图 6-9a、b）。锐眼成像（HD Scope）下，病灶内未见钙化（图 6-9c）。超微血流成像显示病灶内未见彩色血流信号（图 6-9d）。注射超声造影剂 SonoVue™ 2 mL 后，甲状腺右叶下极低回声病灶 15 秒开始增强，呈整体不均匀低增强，22 秒达峰值，峰值时强度低于周边组织，静脉期及延迟期始终呈低回声改变（图 6-9e~g）。甲状腺病灶（黄色曲线）和周围甲状腺组织（紫色曲线）的 TIC 显示，甲状腺病灶始终与周围组织同步增强、同步消退（图 6-9h）。超声造影考虑该病灶为恶性肿瘤，TIRADS 4B 级。

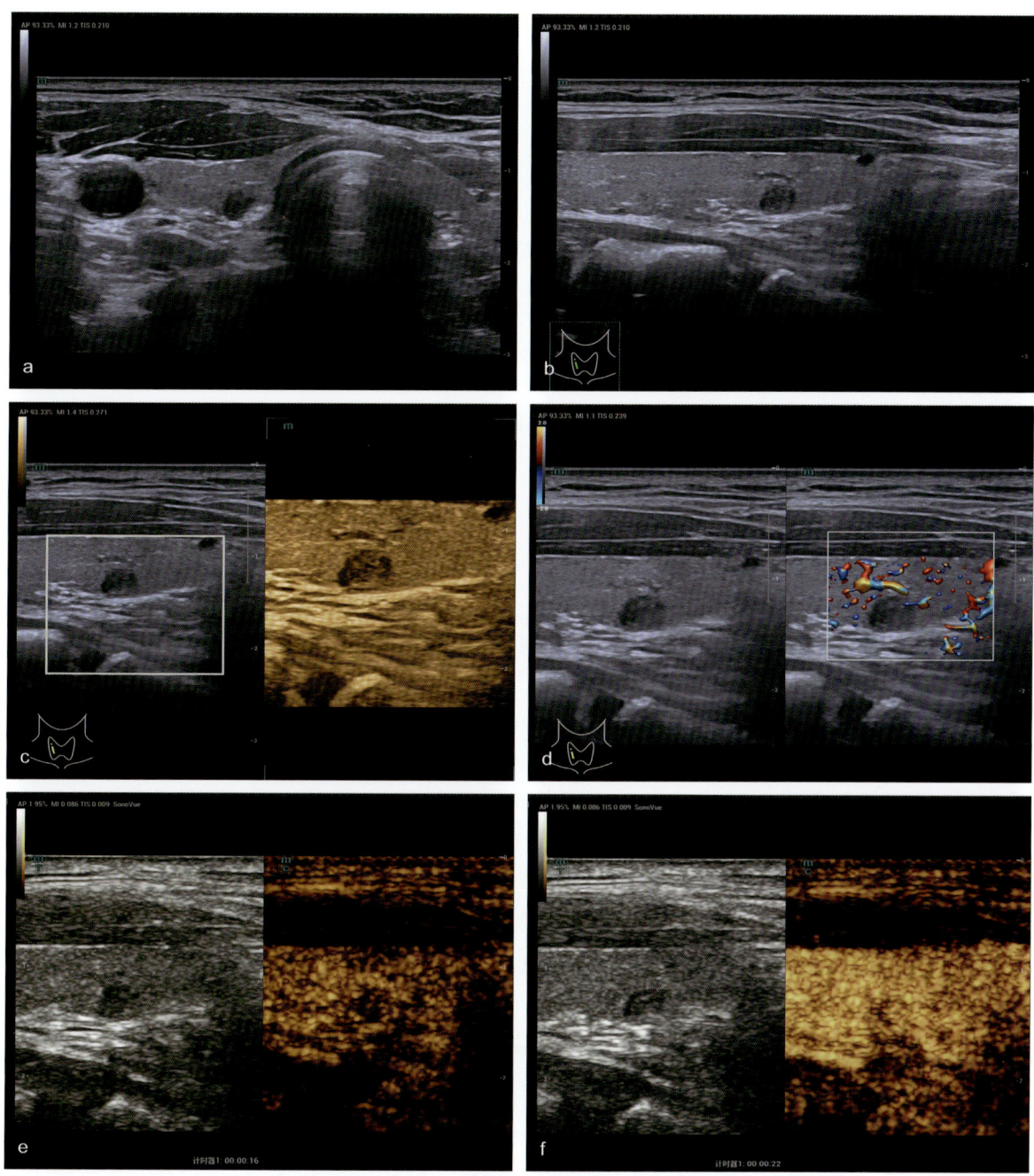

图 6-9 病例 7：体积微小的甲状腺恶性肿瘤

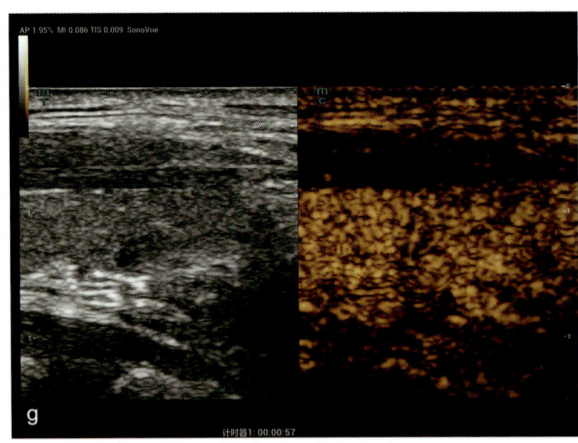
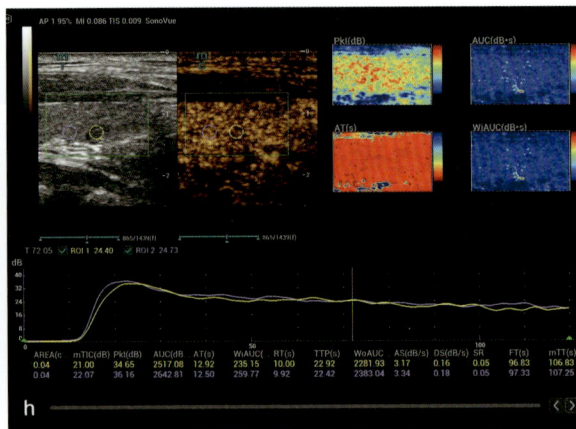

图 6-9（续） 病例 7：体积微小的甲状腺恶性肿瘤

病例 8

伴可疑钙化的甲状腺微小良性病变

患者，女性，54 岁，既往超声检查发现甲状腺右叶实质占位，故来我院行进一步检查。常规灰阶超声显示甲状腺右叶中部见 0.5 cm × 0.4 cm 低回声实质团块，边界清，形态规则，贴近包膜，内回声分布不均匀，隐约见细点状强回声，后无明显声影（图 6-10a）。锐眼成像下，钙化部分显示更加明显（图 6-10b、c）。超声弹性成像显示，病灶内部硬度较低（图 6-10d）。注射超声造影剂 SonoVue™ 2 mL 后，甲状腺右叶中部低回声病灶 13 秒开始增强，呈整体不均匀近等增强，20 秒达峰值，峰值时呈等回声，静脉期及延迟期始终呈等回声改变（图 6-10e~i）。甲状腺病灶（黄色曲线）和周围甲状腺组织（紫色曲线）的 TIC 显示，甲状腺病灶始终与周围组织同步增强、同步消退（图 6-10j）。超声造影考虑该病灶为良性病变的可能大，TIRADS 4A 级。

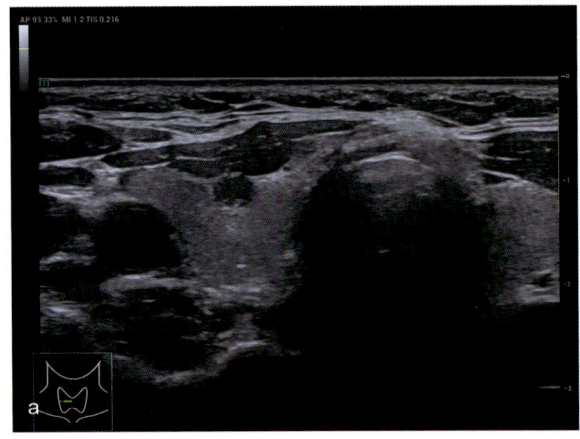
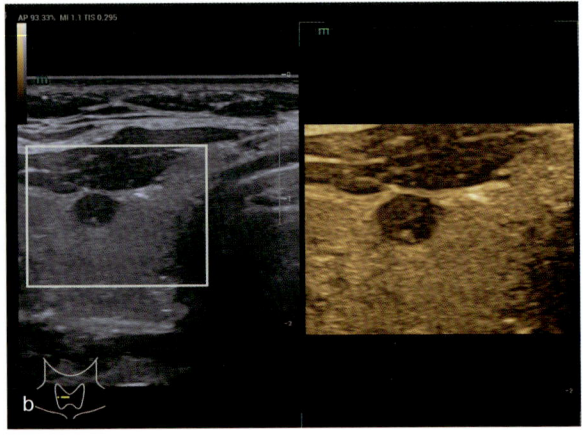

图 6-10 病例 8：伴可疑钙化的甲状腺微小良性病变

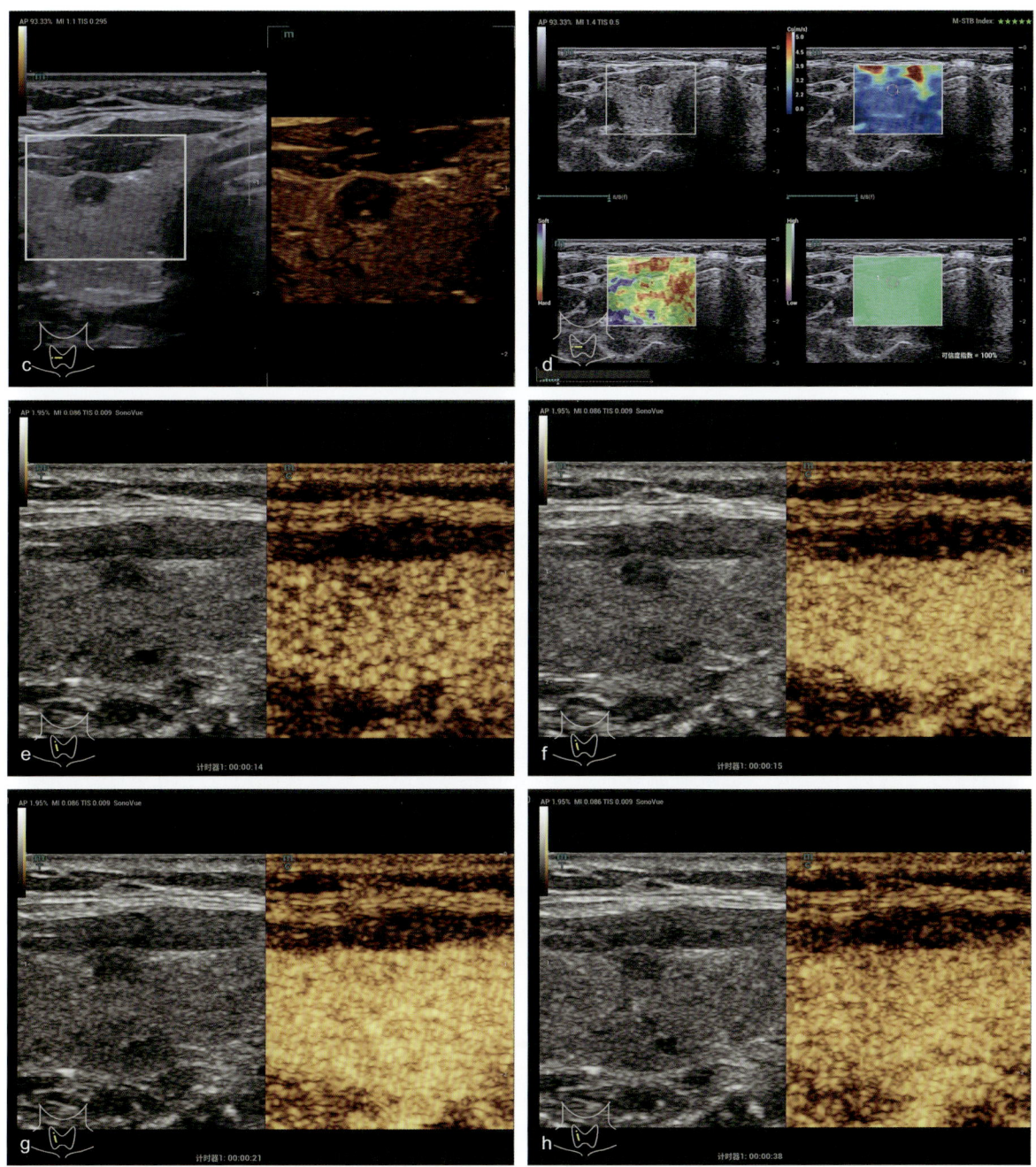

图 6-10（续） 病例 8：伴可疑钙化的甲状腺微小良性病变

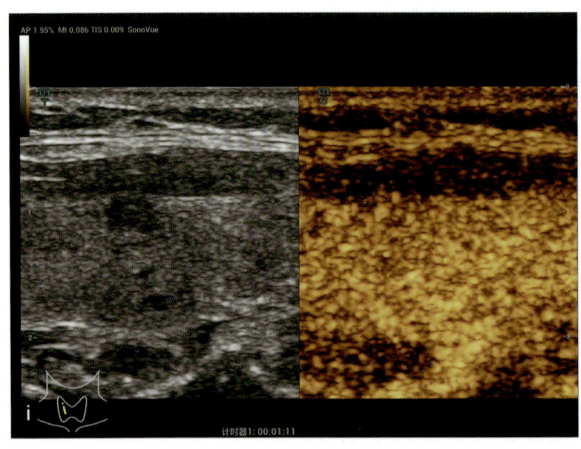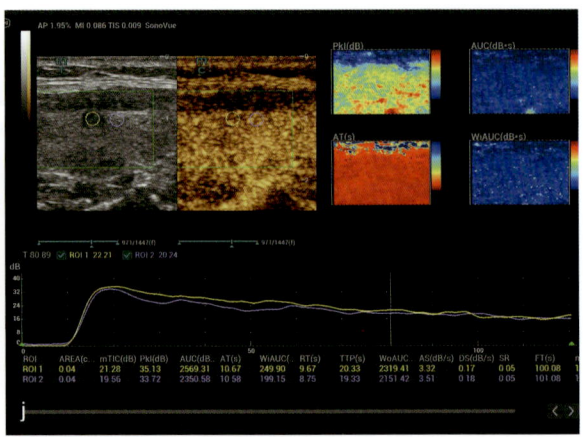

图 6-10（续） 病例 8：伴可疑钙化的甲状腺微小良性病变

病例 ❾

等增强的甲状腺恶性肿瘤

患者，女性，64 岁，体检发现甲状腺左叶实质占位，故来我院行进一步检查。常规灰阶超声显示甲状腺左叶中部见 0.9 cm×0.8 cm 低回声实质团块，边界不清，形态不规则，内回声分布不均匀（图 6-11a、b）。超微血流成像显示病灶内见短线状彩色血流信号（图 6-11c）。锐眼成像下，病灶内未见钙化增强（图 6-11d）。注射超声造影剂 SonoVue™ 2 mL 后，甲状腺左叶中部低回声病灶 11 秒开始增强，呈整体不均匀等增强，静脉期及延迟期始终呈等回声改变（图 6-11e~g）。甲状腺病灶（黄色曲线）和周围甲状腺组织（紫色曲线）的 TIC 显示，甲状腺病灶始终与周围组织同步增强、同步消退（图 6-11h）。超声造影考虑该病灶为恶性肿瘤，TIRADS 4C 级。该患者在我院行超声引导下甲状腺穿刺活检，病理结果为乳头状癌。

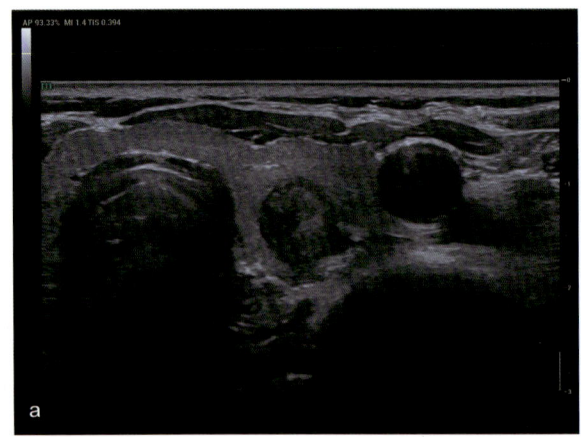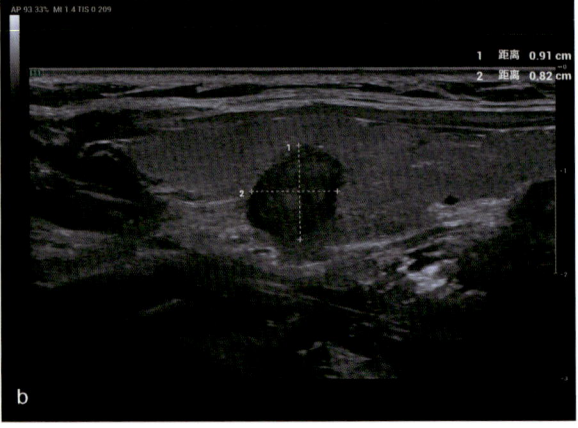

图 6-11 病例 9：等增强的甲状腺恶性肿瘤

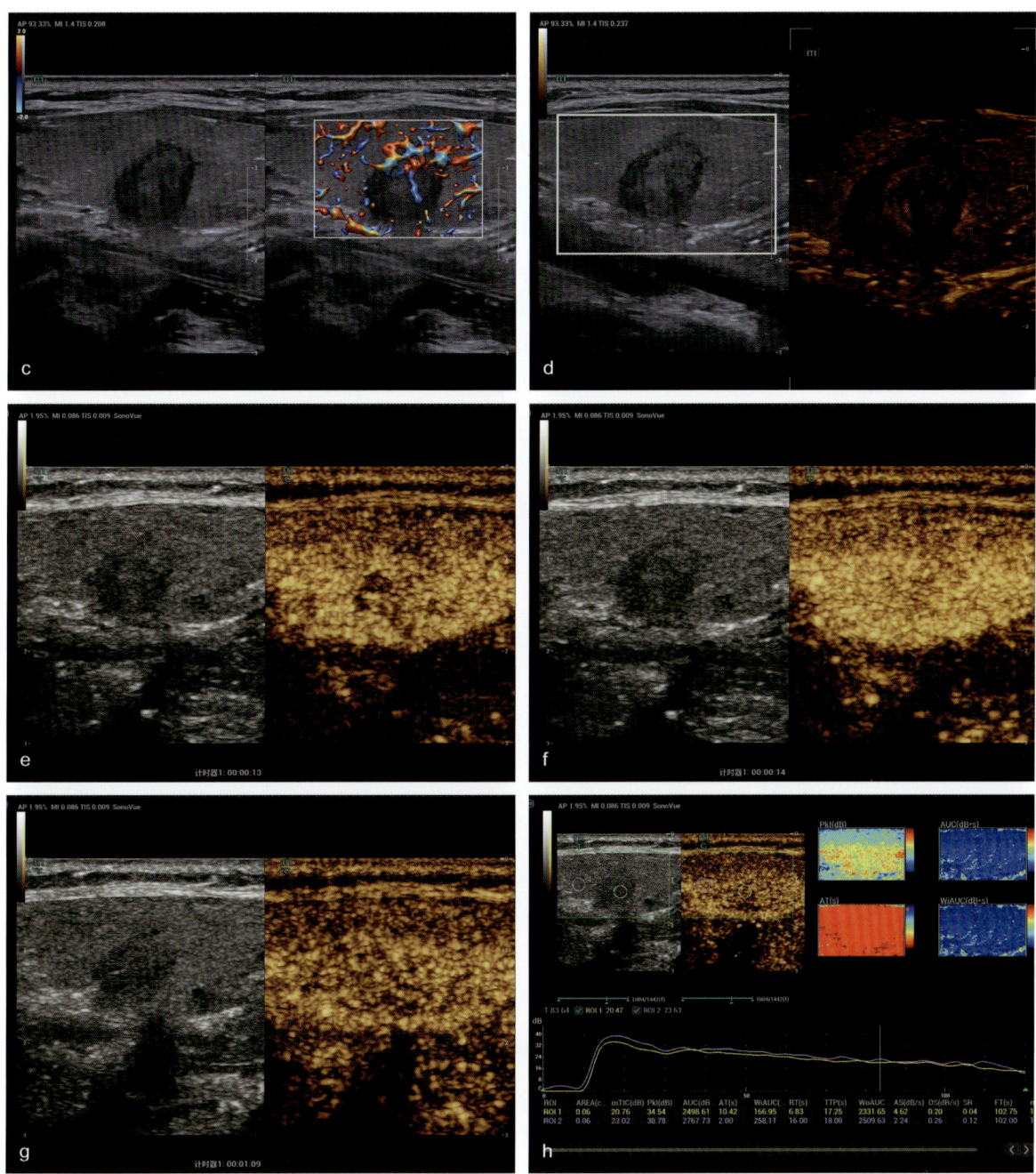

图 6-11（续） 病例 9：等增强的甲状腺恶性肿瘤

病例 ⑩

甲状腺弥漫性病变背景下的微小乳头状癌

患者,女性,31岁,既往超声检查发现甲状腺右叶实质占位,故来我院行进一步检查。常规灰阶超声显示甲状腺右叶中上部见 0.5 cm × 0.4 cm 低回声实质团块,边界不清,形态不规则,纵横比＞1,内回声分布不均匀,见细点状强回声,后无明显声影(图 6-12a、b)。超微血流成像显示病灶内未见彩色血流信号(图 6-12c)。超声弹性成像显示,病灶内部硬度不均匀(图 6-12d,蓝—绿—红:硬度依次递增)。锐眼成像下,钙化部分显示更加明显(图 6-12e、f)。注射超声造影剂 SonoVue™ 2 mL 后,甲状腺右叶中上部低回声病灶 10 秒开始增强,呈整体不均匀低增强,15 秒达峰值,峰值时强度低于周边,静脉期及延迟期始终呈低回声改变(图 6-12g~i)。甲状腺病灶(黄色曲线)和周围甲状腺组织(紫色曲线)的 TIC 显示,甲状腺病灶始终与周围组织同步增强、同步消退(图 6-12j)。超声考虑该病灶为恶性肿瘤的可能大,TIRADS 4C 级。该患者在我院行超声引导下甲状腺穿刺活检,病理结果为乳头状癌。

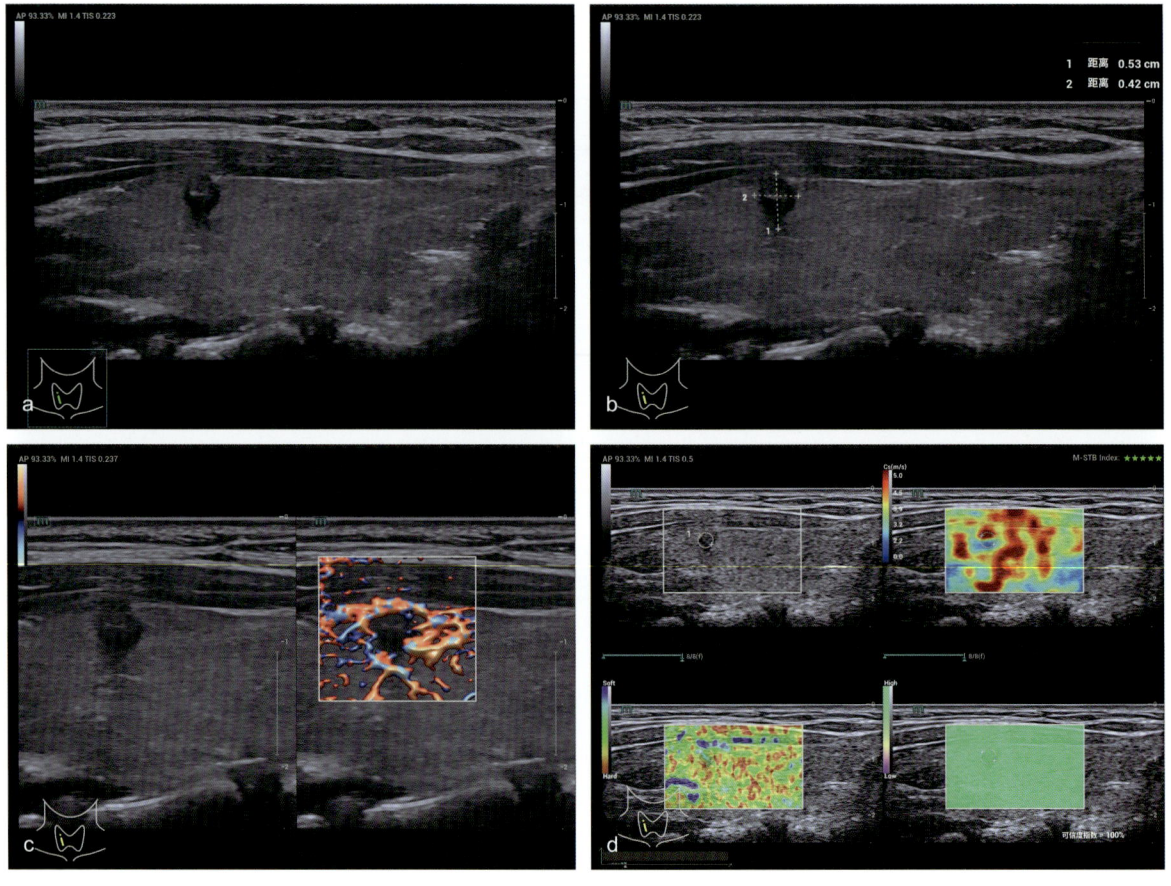

图 6-12　病例 10:甲状腺弥漫性病变背景下的微小乳头状癌

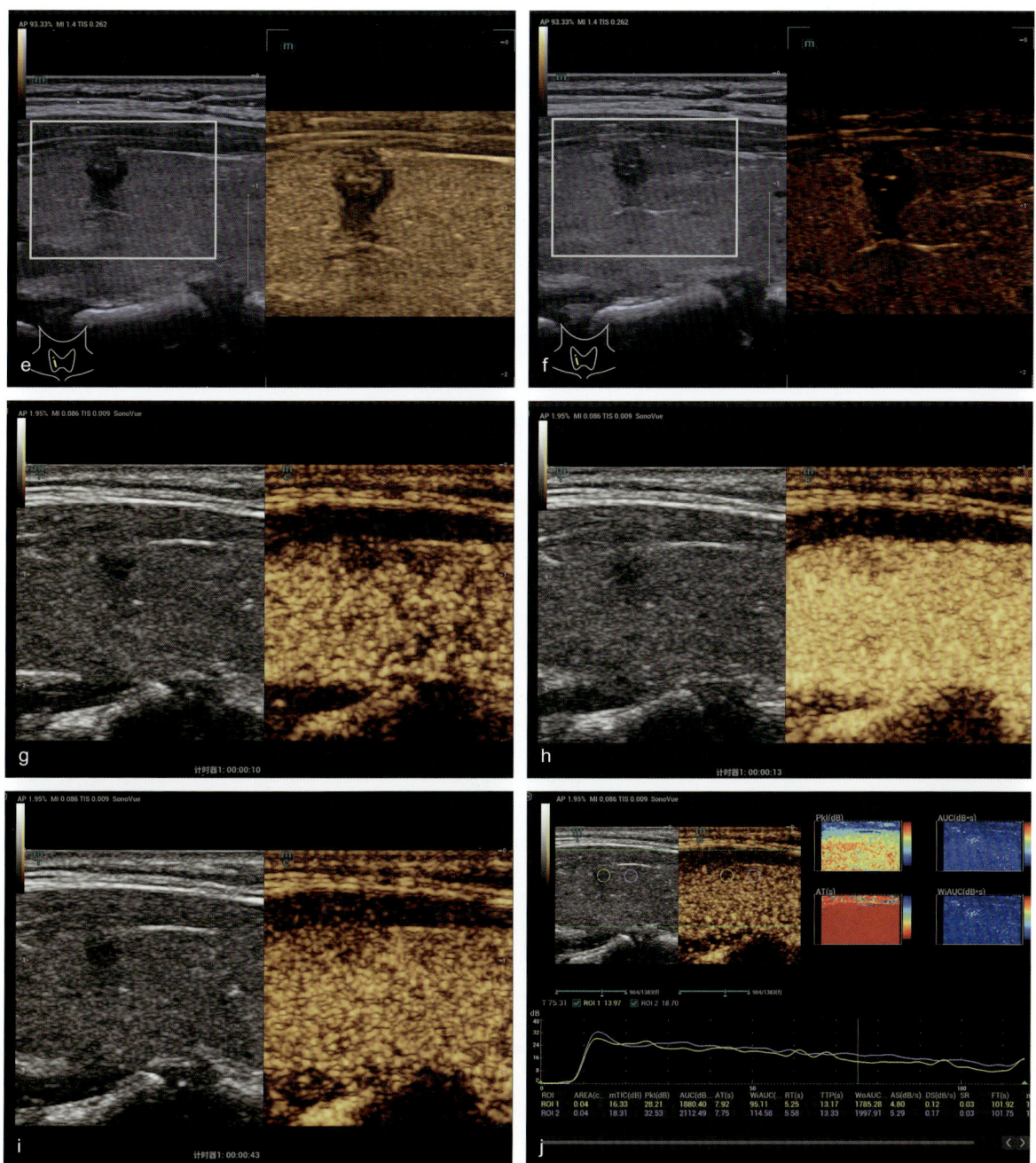

图 6-12（续） 病例 10：甲状腺弥漫性病变背景下的微小乳头状癌

病例 ⑪

伴钙化的甲状腺微小乳头状癌

患者，女性，46 岁，既往超声检查发现甲状腺左叶实质占位，故来我院行进一步检查。常规灰阶超声显示甲状腺左叶中部见 0.5 cm×0.4 cm 低回声实质团块，边界不清，形态不规则，纵横比＞1，内回声分布不均匀，见点状强回声，后无明显声影（图 6-13a）。超微血流成像及彩色多普勒血流成像显示病灶内未见彩色血流信号（图 6-13b、c）。超声弹性成像显示，病灶内部硬度明显高于周围组织（图 6-13d，蓝—黄—红：硬度依次递增）。注射超声造影剂 SonoVue™ 2 mL 后，甲状腺左叶中部低回声病灶 10 秒开始增强，呈整体不均匀低增强，静脉期及延迟期始终呈低回声改变（图 6-13e~g）。甲状腺病灶（黄色曲线）和周围甲状腺组织（紫色曲线）的 TIC 显示，动脉期甲状腺病灶的增强程度低于周围组织，病灶在静脉期与延迟期的强化程度与周围组织相当（图 6-13h）。超声造影考虑该病灶为恶性肿瘤，TIRADS 4C 级。该患者在我院行超声引导下甲状腺穿刺活检，病理证实为乳头状癌。

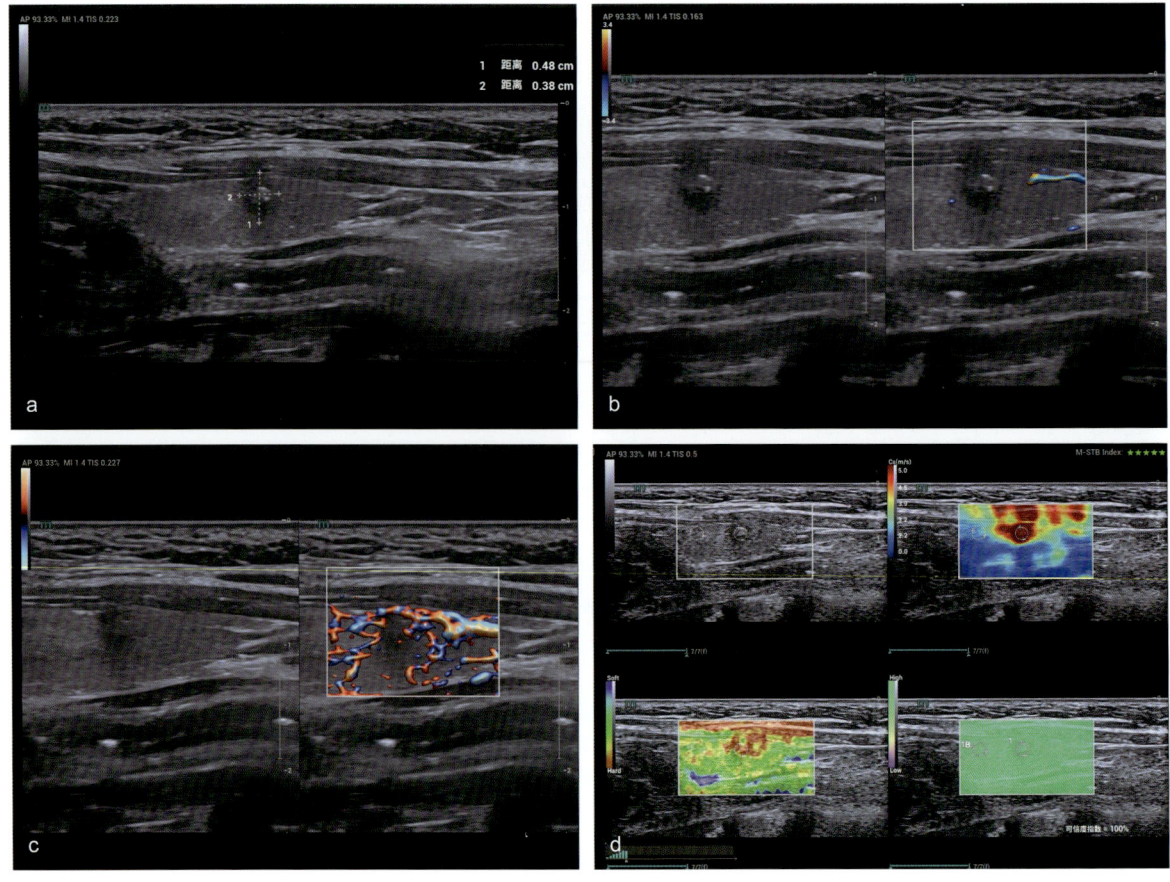

图 6-13　病例 11：伴钙化的甲状腺微小乳头状癌

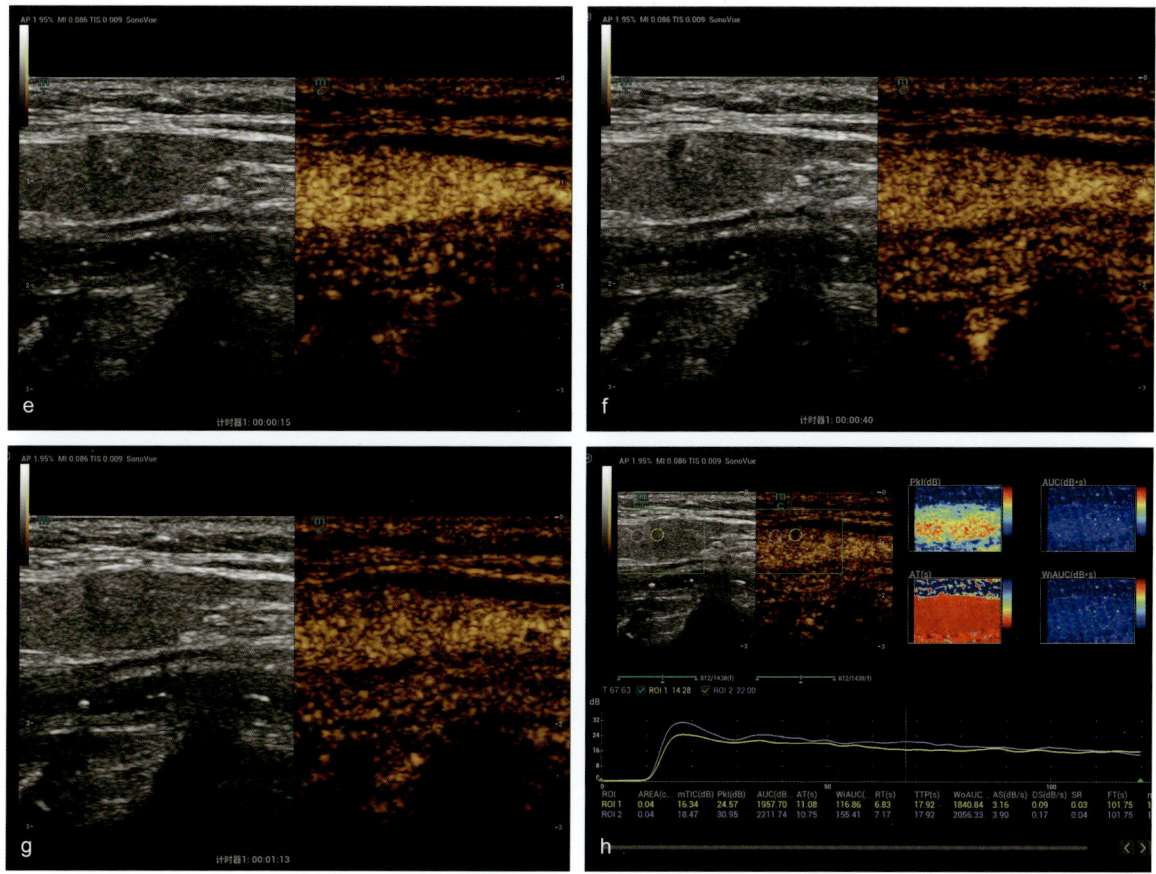

图 6-13（续） 病例 11：伴钙化的甲状腺微小乳头状癌

病例 ⑫

甲状腺弥漫性病变背景下的小腺瘤

患者，女性，46 岁，既往超声检查发现甲状腺左叶实质占位，故来我院行进一步检查。常规灰阶超声显示甲状腺左叶下极见 0.9 cm × 0.8 cm 低回声实质团块，边界清，形态规则，内回声分布不均匀（图 6-14a）。超微血流成像显示病灶内见丰富的短线状彩色血流信号（图 6-14b）。超声弹性成像显示，病灶内部硬度明显低于周围组织（图 6-14c，绿—黄—红：硬度依次递增）。注射超声造影剂 SonoVue™ 2 mL 后，甲状腺左叶下极低回声病灶 9 秒开始增强呈整体不均匀高增强，16 秒达峰，21 秒呈等回声，静脉期及延迟期始终呈低回声改变（图 6-14d~f）。显微造影显示病灶周围见血管环，病灶内部血管丰富（图 6-14g）。甲状腺病灶（黄色曲线）和周围甲状腺组织（紫色曲线）的 TIC 显示，动脉期甲状腺病灶的增强程度高于周围组织，静脉期及延迟期较周围组织略高（图 6-14h）。超声造影考虑该病灶为腺瘤，TIRADS 3 级。

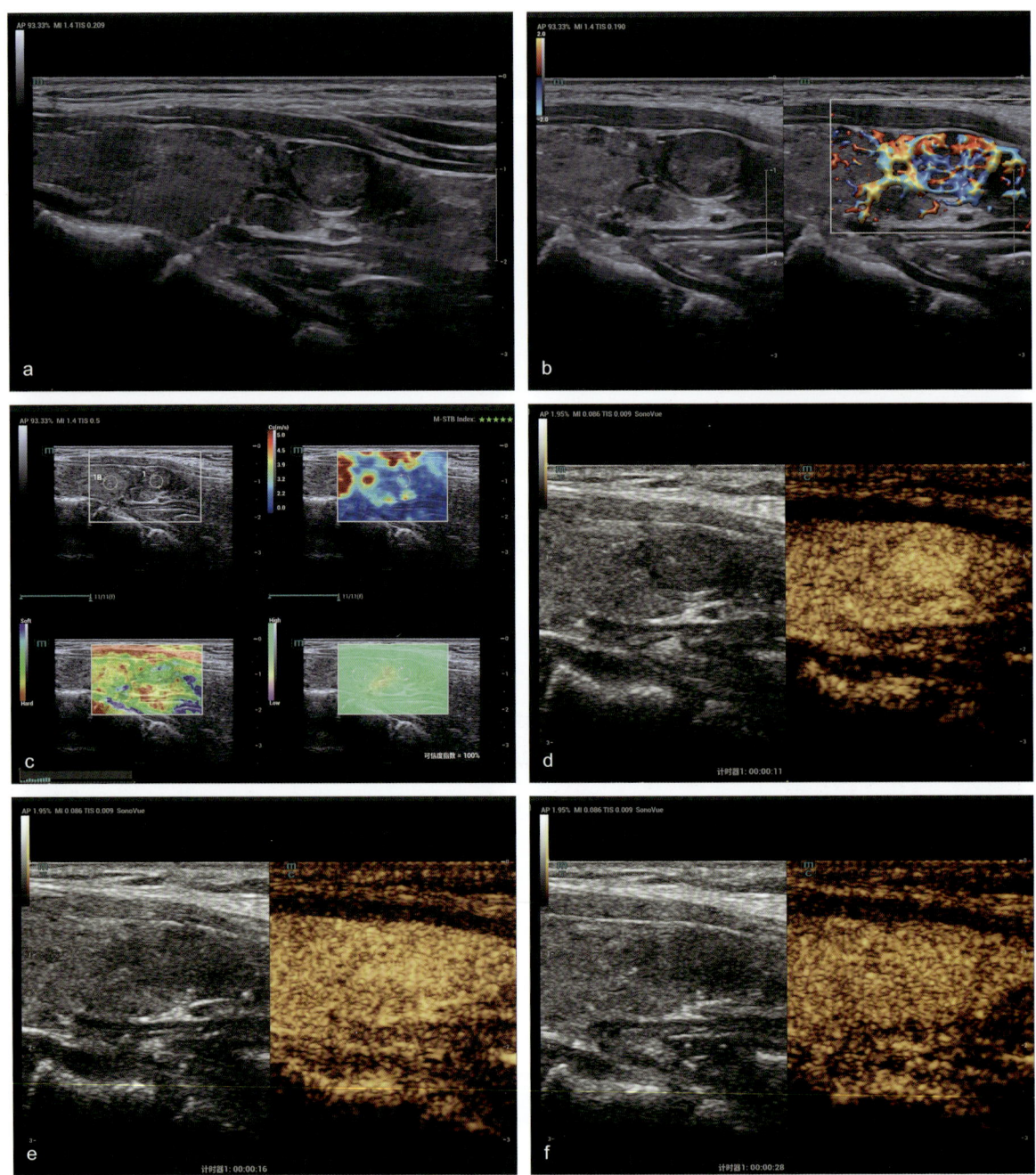

图 6-14 病例 12：甲状腺弥漫性病变背景下的小腺瘤

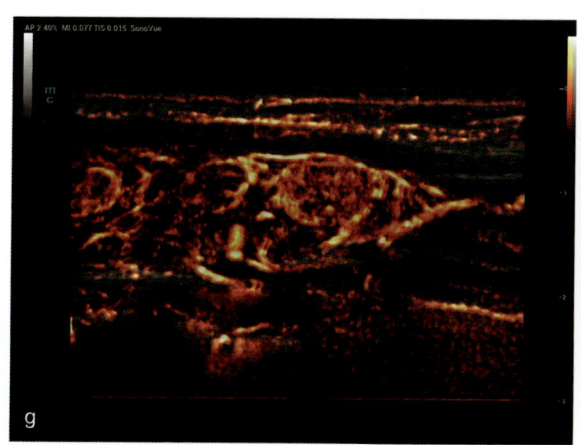
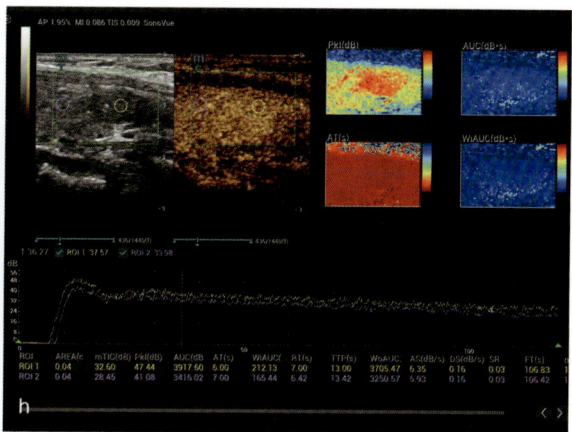

图 6-14（续） 病例 12：甲状腺弥漫性病变背景下的小腺瘤

病例 13

伴粗大钙化、TIC 重叠的甲状腺良性小结节

患者，女性，68 岁，体检发现甲状腺左叶实质占位，故来我院行进一步检查。常规灰阶超声显示甲状腺左叶中部见 0.6 cm×0.4 cm 低回声实质团块，边界清，形态规则，内回声分布不均匀，见粗大的强回声，后无明显声影（图 6-15a）。超微血流成像显示病灶内未见彩色血流信号（图 6-15b）。注射超声造影剂 SonoVue™ 2 mL 后，甲状腺左叶中部低回声病灶 14 秒开始增强，呈整体均匀等增强，26 秒达峰，峰值时呈等回声，静脉期及延迟期始终呈等回声改变（图 6-15c~f）。显微造影显示病灶内部见较丰富血管（图 6-15g）。甲状腺病灶（黄色曲线）和周围甲状腺组织（紫色曲线）的 TIC 显示，甲状腺病灶始终与周围组织同步增强、同步消退（图 6-15h）。超声造影考虑该病灶为良性病变，TIRADS 4A 级。

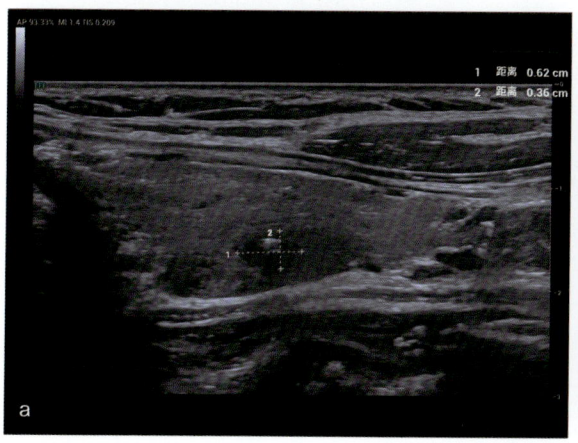
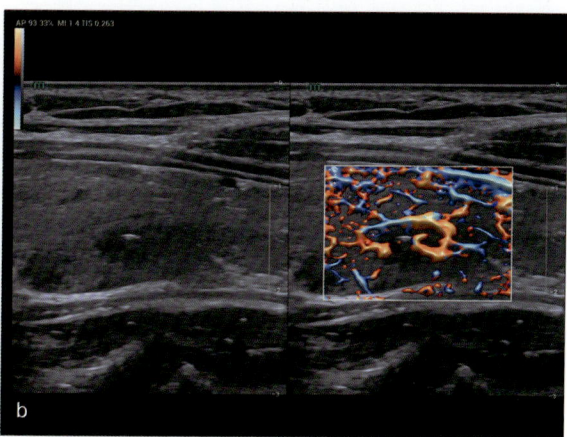

图 6-15 病例 13：伴粗大钙化、TIC 重叠的甲状腺良性小结节

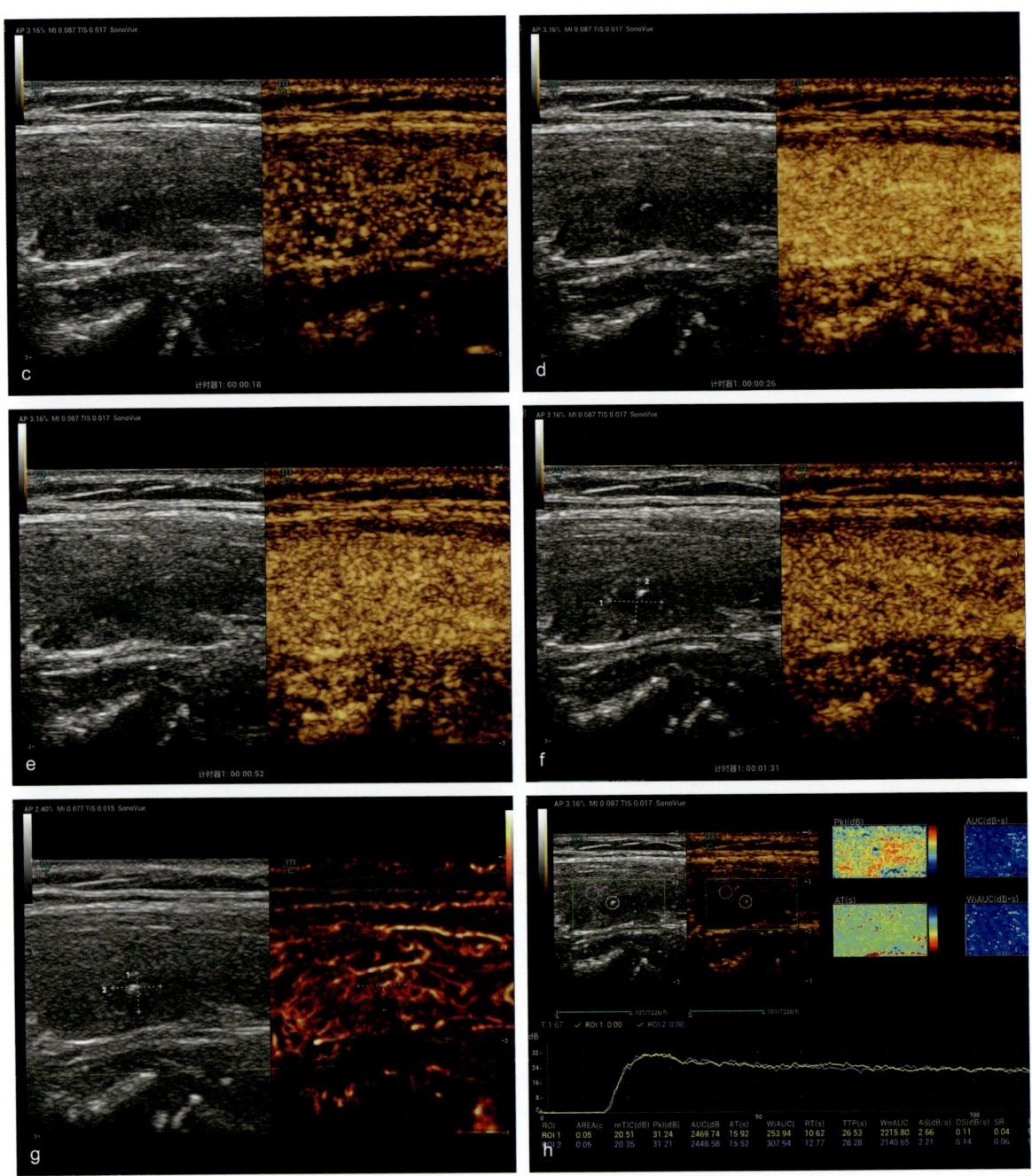

图 6-15(续) 病例 13:伴粗大钙化、TIC 重叠的甲状腺良性小结节

病例 14

富血供的甲状腺良性结节

患者,男性,59 岁,既往超声检查发现甲状腺左叶实质占位,故来我院行进一步检查。锐眼成像显示甲状腺左叶中部见 0.4 cm × 0.4 cm 低回声实质团块,边界清,形态规则,内回声分布尚均匀(图 6-16a)。超微血流成像显示病灶见丰富的短线状彩色血流信号(图 6-16b)。超声弹性成像显示,病灶内部硬度值低(图 6-16c)。注射超声造影剂 SonoVue™ 2 mL 后,甲状腺右叶中部低回声病灶 11 秒开始增强,呈整体不均匀高增强,15 秒达峰值,静脉期及延迟期始终呈等回声改变(图 6-16d~g)。甲状腺病灶(黄色曲线)和周围甲状腺组织(紫色曲线)的 TIC 显示,甲状腺病灶的强化程度始终高于周围组织(图 6-16h)。超声造影考虑该病灶为良性病变,TIRADS 3 级。

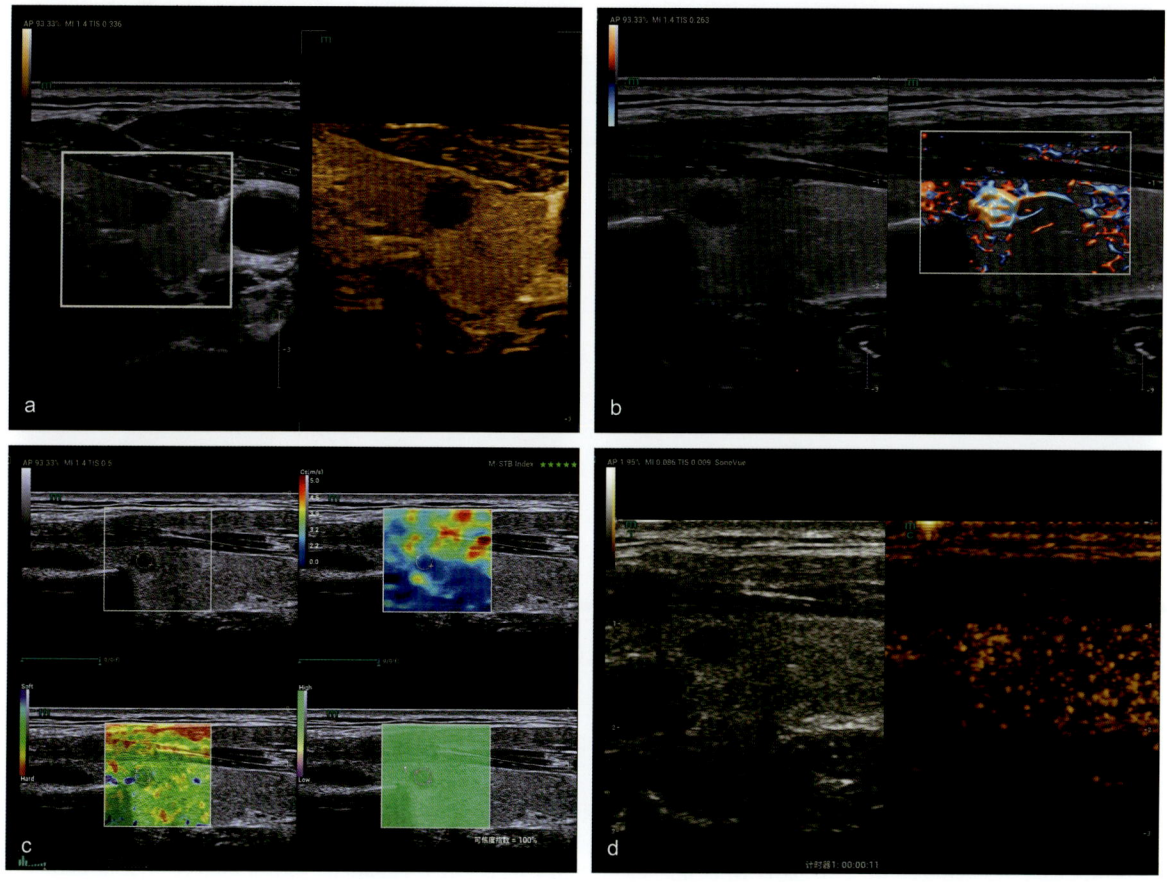

图 6-16 病例 14:富血供的甲状腺良性结节

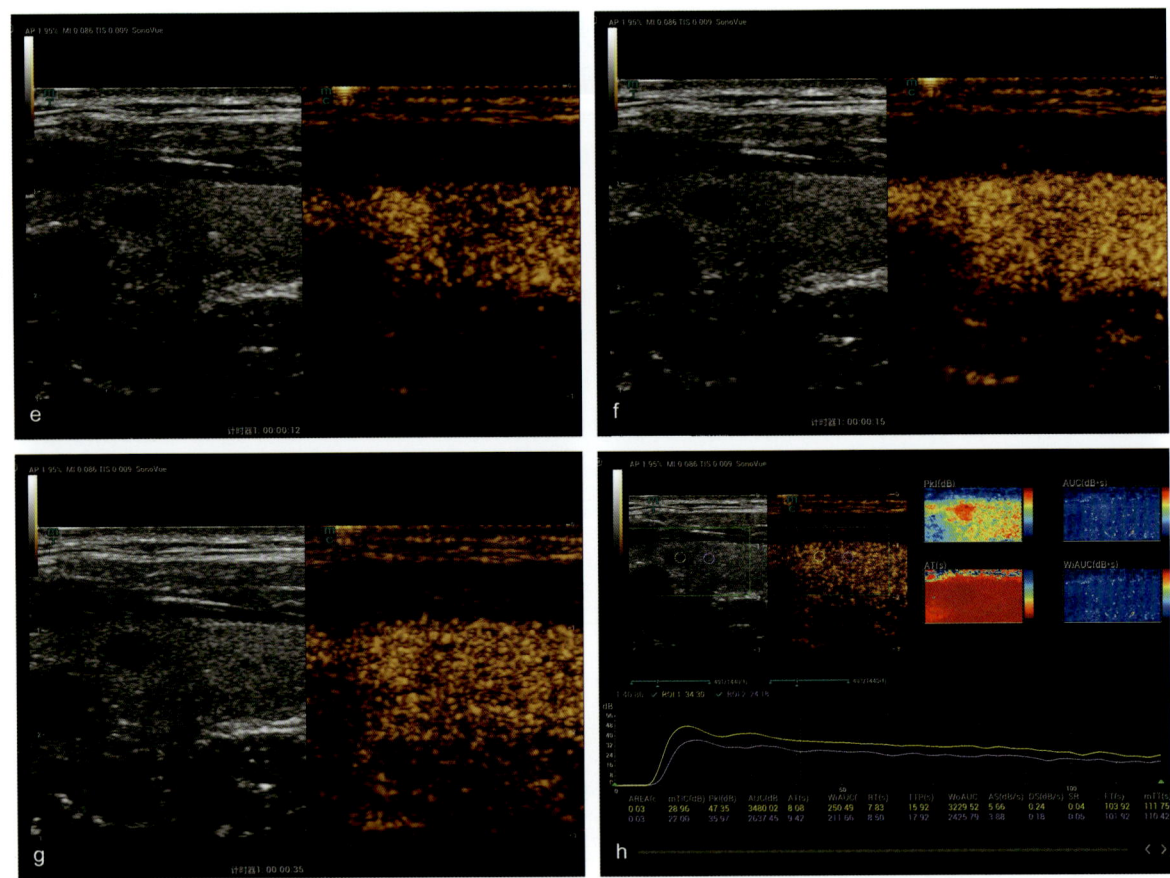

图 6-16（续） 病例 14：富血供的甲状腺良性结节

（董怡　黄韵琳　卢秀云）

参考文献

[1] 陈阿倩, 姜珏, 王娟, 等. 超声造影联合 VueBox 软件定量分析对 TIRADS 4~5 类甲状腺结节良恶性的鉴别诊断价值 [J]. 中华实用诊断与治疗杂志, 2022, 36(10):1055-1059.

[2] 肖雅丽, 周美君. 超声造影的增强模式和特征在甲状腺微小乳头状癌诊断中的应用价值分析 [J]. 影像研究与医学应用, 2022, 6(05):92-94.

[3] 倪恩珍, 张国梁, 张津, 等. 超声造影定量参数与甲状腺乳头状癌腺外侵犯的相关性 [J]. 临床超声医学杂志, 2020, 22(11):812-815.

[4] 中国医师协会超声医师分会. 甲状腺微小乳头状癌热消融诊疗指征专家共识 [J]. 中华医学超声杂志（电子版）, 2019, 16(8):571-574.

[5] Radzina M, Ratniece M, Putrins D S, et al. Performance of contrast-enhanced ultrasound in thyroid nodules: review of current state and future perspectives[J]. Cancers (Basel), 2021,13(21):5469.

[6] Sorrenti S, Dolcetti V, Fresilli D, et al. The role of CEUS in the evaluation of thyroid cancer: from diagnosis to local staging[J]. J Clin Med, 2021, 10(19):4559.

[7] Wiesinger I, Jung F, Jung E M. Contrast-enhanced ultrasound (CEUS) and perfusion imaging using VueBox(R)[J]. Clin Hemorheol Microcirc, 2021, 78(1):29-40.

[8] Wiesinger I, Kroiss E, Zausig N, et al. Analysis of arterial dynamic micro-vascularization with contrast-enhanced ultrasound (ceus) in thyroid lesions using external perfusion software: First results[J]. Clin Hemorheol Microcirc, 2016, 64(4):747-755.

[9] Jung E M, Weber M A, Wiesinger I. Contrast-enhanced ultrasound perfusion imaging of organs[J]. Radiologe, 2021, 61(Suppl 1):19-28.

第七章
超声造影联合弹性成像技术在颈部淋巴结微创消融中的应用

颈部淋巴结转移癌是颈部发病率较高的一种恶性肿瘤，常由头颈或胸腹部的原发病灶转移而来。同时，颈部淋巴结转移也是甲状腺肿瘤主要的转移方式，30%~80%的甲状腺乳头状癌患者可发现颈部淋巴结的转移灶。部分甲状腺癌、鼻咽癌、黑色素瘤等恶性肿瘤患者常在术后或综合治疗后的定期复查中发现新发的颈部淋巴结转移灶。这些患者在早期常常只表现出局部的淋巴结肿大，缺乏其他的特异性症状，并随着疾病的进展可表现出原发癌的症状。尽管颈部淋巴结转移并不影响总体生存率，但会增加原发癌的复发率。因此，对于颈部的淋巴结转移，早期发现、精准诊断、选择合理的治疗方式及随访评估都尤为重要。通常，当转移灶局限于一定范围内的淋巴结时，可选择外科手术切除作为首选的治疗方法。然而，传统外科手术有创伤大、并发症多等缺点，可能会引起脊神经麻痹、喉返神经损伤、术后瘢痕等，影响患者预后。当病情反复时，术后可能会多次出现颈部淋巴结的转移灶，因此反复开放式手术清扫淋巴结可能导致切口处软组织的严重粘连，增加了后续手术的难度，同时也影响美观和生活质量。对于在行外科手术切除和颈部淋巴结清扫术后而出现的复发或转移淋巴结，可采用超声引导下微创消融的方式进行治疗，以减少传统外科手术的弊端。2021年欧洲甲状腺协会联合欧洲心血管和介入放射协会发布的《恶性甲状腺病变微创治疗的临床实践指南》、2021年由美国头颈学会牵头发布的《甲状腺良恶性病变消融治疗国际多学科专家共识》均建议：对于术后复发的、放射性碘治疗无效的甲状腺癌颈部淋巴结的患者，如果存在外科手术风险或拒绝进一步外科手术，可采用微创消融作为替代方案。对于预期寿命有限、既往颈部外科手术史、存在外科手术并发症、转移灶体积小（＜20 mm）、受累的侧颈部淋巴结数量有限（＜4个）的虚弱患者，应主要考虑微创消融治疗。

随着超声新技术的快速发展，超声造影和超声弹性成像技术在临床上发展迅速、应用广泛，显著提高了颈部淋巴结转移癌的诊断率。但是超声造影或者超声弹性成像单独对患者进行诊断都会降低诊断的准确性。因此，通过联合超声造影和超声弹性成像技术，在指导颈部淋巴结的微创消融中具有一定的临床应用前景。

一、术前精准诊断

淋巴结转移被认为是甲状腺癌手术治疗的适应证，而且淋巴结转移的判断不仅影响甲状腺癌的分期，也影响其治疗、切除范围以及预后。有研究表明，对不确定颈侧区淋巴结转移进行过度治疗，不仅无法改善患者的生存预后，还有可能造成手术麻醉及时间延长，手术瘢痕延长、出血量增加、神经损伤、淋巴漏、切口感染等并发症的发生。由此可见，术前淋巴结转移的精确诊断对于甲状腺癌的临床治疗决策制定意义重大。超声引导下的细针穿刺活检和颈淋巴结清扫术后的组织病理学检查是诊断转移淋巴结的"金标准"。然而，作为一种侵入性手术方式，可能会增加并发症的风险并降低患者的生活质量。因此，迫切需要更准确且非侵入性的检查方法在术前精准诊断转移性淋巴结，从而帮助临床医生确定最佳治疗方案。

超声因操作便捷、无创性、可重复多次进行，目前是美国甲状腺协会（ATA）首先推荐的影像学方法，被广泛应用于颈部转移淋巴结的诊断。超声表现符合淋巴结髓质结构消失；形态趋圆；淋巴门结构破坏；囊性变；砂粒样钙化或液化；团状高回声；边缘或混合型血流信号等中的一个或多个特征性改变即可考虑诊断为淋巴结转移。但应用过程中主观影响因素大且缺乏特异性，术前的超声诊断也只能分辨出半数在术中发现的异常淋巴结，尤其是中央区淋巴结。2007年一项长达52年的回顾性调查整理了1 231例行甲状腺手术治疗患者的术后淋巴结转移资料，发现术前常规超声评估颈侧区淋巴结的漏诊率可达52.1%。

超声造影与超声弹性成像技术弥补了常规超声对淋巴结微循环、血流灌注模式评估及硬度判断，为术前诊断颈部淋巴结是否存在恶性病变提供充分的依据，联合应用能够一定程度上提高诊断的准确性。

（一）超声造影诊断颈部淋巴结转移

超声造影通过静脉注射超声造影剂，反映了淋巴结内微循环情况与血流灌注模式。良性淋巴结的增强模式常表现为均质的离心性增强，并保持以淋巴门型为主的血流模式，呈现以"快进快出"为主的时间-强度曲线（图7-1）。这是因为良性性质的淋巴结主要由淋巴门的血管供血，并由此提供血流扩散至周围的皮质分支。与之不同的是，转移性淋巴结则会引起血管构型的改变。在淋巴结转移癌中，肿瘤组织取代正常的淋巴结结构，肿瘤细胞沿输入淋巴管首先被输送到淋巴结被膜下的皮质淋巴窦，周边向心分布着肿瘤的新生血管。因此，恶性淋巴结超声造影呈现为周边开始的向心性增强；转移性淋巴结肿瘤组织的破坏、挤压及新生血管的生成，超声表现为门型血流消失，变为被挤压到周边的环形血流或新生的杂乱穿支血流，而造影模式表现为不均匀增强，并呈现以"快进慢出"为主的时间-强度曲线，这可能与周边大量增生的新生血管延长了造影剂停留时间有关（图7-2）。有研究显示，超声造影诊断良恶性淋巴结的敏感性为93%，常规超声诊断良恶性淋巴结的敏感性为80%，超声造影有效鉴别转移性和良性淋巴结，弥补常规超声的不足，特别是对于小于1 cm的淋巴结和位于中央区（Ⅵ级）的淋巴结，从而在手术规划中发挥关键作用。Slaisova等分析了133枚浅表淋巴结的超声造影增强特点，结果显示转移性淋巴结呈不均匀强化的灌注缺损，超声造影诊断良恶性淋巴结的敏感性、特异性、准确性分别为98.0%、54.5%、76.3%。Yu等的研究则显示超声造影诊断转

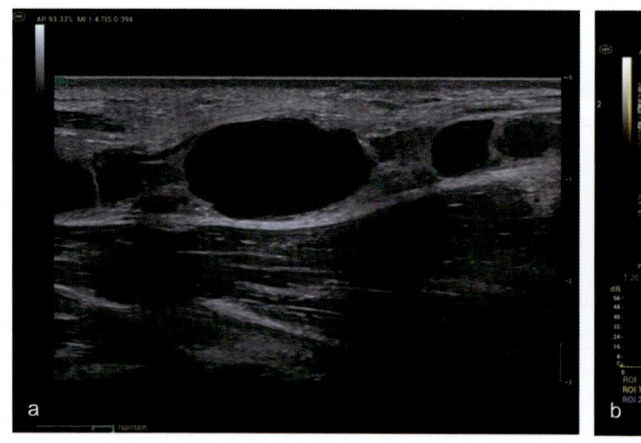
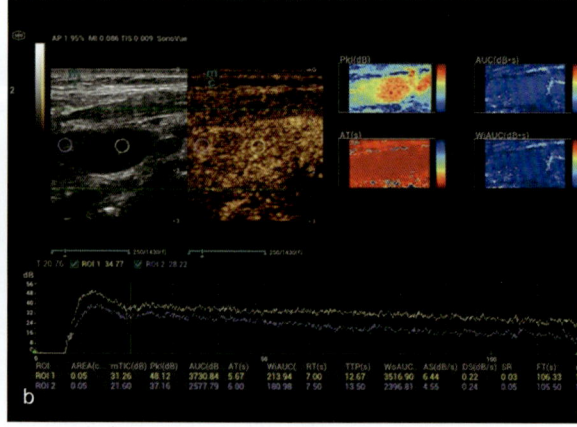

图 7-1　良性淋巴结超声造影

a. 灰阶超声示右颈部见 1.8 cm×0.9 cm 低回声淋巴结，边界清，形态饱满，内见少量髓质回声；b. 超声造影定量分析示淋巴结增强强度高于周边正常组织，呈"快进快退"模式

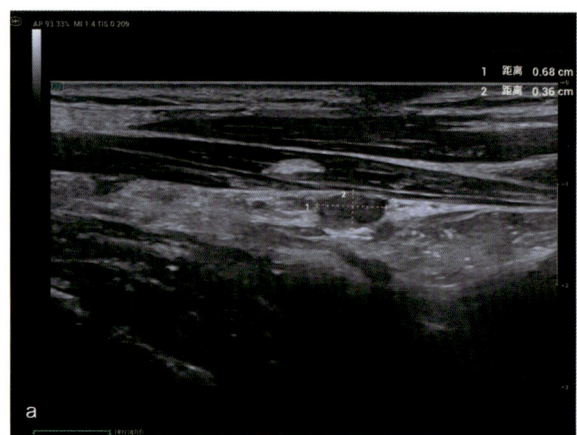
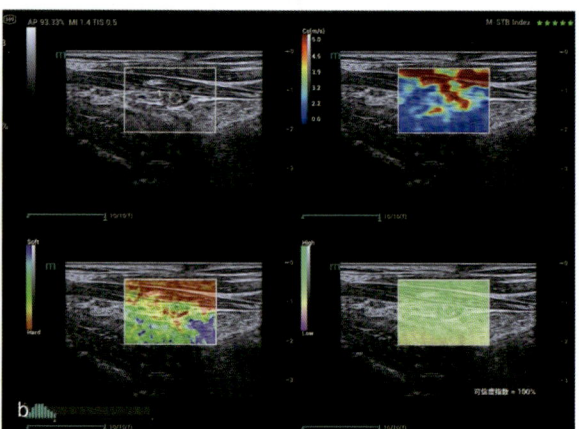
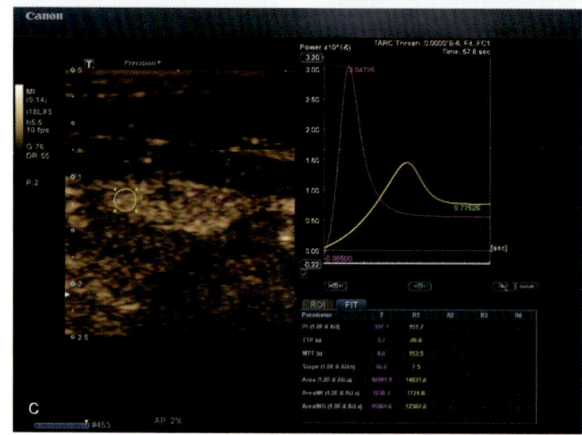

图 7-2　恶性淋巴结超声造影

30 岁男性患者，甲状腺乳头状癌伴颈部淋巴结转移。a. 常规灰阶超声示左颈部见最大 0.7 cm×0.3 cm 低回声淋巴结，边界不清，形态不规则，内未见明显髓质回声；b. 弹性成像显示病灶呈红绿相间，结节质硬；c. 超声造影定量分析示动脉期峰值强度高于周边正常组织

移性淋巴结的敏感性、特异性、准确性分别为84%、79%、80%。在Hong等的研究中分析了253例甲状腺乳头状癌患者的319个颈部淋巴结的超声造影特点，结果显示转移性淋巴结呈现不均匀向心性的高增强、边缘环状增强或灌注缺损。这些结果都表明了超声造影可作为术前预测颈部淋巴结转移的有力工具（图7-3）。

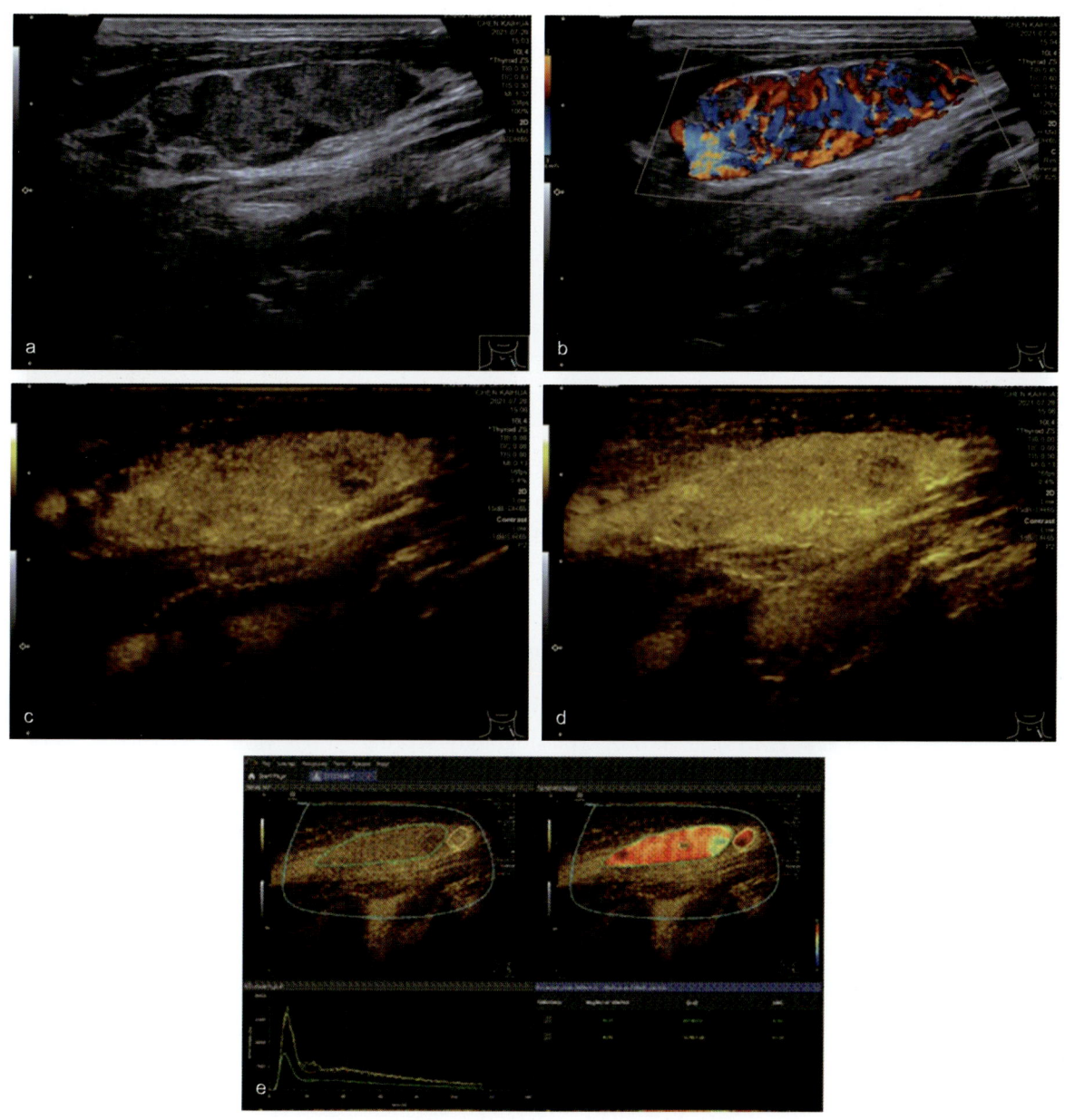

图7-3　甲状腺乳头状癌术后颈部淋巴结转移

a. 左颈部可见多个大小不等的低回声实质团块，边界不清，形态不规则，部分相互融合；b. 彩色多普勒超声显示，该病灶内部可见较丰富短线状彩色血流；c. 注射超声造影剂后，超声造影显示该病灶在超声造影的动脉期呈早期快速高增强；d. 静脉期轻度消退，呈整体不均匀低增强；e. 超声造影时间－强度定量分析曲线显示，该病灶存在快速灌注－快速消退的超声造影改变动态超声造影定量分析技术是基于超声造影图像，通过脱机的超声造影灌注定量分析软件，获取定量灌注参数，可提供关于淋巴结血流灌注更多定量、准确、客观的信息。因相关研究的报道较少，目前对淋巴结良恶性鉴别有价值的参数尚需进一步研究。超声造影的最大强度显影允许动脉期局灶性病变的血管结构模式以高空间分辨率显示。到达时间参数成像技术是基于最大强度显影方法，通过添加流入的时间信息来重建血管结构，可在灰阶超声图像上叠加彩色显示感兴趣区域，该图中的不同颜色表示不同的微气泡到达时间。有研究显示通过到达时间参数成像技术，可以更清晰地读取淋巴结的灌注模式，尤其是对于小淋巴结。此外，利用超声造影引导下转移淋巴结穿刺活检，避免穿到坏死病灶，提高穿刺活检的阳性率。

前哨淋巴结是指原发肿瘤向淋巴系统引流的第一个或第一组淋巴结，是淋巴结转移的必经之路，在肿瘤转移时也首先受累。超声造影定位和定性前哨淋巴结具有准确、简便、经济等优点，可以实时引导前哨淋巴结穿刺活检。通过瘤周注射造影剂进行超声淋巴成像，注射造影剂后造影剂会通过组织间隙进入微细淋巴管内，然后汇集至传入淋巴管引流至第一站淋巴结，通过追踪成像的传入淋巴管可有效识别前哨淋巴结。在这些前哨淋巴结中，根据淋巴结增强模式来鉴别目标前哨淋巴结，并进行细针穿刺活检以明确其病理性质，从而早期判断有无颈部淋巴结转移。

（二）超声弹性成像技术鉴别诊断良恶性颈部淋巴结

超声弹性成像（UE）是以软组织的弹性大小为参量反映生物组织的弹性信息，以此进一步反映组织病变特征。作为一种非侵入性技术，可以显示出淋巴结皮质和髓质的硬度和均匀性，并能发现早期局限性恶性浸润。根据 UE 的原理分为应变成像（SE）和剪切波弹性成像（SWE）技术。

1. 应变力弹性成像技术

应变力弹性成像是测量组织施加压力而产生的组织位移，从而绘制出图像。包括静态/准静态超声弹性成像和脉冲声辐射力（acoustic radiation force impulse，ARFI）成像。静态/准静态超声弹性成像主要包括弹性评分法（elastography scoring，ES）和应变率比值法（strain ratio，SR）。ARFI 主要通过声触诊组织成像和声触诊组织量化技术来估计组织硬度。丁杰等采用四分法对 101 名颈部淋巴结肿大患者的 155 个病灶行实时组织弹性成像，结果显示颈部转移性淋巴结弹性评分 ≥ 3 分者占 90.24%，颈部良性淋巴结弹性评分 ≤ 2 分者占 73.61%，并且弹性评分对转移性淋巴结和良性淋巴结鉴别具有统计学意义。与静态/准静态超声弹性成像相比，ARFI 通过产生剪切波来评估组织硬度，受到操作者的主观影响较小，因此能够半定量或者定量测量组织硬度，使得诊断信息更加准确，可以更好地评价颈部淋巴结的良恶性，预测恶性肿瘤的颈部淋巴结转移及预后，选择可疑的淋巴结进行细胞学检查或活检，以获得更高的组织病理学收益。有研究表明，ARFI 能够准确地识别恶性颈部淋巴结，剪切波速度截止值为 2.68 m/s。同时 ARFI 成像和超声特征相结合可避免颈部恶性肿瘤患者进行不必要的颈部淋巴结清扫（图 7-4）。

2. 剪切波弹性成像技术

剪切波弹性成像（SWE）是利用剪切波在不同硬度组织中传播速度的不同来反映其组织硬度的技术，具有可调节测量区域大小的优势，并且具有较好的重复性。在图像中显示蓝色代表

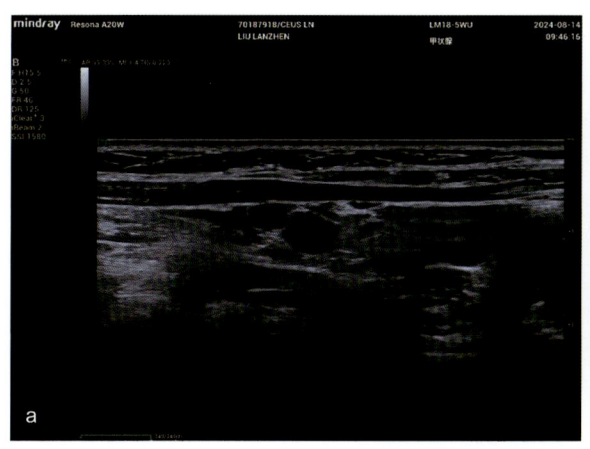
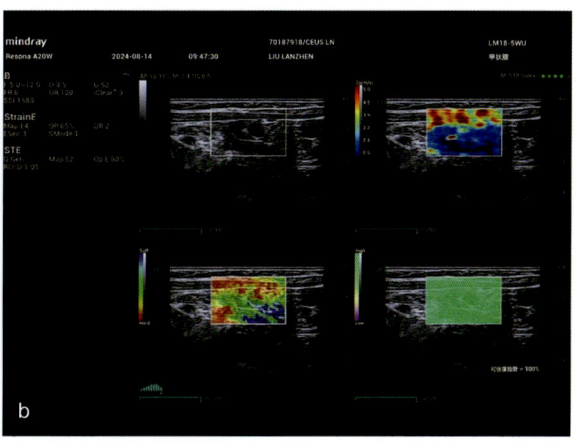

图 7-4 甲状腺乳头状癌术前评估淋巴结

35 岁女性患者，既往诊断甲状腺乳头状癌。a. 右颈部见 0.6 cm × 0.5 cm 低回声淋巴结，边界清，形态不规则，内未见明显髓质回声；b. 弹性成像显示病灶呈均匀绿色，结节质较软，剪切波速度截止值为 2.53 m/s

"硬"，而红色则代表"软"。据报道，颈部恶性淋巴结的剪切波弹性模量值（105.9 ± 5.2 kPa）显著高于良性淋巴结（11.9 ± 4.4 kPa），差异具有统计学意义，表明 SWE 对颈部淋巴结转移具有客观、定量的鉴别诊断价值。Bhatia 等的研究对 55 个颈部淋巴结进行评估，结果显示恶性淋巴结较良性淋巴结具有更高的硬度，当以 30.2 kPa 作为临界值时，SWE 诊断恶性淋巴结的敏感性、特异性、准确性分别为 42%、100%、62%。在 Jung 等的研究中，对甲状腺乳头状癌患者的颈部淋巴结转移做了多次的弹性系数的测量与记录，结果显示恶性淋巴结的弹性系数最高值、最低值、平均值及淋巴结与周围组织弹性系数的比值均高于良性淋巴结，表明了 SWE 有助于对甲状腺乳头状癌颈部淋巴结转移的诊断。同样地，Park 等的研究对 363 名甲状腺乳头状癌患者行术前剪切波弹性成像的评估，研究表明当平均值 > 124 kPa 或最大值 > 138 kPa 且伴有可疑的灰阶超声检查结果时，可提高预测中央区颈部淋巴结转移的敏感性（45.4% 或 44.6% vs. 28%）和曲线下面积（0.659 或 0.667 vs. 0.615）；当最小值 > 124 kPa 且伴有可疑的灰阶超声检查结果时，可提高预测颈侧区颈部淋巴结转移的敏感性（95.8% vs. 75%）和曲线下面积（0.924 vs. 0.871），可见将 SWE 与灰阶超声联合可提高预测颈部淋巴结转移的敏感性。这些研究结果都表明 SWE 定量分析有助于术前预测颈部淋巴结的转移（图 7-5）。

（三）超声造影联合弹性成像诊断颈部淋巴结的应用价值

目前超声造影和弹性成像技术皆已在临床上应用于甲状腺肿瘤术前颈部淋巴结转移的诊断。然而，单一的诊断方法各有其优劣，对诊断结果的准确性都会造成影响，因此需要联合多种检查方式来提高诊断的准确性。超声造影反映淋巴结的血流灌注情况，对微血管的评估优于彩色多普勒超声，但不适用于造影剂过敏及淋巴结血供不丰富的患者。弹性成像技术对操作者依赖性大，当淋巴结太大或太小，液化坏死区及钙化区太大或位置较深、邻近搏动大血管时，其准确性也会降低。因此联合两种技术互相弥补不足具有重要的意义。唐文静等的研究探讨了超声造影联合超声弹性成像技术对甲状腺乳头状癌颈部淋巴结转移的诊断价值，结果显示联合

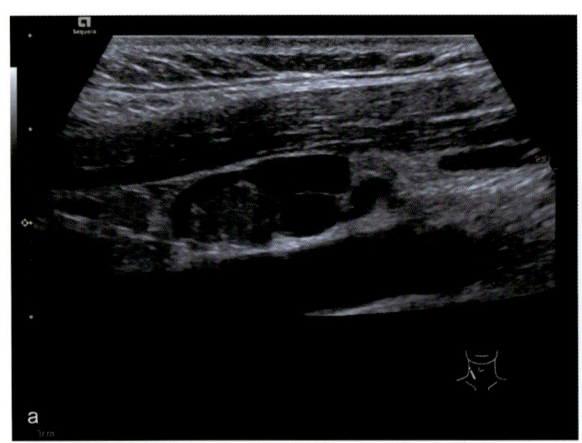
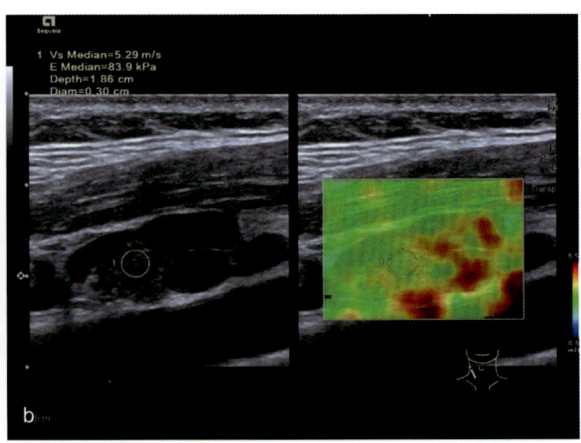

图 7-5 甲状腺乳头状癌右颈部淋巴结转移

a. 右颈部见 0.9 cm×1.0 cm 低回声淋巴结，边界清，形态不规则，内见不规则无回声区伴分隔；b. 弹性成像显示病灶呈黄绿相间，结节质较硬。患者行超声引导下 FNA 穿刺活检，病理学诊断提示甲状腺乳头状癌淋巴结转移

超声技术后对诊断颈部淋巴结转移的敏感性、特异性及准确性分别为 95.7%、92.2% 和 93.0%，高于单项超声造影或者弹性成像技术检测，表明其临床诊断预测性较好。刘瑜等的研究利用受试者工作曲线分析也提示了常规超声、超声造影和超声弹性成像技术联合应用可以有效地提高诊断甲状腺肿瘤颈部淋巴结转移的准确率，当淋巴结内峰值强度、弹性评分、淋巴门消失和横纵径比 ≤ 2 联合时曲线下面积可达 0.955，显著高于单独的曲线下面积。可见，在常规超声的基础上，联合超声造影与弹性成像技术可以准确评估甲状腺肿瘤颈部淋巴结的转移情况，明显提高颈部淋巴结转移的诊断准确率，降低漏诊率。

（四）颈部淋巴结的超声影像组学分析

近年来，影像组学通过从超声图像中高通量提取并定量分析一些肉眼不可识别的特征信息，不仅可以对肿瘤的定性诊断、分期、预后及治疗疗效进行评估，还对预测淋巴结转移具有较高的价值。目前对甲状腺癌颈部淋巴结的影像组学研究多采用超声图像，可以有效识别甲状腺乳头癌患者的颈部转移淋巴结。崔新伍等通过甲状腺癌结节的术前二维灰阶超声图像、彩色多普勒血流成像和原发性甲状腺癌的临床变量来探索深度学习模型预测颈部淋巴结转移的可行性。建立了基于 ResNet-50 的集成深度学习模型，使用 bagging 分类器联合临床变量、常规超声和彩色多普勒图像来预测颈部淋巴结的转移。根据以上得出结论，深度学习可以根据超声图像和临床变量有效预测颈部淋巴结转移，其准确性、敏感性和特异性与专家相当。

综上所述，联合二维灰阶超声、彩色多普勒超声、超声造影、超声弹性成像技术，以及在此基础上的影像组学分析，可以为淋巴结病变的诊断提供有价值的影像学依据。作为实时、无创、便捷的超声检查技术，联合使用可以弥补相互的缺点，提高了术前精准诊断甲状腺肿瘤颈部淋巴结转移的准确率。

二、术中监测引导

对于甲状腺肿瘤转移性淋巴结的治疗，一线治疗手段仍然是传统外科手术，但其复发及转移的风险较高，重复手术仍然是指南推荐的首选治疗方法，但部分患者因多次手术导致组织粘连及瘢痕形成，使得颈部解剖结构改变，几乎丧失了再次手术的机会。针对此种情况，美国甲状腺协会指南推荐热消融治疗，主要包括射频消融、微波消融、冷冻治疗、激光治疗等。超声技术也成为辅助微创消融必不可少的手段，目前术中主要使用超声造影进行监测引导。付强等的研究对84名甲状腺乳头状癌术后颈部淋巴结转移的患者行超声引导下经皮微波消融，提出其可能成为某些不适合或拒绝手术的甲状腺乳头状癌术后淋巴结转移患者的替代疗法，安全有效并且并发症少。Teng等对于甲状腺乳头状癌颈部淋巴结转移的研究中，提出低功率微波消融显示出良好的安全性和有效性，可成为高危或拒绝再次手术患者的备选方案。超声造影不仅可以术前准确判断消融范围，而且可以实时评估术中消融灶的状态和边界，判断消融终点及是否需要补充消融。近年来，超声弹性成像技术也作为补充技术逐渐应用于微创消融术中的监测引导。通过联合超声造影与弹性成像技术，可能为微创消融技术带来更好的引导（图7-6）。

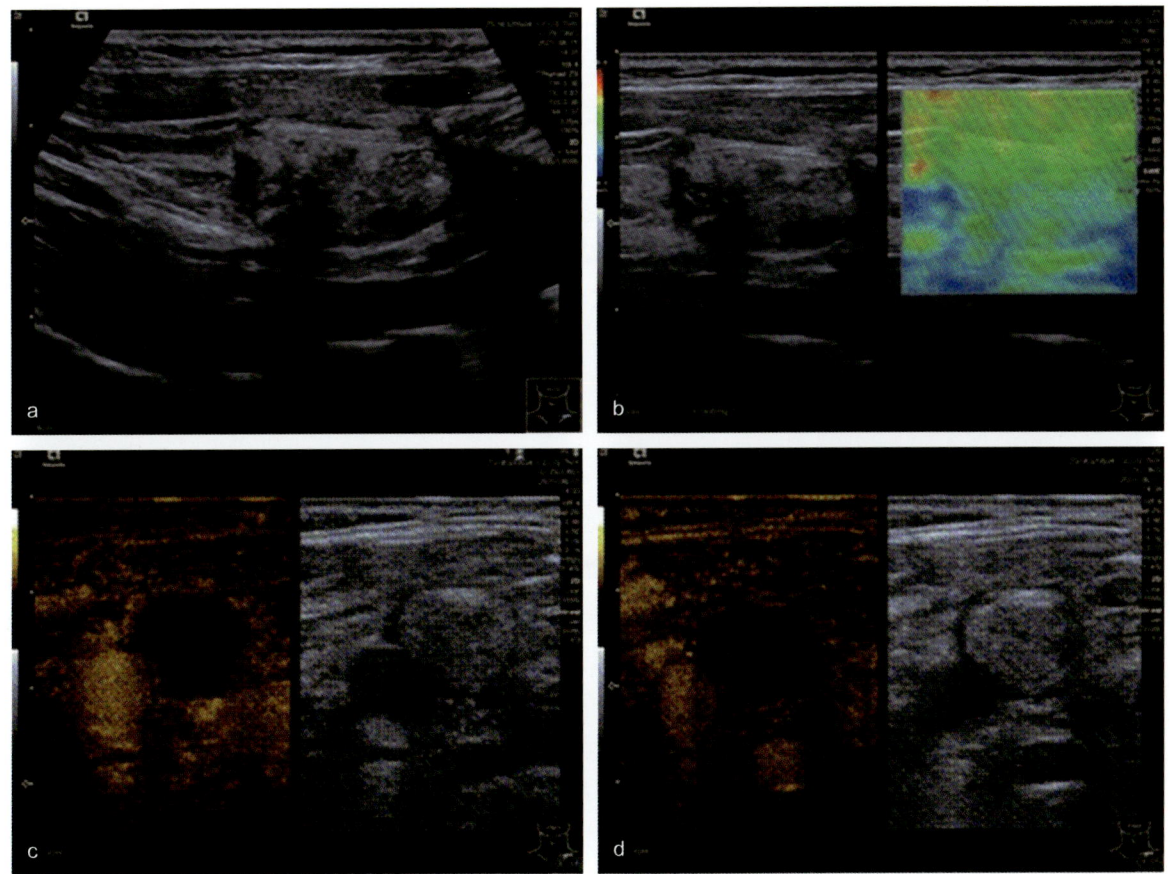

图 7-6 甲状腺乳头状癌术后左锁骨上淋巴结转移消融术中监测
a. 左锁骨上可见形态不规则的低回声实质团块，边界尚清，内部回声分布不均匀；b. 超声剪切波弹性显示，该病灶内部呈蓝绿相间，硬度高于周边正常组织；c、d. 注射超声造影剂后，超声造影显示该病灶在超声造影的动脉期（c）至静脉期（d）始终未见明显增强，显示该病灶消融完整

在高频超声的实时引导下，动态监测消融的全过程，如射频针可以精准穿刺进肿瘤中心，一方面最大限度上灭活肿瘤，另一方面又可以减少周围组织受到破坏。在此基础上，超声造影能更加精确地反映肿瘤微血管的破坏情况，并且灵敏地判断消融后的残留情况及病灶坏死程度，是消融术中终止消融的客观指征。即在消融后显示消融灶充盈缺损为无回声区，提示消融灶内无造影剂灌注，则说明消融完全。目前国内外已有不少关于超声引导下射频消融治疗甲状腺肿瘤淋巴结转移的研究，结果显示射频后转移淋巴结有不同的程度的缩小，肿瘤相关实验室指标有所下降，具有很高的临床应用价值。詹维伟等研究结果显示 21 个颈部淋巴结通过超声引导下微波消融一次治疗成功治愈，治疗后，超声造影未发现不完全消融，最后随访时，肿瘤的平均最大直径和体积分别从 10.1 ± 4.7 mm 和 291.9 ± 255.6 mm^3 缩小到 0.9 ± 1.6 mm 和 4.0 ± 9.0 mm^3。治疗后既未发现肿瘤进展，也未发现新的可疑颈部淋巴结转移，总并发症发生率为 7.1%。然而，对于多个病灶或单个大病灶则需要反复注射造影剂，可能会增加漏诊率，也增加了患者的负担。因此需要更多技术以辅助超声造影术中定位、确定消融范围及监测消融灶的变化，超声弹性成像技术则成为良好的选择。理论上，消融灶发生蛋白质的凝固坏死可导致该区域硬度的显著增加，所以可以利用组织硬度的差异分布为引导射频消融提供额外的信息。在耿晓楠的研究中，选用压迫性弹性成像作为研究方法，显示弹性成像在高功率下可以准确反映射频消融情况，表现出良好的优势，为射频消融的超声监控提供了一条新的思路。除此之外，超声弹性成像无须注射造影剂，有利于重复观察。因此联合超声造影和超声弹性成像技术，可能在术中引导消融提供强有力的帮助。

目前，超声造影联合弹性成像技术引导消融主要应用于肝癌、甲状腺肿瘤等疾病中，并取得了良好的进展。对于甲状腺肿瘤的颈部淋巴结转移，微创消融有其一定的治疗优势，目前术中主要的引导监测方式仍是超声造影，通过联合弹性成像技术，可能会为其打开一个全新的视角。

三、术后评估随访

超声引导下微创消融术后，坏死组织需要一定时间才能逐渐被机体所吸收，局部治疗才算有效。因此，术后需要长时间的随访以观察疗效。术后评估随访的主要手段为超声和血清学检查，通常在 1 个月、6 个月、12 个月后分别随访一次，然后根据肿瘤状态再进行每 6 个月的随访。常规超声评估指标包括消融治疗前后转移性淋巴结最大径、体积及体积缩小率，随着随访时间的延长，转移性淋巴结体积缩小率不断增大。Kim 等研究报道射频消融治疗甲状腺乳头状癌颈部转移性淋巴结的体积缩小率为 50.0%~77.8%。消融后的病灶由于内部凝固性坏死程度的不同，往往呈现多样化的回声表现，当病灶呈等回声表现时，常规超声可能无法清楚地观察病灶的情况。除此之外，常规超声也无法对病灶活性进行定性诊断。虽然彩色多普勒超声可以观察病灶内部的血流情况，但存在对低速、细小血流敏感性差，存在伪像较多，依赖角度等问题，其临床应用价值有限。因此，引入超声造影及弹性成像技术有助于提高术后评估随访的准确性。

超声造影对淋巴结的微循环血供具有良好的显示作用，从功能性成像的角度进一步揭示了病灶特征。Mauri 等的研究对 24 例甲状腺乳头状癌颈部难治性转移性淋巴结行激光消融，术后即刻进行超声造影发现 2 例淋巴结内残留增加区域，随后及时进行了补充消融，表明超声造影在评估术后消融效果具有重要作用。有学者认为可以将病灶内增强情况作为判断消融疗效的指标，可根据超声造影显示的病灶内增强情况评价是否存在复发迹象。在闻波平等的研究中，5 个淋巴结的体积在激光消融后 6 个月内维持不变，而超声造影始终显示病灶无增强，在第 12 个月随访时显示上述淋巴结体积缩小率均大于 50%，证实未存在复发或残留，因此提出随访中超声造影对消融疗效的评估可能较体积变化更为客观。詹维伟等研究显示 47% 的消融淋巴结在消融后第 7 天的灌注缺损体积大于消融后第 1 天，与消融治疗前最大的直径和体积相比，消融治疗后相应的数值显著降低。总之，超声造影在随访中可以客观地反映消融后淋巴结的血供情况从而评估疗效，可有效用于区分消融区域的边缘、评估消融的准确性，以及监测坏死区域的短期变化（图 7-7）。

尽管超声造影相较于灰阶超声及彩色多普勒超声具有一定的优势，但其诊断准确度及其定量参数的诊断效能都有待提高。超声弹性成像作为超声新技术之一，许多研究已发现其可以成为评估微创消融吸收效果的有效手段，从而弥补超声造影的不足，目前主要应用于肝脏、乳腺

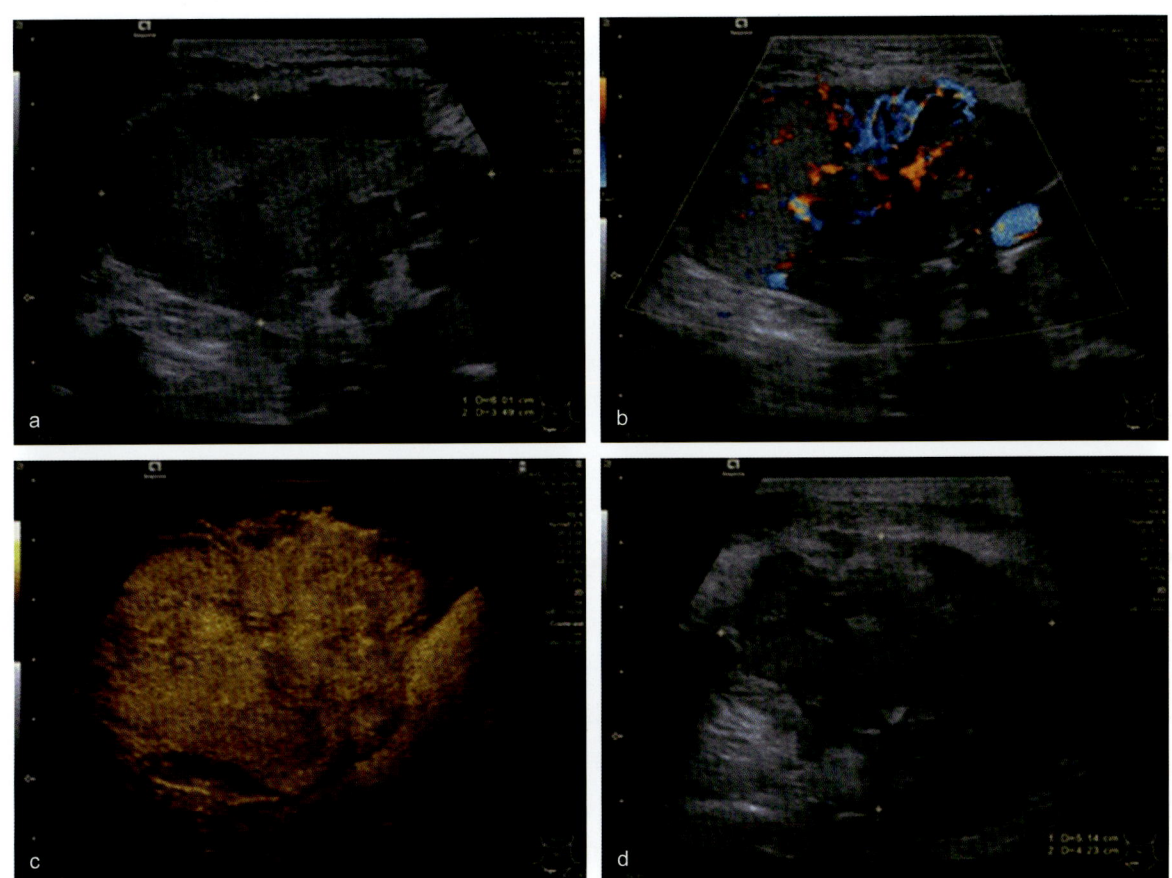

图 7-7　甲状腺乳头状癌术后右侧锁骨上淋巴结转移消融前后监测
a. 右锁骨上可见形态不规则的 60 mm × 35 mm 低回声实质团块，边界尚清，内部回声分布不均匀，可见少量不规则无回声区；b. 彩色多普勒超声显示，该病灶内部见较丰富短线状彩色血流；c. 注射超声造影剂后，超声造影显示该病灶始终呈整体不均匀高增强；d. 消融后随访，该病灶体积缩小，大小约为 51 mm × 23 mm

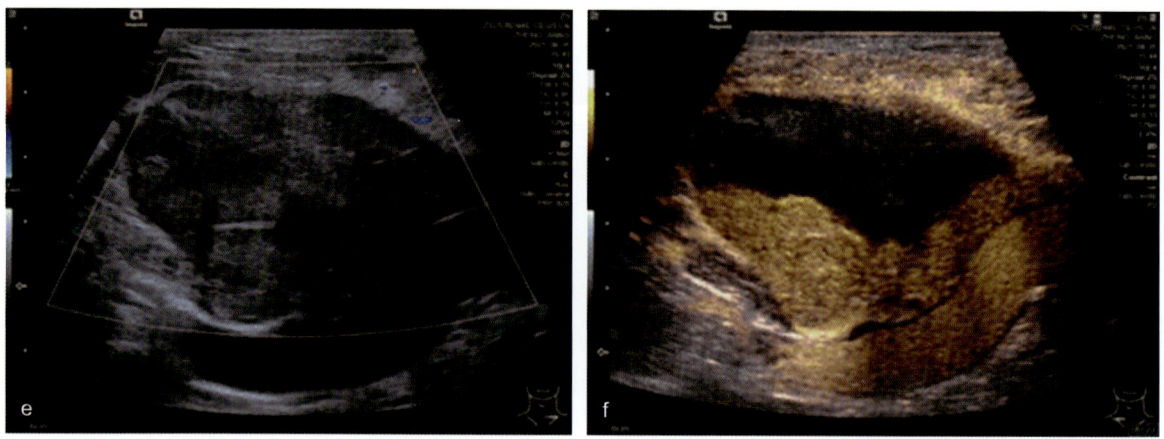

图 7-7（续） 甲状腺乳头状癌术后右侧锁骨上淋巴结转移消融前后监测

e. 彩色多普勒显示，该病灶内部未见明显彩色血流信号；f. 注射超声造影剂后，超声造影显示该病灶内部可见局部不均匀高增强。显示该病灶消融不完整有残留

等器官。Baek 等在研究中提出，消融灶因高温而迅速产生凝固性坏死，术后第 1 天为急性炎性反应期，到了术后第 14 天时，大量的纤维组织包裹炎性细胞，使消融灶的硬度增加。随后新生细胞与肉芽组织逐渐充填消融灶，具有生命活力和水分的细胞肉芽组织硬度较前明显降低。因此，消融灶在术后第 1 个月弹性应变比值明显增加，随后逐渐降低。Curiel 等和 Kallel 等在研究中提出的弹性评分先升高后降低的结论与之相符。目前，超声弹性成像应用于颈部淋巴结微创消融后的术后评估仍然较少，其临床应用价值也需要进一步探索。

微创消融治疗可以局部控制甲状腺肿瘤颈部淋巴结转移，甚至可以在宏观影像学上检测不出肿瘤病变，但甲状腺癌进展缓慢，因此不能掉以轻心，应综合多种检查手段，适时应用超声造影联合弹性成像技术评估随访，长期监测淋巴结消融的治疗疗效。

四、小结

超声引导下微创消融作为颈部淋巴结转移的替代疗法，相比于外科开放式手术具有创伤小、手术时间短、出血量少、并发症少及恢复时间短等特点，在临床上应用已经取得了良好的进展。随着超声新技术的不断发展，多种超声技术配合微创消融的使用都有着良好的应用前景，如超声造影、弹性成像技术等。超声造影通过评估淋巴结的微循环血供及血流灌注模式，有助于评估微创消融术前适应证，精准判断术中消融情况及评估术后恢复与复发情况。超声弹性成像技术通过分析组织间弹性特征的差异，有效地提高了颈部淋巴结转移的术前诊断准确率，以及术中、术后对消融灶的评估。这些技术单独应用虽有一定的价值，但也存在不足之处，研究多种超声技术联合使用以获得更高的诊断效能应当是未来探索的方向。超声造影联合弹性成像技术指导微创消融已经在肝脏、甲状腺、乳腺、子宫等器官中开展，对于颈部淋巴结转移更多的是应用于指导术前精确诊断，未来可以更多地探索于术中引导监测与术后评估随访的方向，以期获得更好的临床应用价值。

病例分享

病例 ①

颈部转移性肿大淋巴结伴囊变

患者，男性，41 岁，既往右甲状腺癌病史。患者体检发现颈部淋巴结肿大。常规灰阶超声示右颈部见 0.9 cm × 1.0 cm 低回声淋巴结（图 7-8a），边界清，形态不规则，内见不规则无回声区伴分隔，HD Scope 细节增强显示病灶边界更清晰，内表现为实质回声，超微血流成像示病灶内部可见短线状彩色血流信号（图 7-8b）。弹性成像显示病灶呈均匀绿色，结节质较软（图 7-8c）。CEUS 显示右颈部淋巴结于注射超声造影剂 SonoVue™ 2 mL 后实质部分第 10 秒开始增强，呈整体不均匀高回声增强，16 秒达峰值，静脉期及延迟期均呈稍高回声改变（图 7-8d）。显微造影结节周边见环状血流信号（图 7-8e）。考虑右颈部淋巴结肿大伴囊变。患者随即于我院行超声引导下 FNA 穿刺活检，病理学诊断提示甲状腺乳头状癌转移。

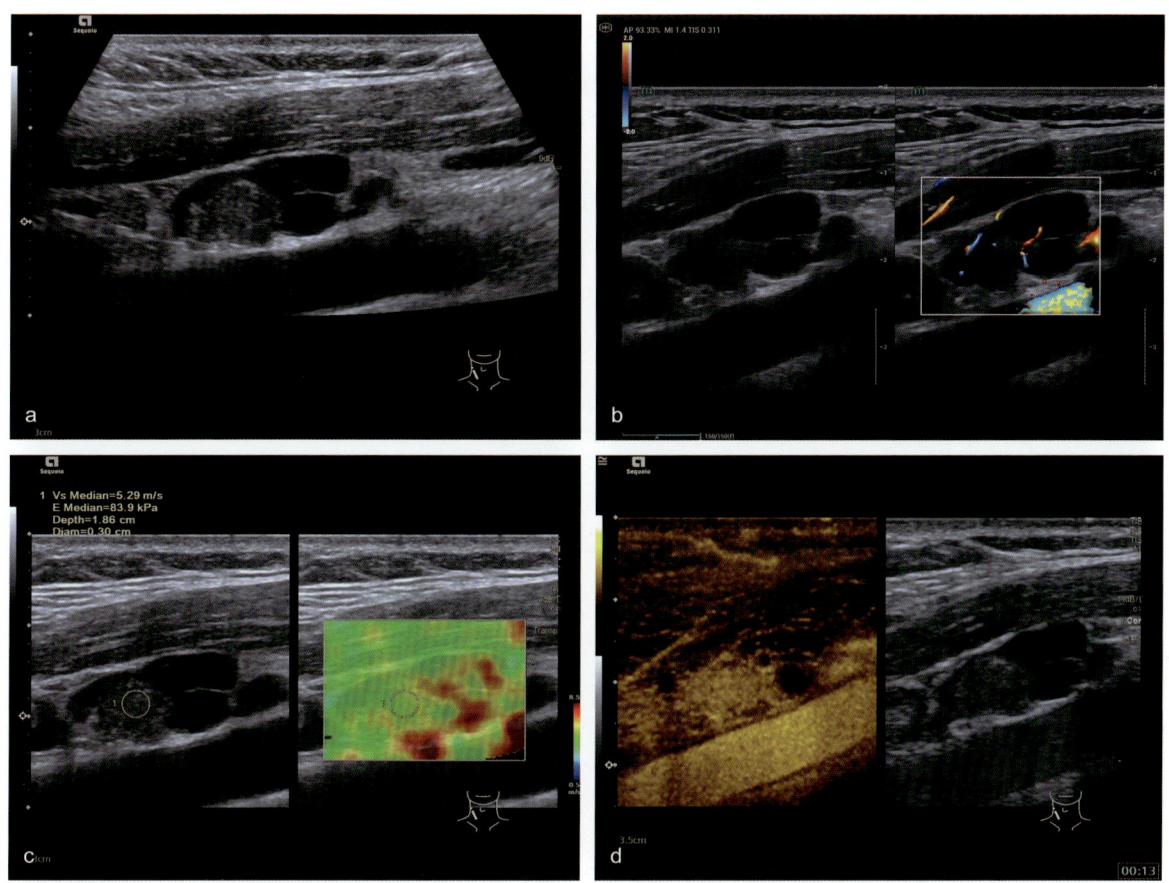

图 7-8 病例 1：颈部转移性肿大淋巴结伴囊变

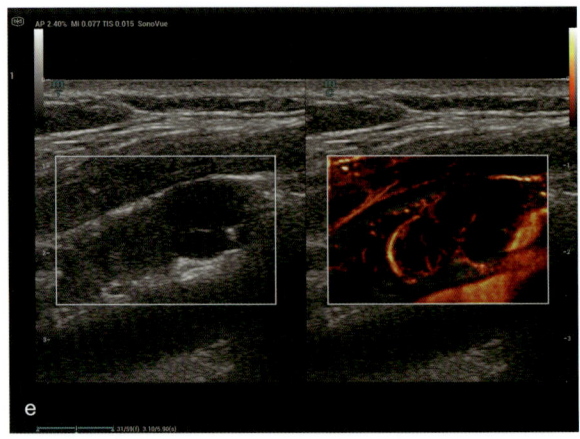

图 7-8（续） 病例 1：颈部转移性肿大淋巴结伴囊变

病例 ❷

右颈部淋巴结肿大伴钙化

患者，男性，20 岁，甲状腺乳头状癌术后。患者体检发现右颈部淋巴结肿大。常规灰阶超声示右颈部及锁骨上见最大 1.5 cm × 0.5 cm 低回声淋巴结（图 7-9a），边界清，形态不规则，内见数枚点状强回声后无明显声影，HD Scope 钙化增强证实病灶内细钙化（图 7-9b），超微血流成像示病灶内见短线状彩色血流信号（图 7-9c）。弹性成像显示病灶呈均匀红绿相间，结节质硬（图 7-9d）。CEUS 显示甲状腺左叶中部低回声病灶于注射超声造影剂 SonoVue™ 2 mL 后第 16 秒开始增强，呈整体不均匀高回声增强，27 秒达峰值（图 7-9e），静脉期及延迟期均呈低回声改变。显微造影示淋巴结见不规则血流信号（图 7-9f）。考虑右颈部多发淋巴结肿大伴钙化。

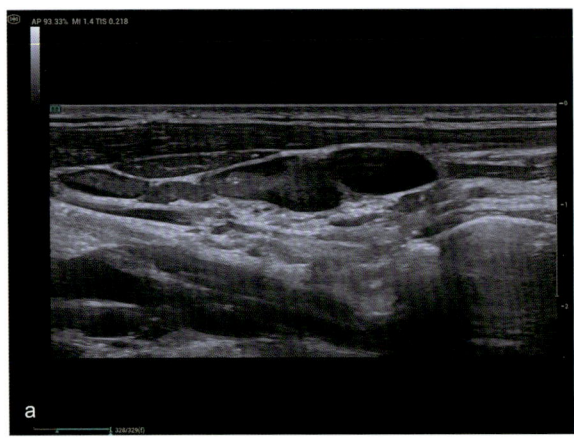
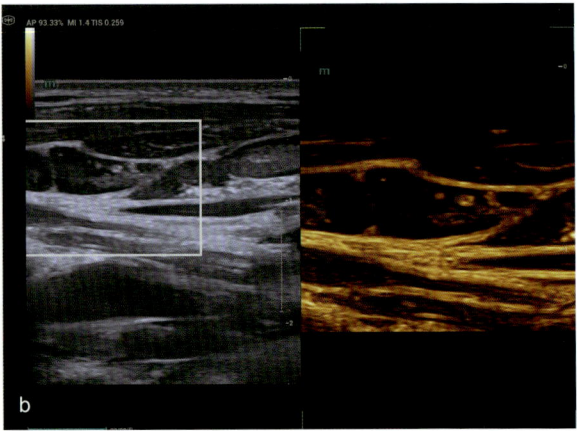

图 7-9 病例 2：右颈部淋巴结肿大伴钙化

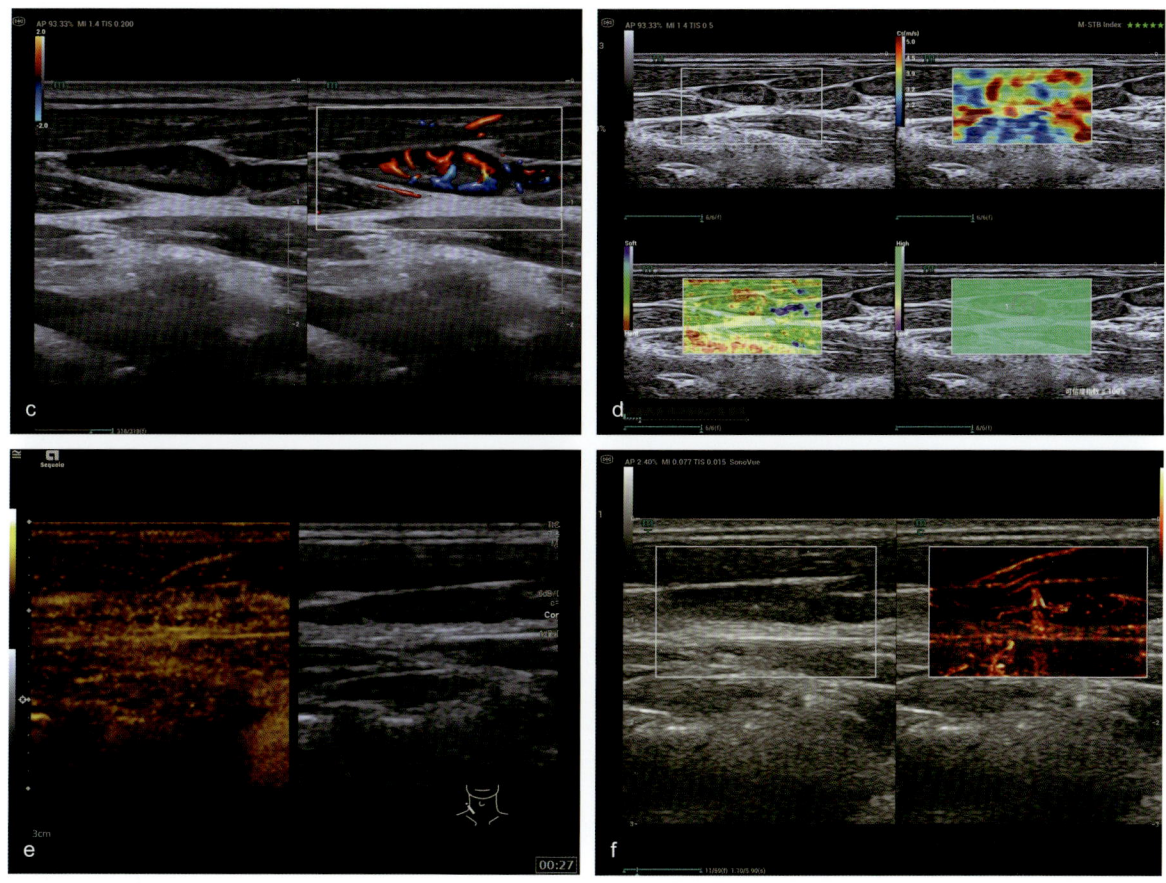

图 7-9（续） 病例 2：右颈部淋巴结肿大伴钙化

病例 ❸

超声造影呈"树枝状高增强"的良性淋巴结

患者，女性，65 岁，既往甲状腺右叶部分切除术后。患者体检发现颈部淋巴结肿大。实验室检查无殊，甲状腺功能标志物均在正常范围内。常规灰阶超声示右颈部见数枚最大 1.3 cm×0.5 cm 低回声淋巴结（图 7-10a），边界清，形态规则，内见较丰富髓质回声，超微血流成像示病灶内可见树枝状彩色血流信号（图 7-10b）。CEUS 显示右颈部淋巴结于注射超声造影剂 SonoVue™ 2 mL 后第 12 秒开始增强，呈整体不均匀高回声增强（图 7-10c），21 秒达峰值，静脉期及延迟期均呈等回声改变。显微造影示淋巴结内部及周边见较丰富血流信号（图 7-10d）。考虑右颈部多发淋巴结肿大，良性病变可能大。

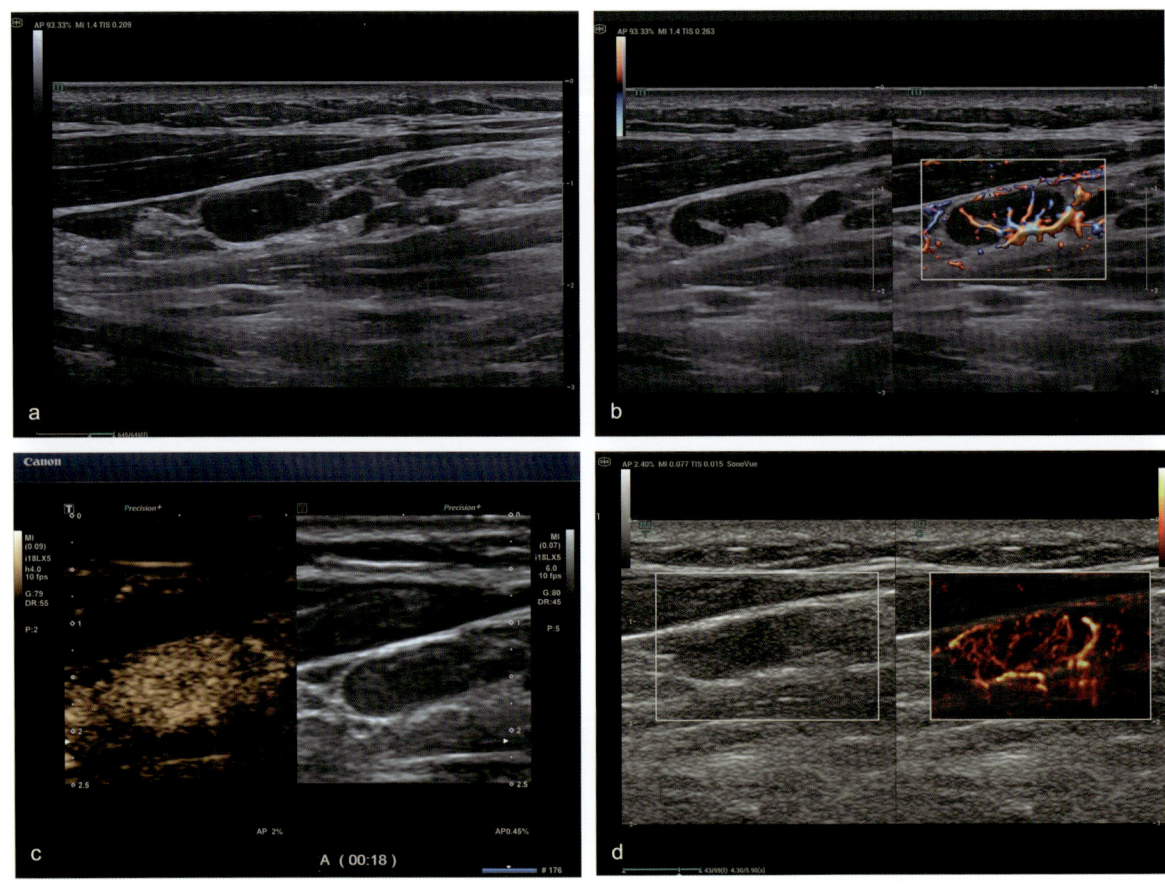

图 7-10　病例 3：超声造影呈"树枝状高增强"的良性淋巴结

病例 ❹

甲状腺右叶乳头状癌伴右颈部淋巴结转移（有囊变）

患者，女性，37 岁，既往甲状腺癌手术切除术后。患者体检发现甲状腺残余腺体结节及右颈部淋巴结肿大。实验室检查无殊，甲状腺功能标志物均在正常范围内。常规灰阶超声示甲状腺右叶残余腺体见 0.8 cm×0.4 cm 低回声实质不均质团块（图 7-11a），边界不清，形态不规则，内见数枚点状强回声后无明显声影。CDFI 病灶周边可见点状彩色血流信号（图 7-11b）。右颈部近锁骨上见 1.2 cm×0.7 cm 囊实性团块（图 7-11c），边界清，形态不规则，内见少量点状强回声后无明显声影。HD Scope 钙化增强示病灶内见细钙化（图 7-11d）。CDFI 病灶周边可见点状彩色血流信号（图 7-11e）。超微血流成像显示病灶内部及周边见较丰富短线状彩色血流信号（图 7-11f）。显微造影示淋巴结内部见形态不规则血流信号（图 7-11g）。考虑甲状腺右叶恶性结节可能，TIRADS 4B 级。右颈部近锁骨上淋巴结肿大伴囊变。

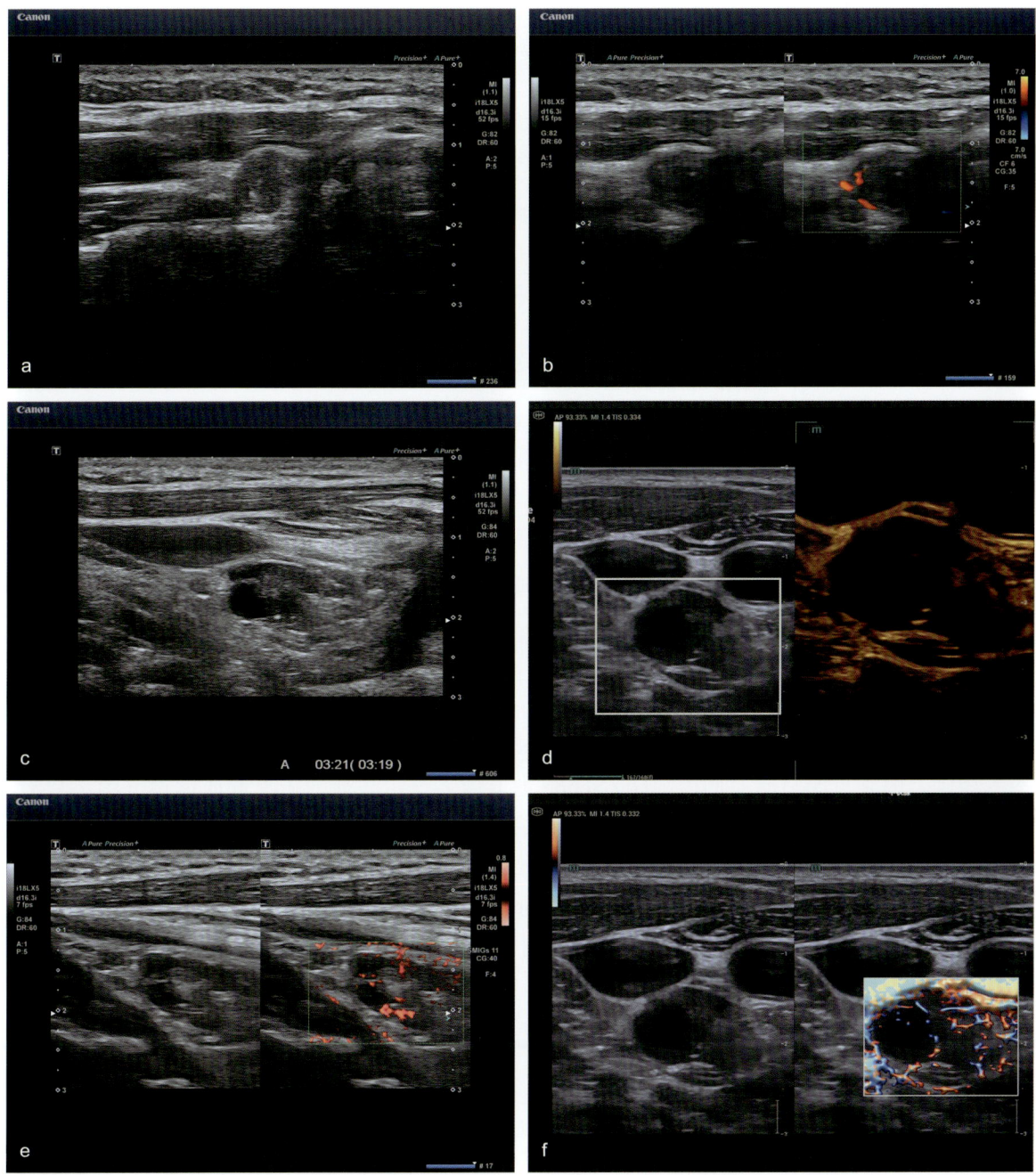

图 7-11 病例 4：甲状腺右叶乳头状癌伴右颈部淋巴结转移（有囊变）

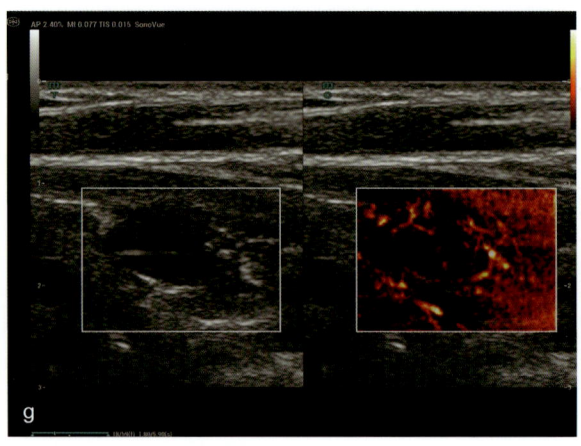

图 7-11（续） 病例 4：甲状腺右叶乳头状癌伴右颈部淋巴结转移（有囊变）

病例 ❺

3D 超微血流成像呈"血供丰富"的肿大淋巴结

患者，女性，53 岁，既往无甲状腺结节病史。患者体检发现颈部淋巴结肿大。实验室检查无殊。常规灰阶超声示左颈部见最大 0.7 cm×0.3 cm 低回声淋巴结（图 7-12a），边界清，形态不规则，内未见明显髓质回声，HD Scope 细节增强显示病灶内未见髓质回声（图 7-12b），超微血流成像示病灶内可见较丰富彩色血流信号（图 7-12c）。3D 超微血流成像示病灶内可见团状彩色血流信号（图 7-12e~g）。弹性成像显示病灶呈红绿相间，结节质硬（图 7-12d）。CEUS 显示左颈部淋巴结于注射超声造影剂 SonoVue^{TM} 2.4 mL 后第 13 秒开始增强，呈整体不均匀高回声增强（图 7-12h），20 秒达峰值（图 7-12i），静脉期及延迟期（图 7-12j）均呈低回声改变。显微造影示淋巴结内部及周边见较丰富血流信号（图 7-12k）。超声造影定量分析示结节动脉期峰值强度高于周边正常组织（图 7-12l）。考虑左颈部多发淋巴结肿大，形态异常。

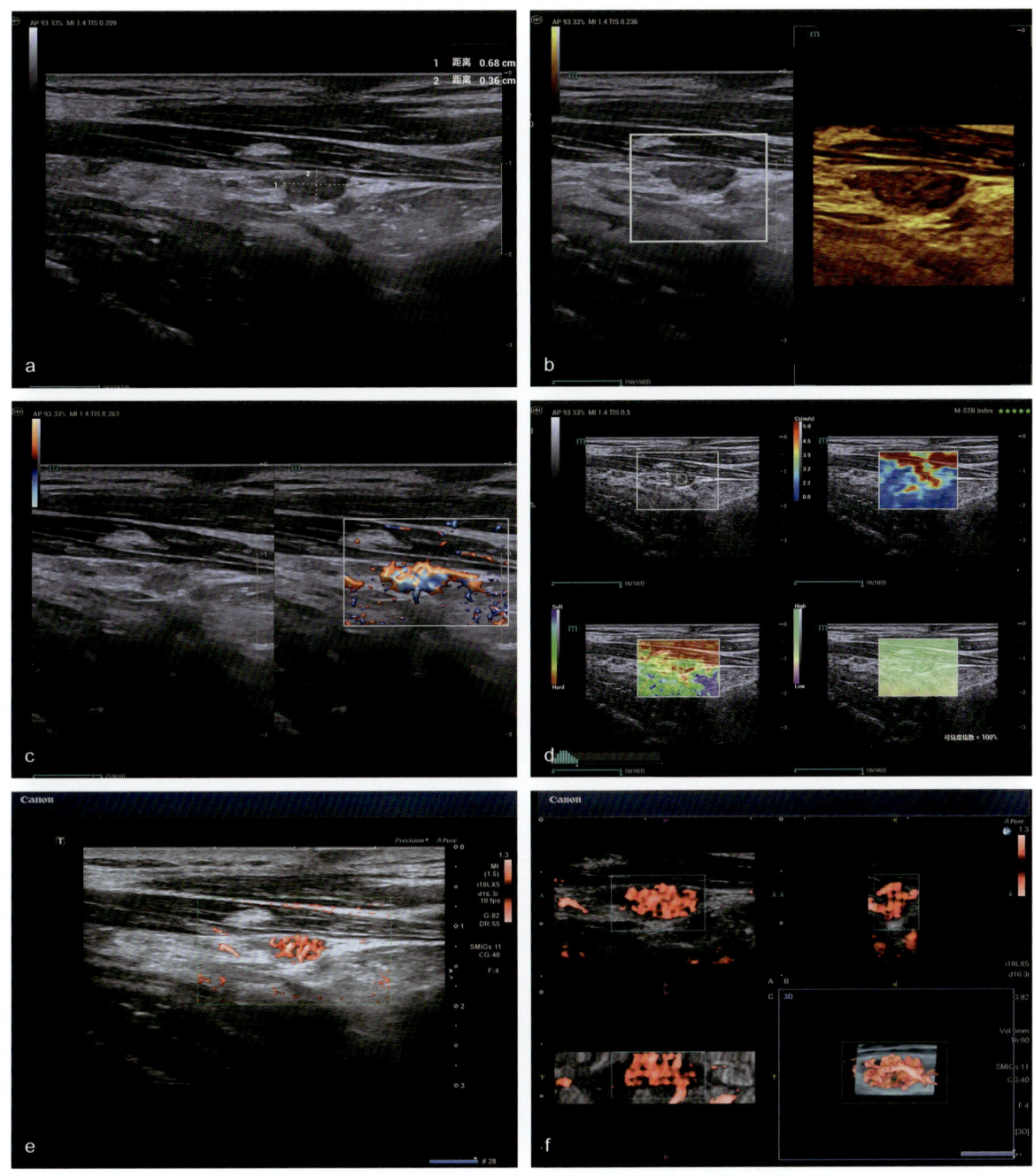

图 7-12 病例 5：3D 超微血流成像呈"血供丰富"的肿大淋巴结

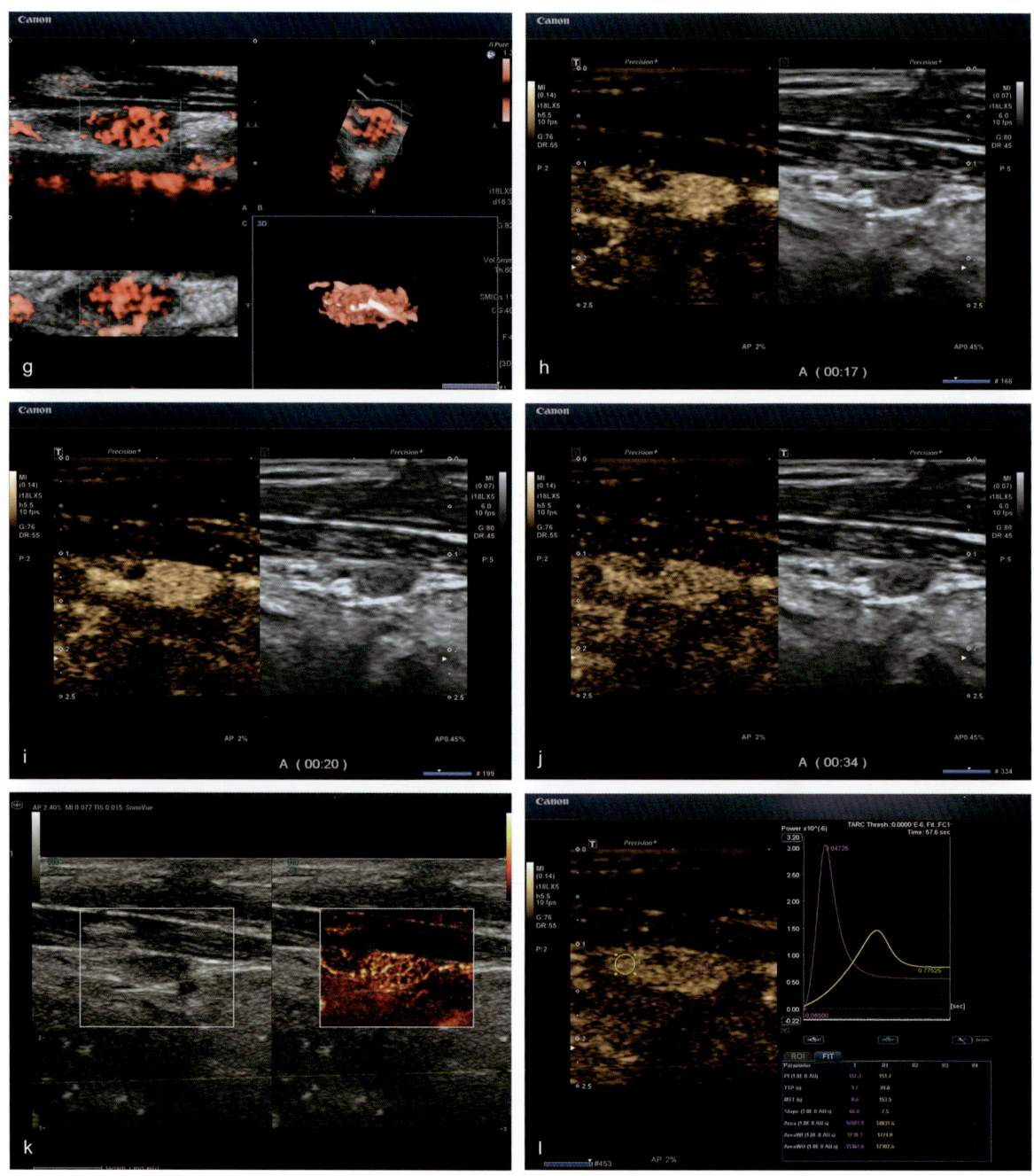

图 7-12（续） 病例 5：3D 超微血流成像呈"血供丰富"的肿大淋巴结

病例 6

超声显微造影呈"血供丰富"的肿大淋巴结

患者，男性，65岁，既往有甲状腺结节病史。患者体检发现颈部淋巴结肿大。实验室检查无殊，甲状腺功能标志物均在正常范围内。常规灰阶超声示左颈部见最大 1.7 cm × 1.0 cm 低回声淋巴结（图 7-13a），边界清，形态不规则，内见点状强回声后无明显声影，HD Scope 钙化增强显示病灶内见细钙化（图 7-13b），超微血流成像示病灶周边可见较丰富彩色血流信号（图 7-13c）。CEUS 显示左颈部淋巴结于注射超声造影剂 SonoVue™ 2 mL 后第 8 秒开始增强，呈整体不均匀高回声增强（图 7-13d），14 秒达峰值，静脉期及延迟期均呈低回声改变。显微造影示淋巴结内部见较丰富血流信号（图 7-13e）。超声造影定量分析示淋巴结增强强度低于周边正常组织（图 7-13f）。考虑左颈部多发淋巴结肿大伴钙化，形态异常。

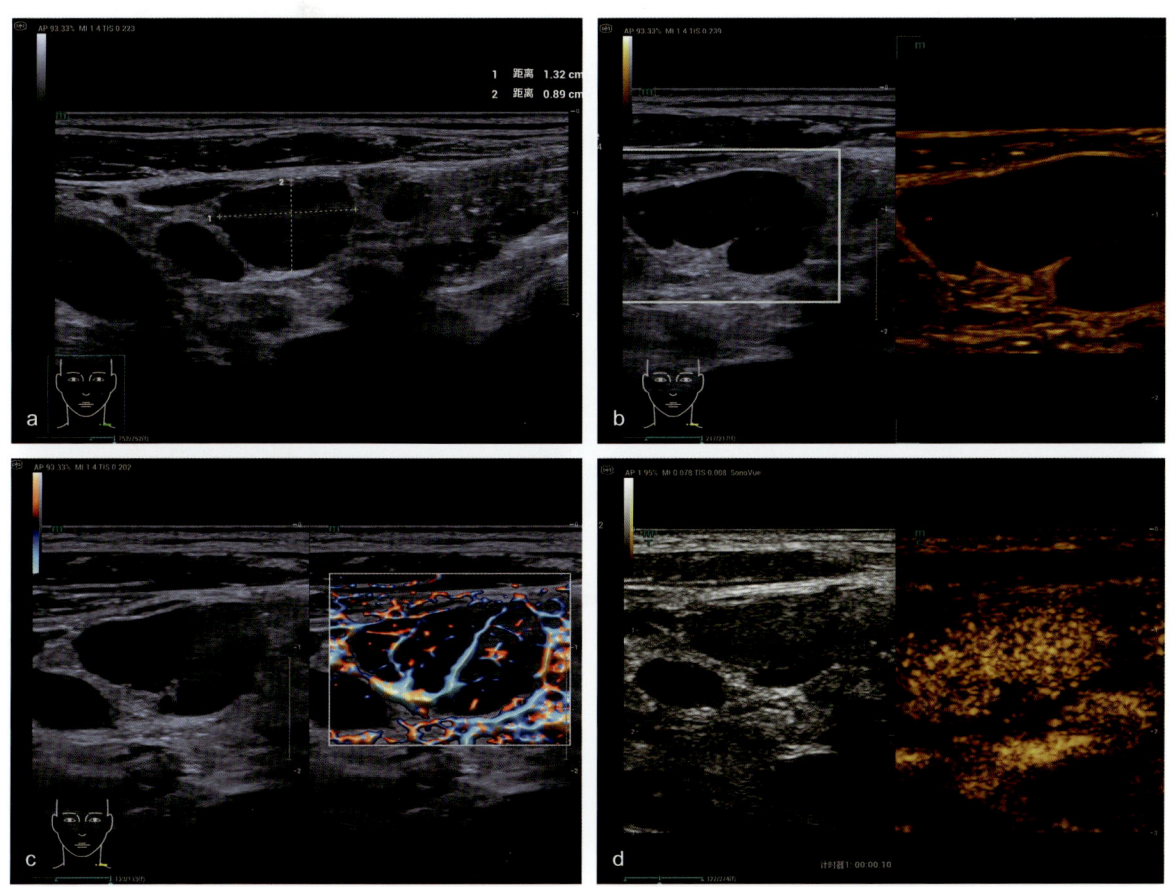

图 7-13 病例 6：超声显微造影呈"血供丰富"的肿大淋巴结

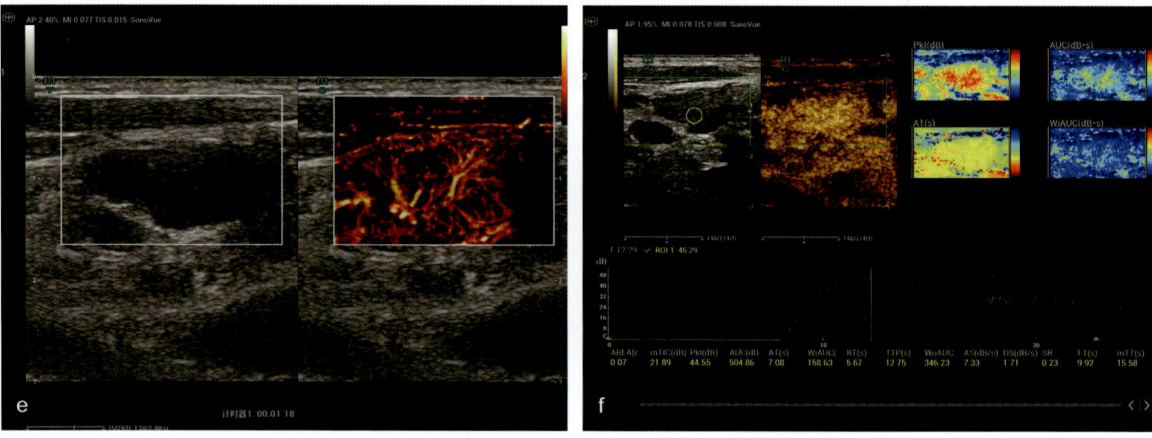

图 7-13（续） 病例 6：超声显微造影呈"血供丰富"的肿大淋巴结

病例 7

颈部转移性淋巴结伴钙化

患者，女性，30 岁，甲状腺癌术后。患者体检发现淋巴结肿大。常规灰阶超声示右颈部见 0.7 cm×0.5 cm 低回声淋巴结（图 7-14a），边界不清，形态不规则，内见数枚细点状强回声后无明显声影，HD Scope 钙化增强证实病灶内见细钙化（图 7-14b），细节增强显示病灶内未见髓质回声（图 7-14c）。超微血流成像示病灶内部可见较丰富彩色血流信号（图 7-14d）。考虑右颈部淋巴结肿大伴钙化，形态异常。

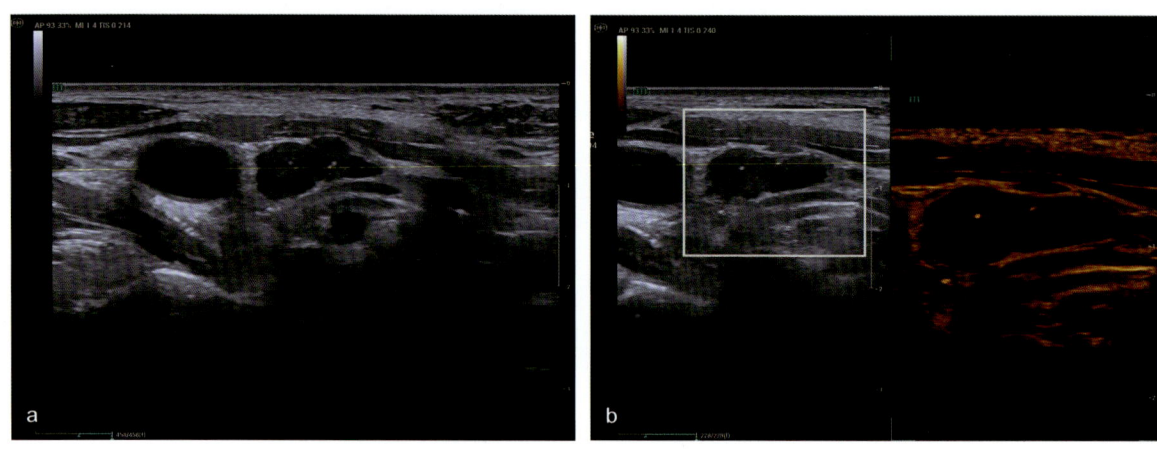

图 7-14 病例 7：颈部转移性淋巴结伴钙化

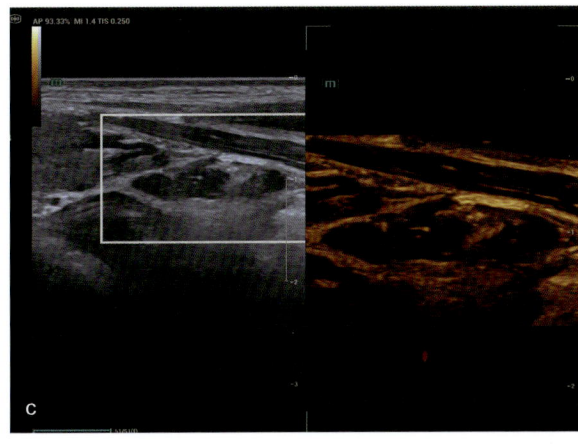
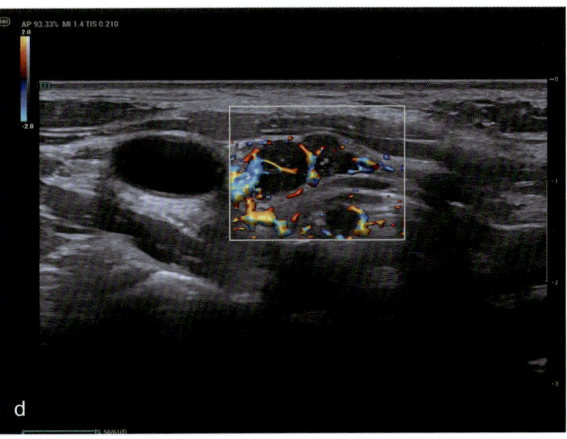

图 7-14（续） 病例 7：颈部转移性淋巴结伴钙化

病例 8

超微血流成像呈"血供丰富"的肿大淋巴结

患者，男性，21 岁，甲状腺乳头状癌术后。患者体检发现右颈部淋巴结肿大。实验室检查无殊。常规灰阶超声示右锁骨上见 1.5 cm × 0.5 cm 低回声淋巴结（图 7-15a），边界清，形态不规则，内见数枚点状强回声后无明显声影，HD Scope 细节增强显示病灶内未见明显髓质回声（图 7-15b），超微血流成像示病灶内部可见较丰富彩色血流信号（图 7-15c）。弹性成像显示病灶呈红绿相间，结节质硬（图 7-15d）。考虑右锁骨淋巴结肿大伴细钙化，形态异常。

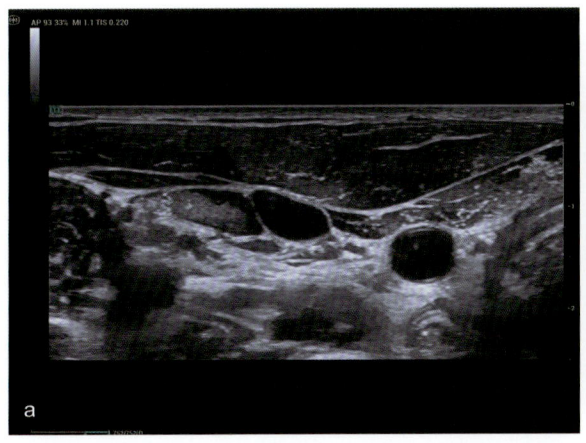
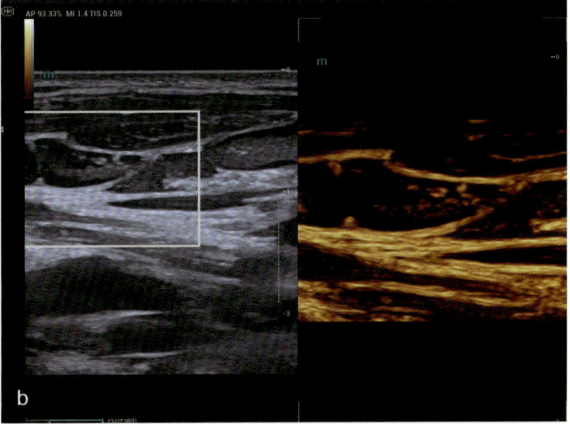

图 7-15 病例 8：超微血流成像呈"血供丰富"的肿大淋巴结

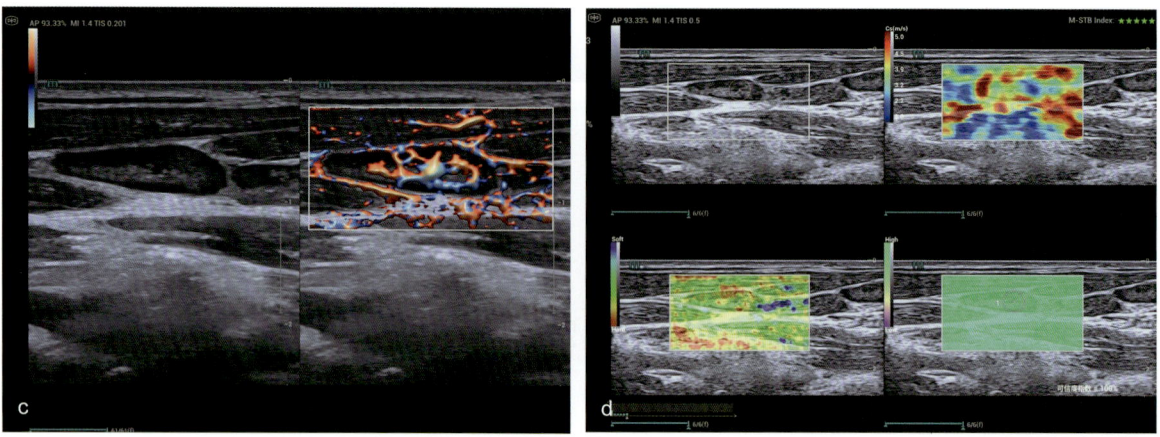

图 7-15（续） 病例 8：超微血流成像呈"血供丰富"的肿大淋巴结

病例 9

锁骨上淋巴结肿大伴钙化

患者，女性，65 岁，既往无甲状腺结节病史。患者体检发现锁骨上淋巴结肿大。实验室检查无殊，甲状腺功能标志物均在正常范围内。常规灰阶超声示右锁骨上见 1.0 cm × 0.4 cm 低回声淋巴结（图 7-16a），边界清，形态尚规则，内未见明显髓质回声，内见数枚点状强回声后无明显声影，HD Scope 钙化增强显示病灶内见细钙化（图 7-16b），彩色多普勒成像示病灶周边可见点状彩色血流信号（图 7-16c）。超微血流成像示病灶内部可见较丰富彩色血流信号（图 7-16d）。考虑右锁骨上淋巴结肿大伴钙化，形态规则。

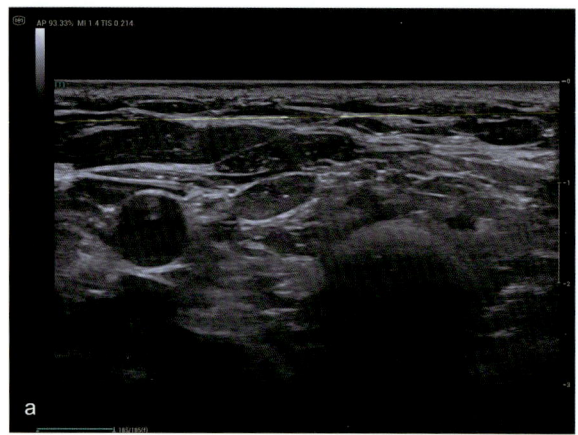
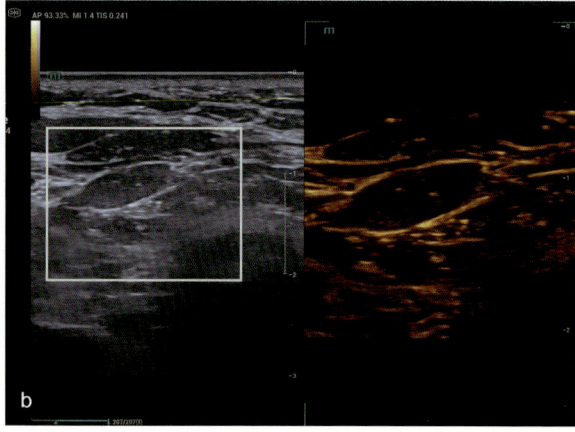

图 7-16 病例 9：锁骨上淋巴结肿大伴钙化

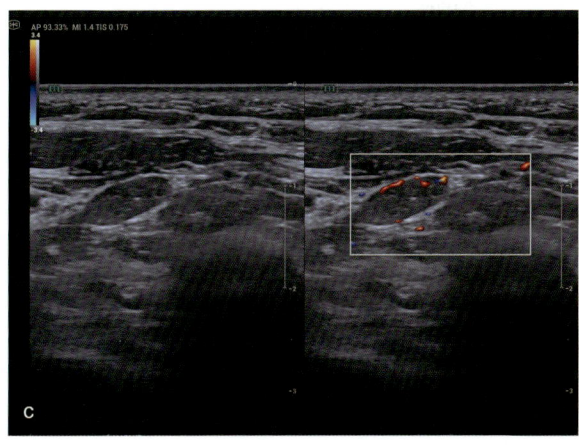
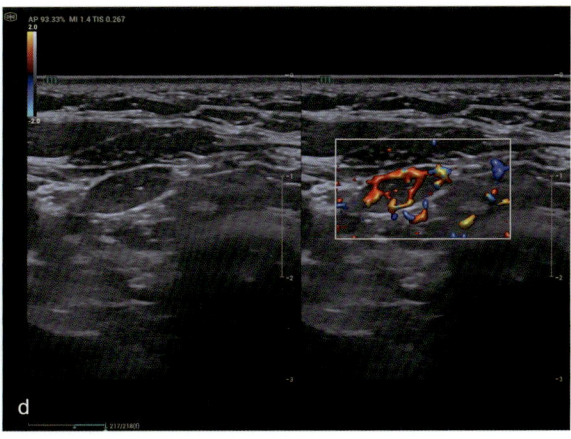

图 7-16（续） 病例 9：锁骨上淋巴结肿大伴钙化

病例 ⑩

超声显微造影呈"树枝状血流增强"的炎性肿大淋巴结

患者，女性，35 岁，既往无特殊病史。患者体检发现颈部淋巴结增大。实验室检查无殊。常规灰阶超声示右颈部见最大 1.8 cm×0.9 cm 低回声淋巴结（图 7-17a），边界清，形态饱满，内见少量髓质回声，超微血流成像示病灶内部可见树枝状彩色血流信号（图 7-17b）。弹性成像显示病灶呈均匀蓝色，结节质软（图 7-17c）。CEUS 显示右颈部淋巴结于注射超声造影剂 SonoVue^{TM} 2 mL 后第 10 秒开始增强，呈整体不均匀高回声增强（图 7-17d），12 秒达峰值（图 7-17e），静脉期及延迟期均呈等回声改变（图 7-17f）。显微造影示淋巴结内部见树枝状血流信号（图 7-17g）。超声造影定量分析示淋巴结增强强度高于周边正常组织（图 7-17h）。考虑右颈部淋巴结肿大，炎性肿大可能大。

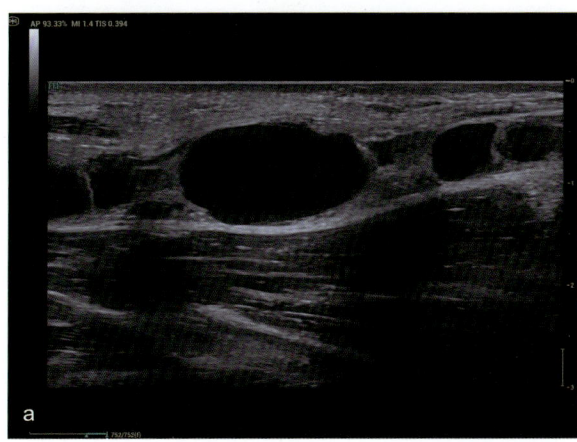
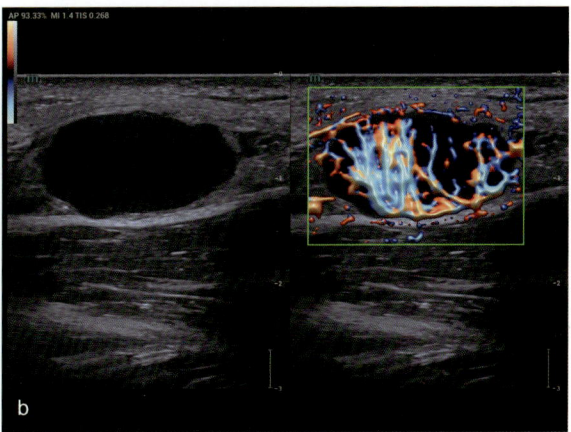

图 7-17 病例 10：超声显微造影呈"树枝状血流增强"的炎性肿大淋巴结

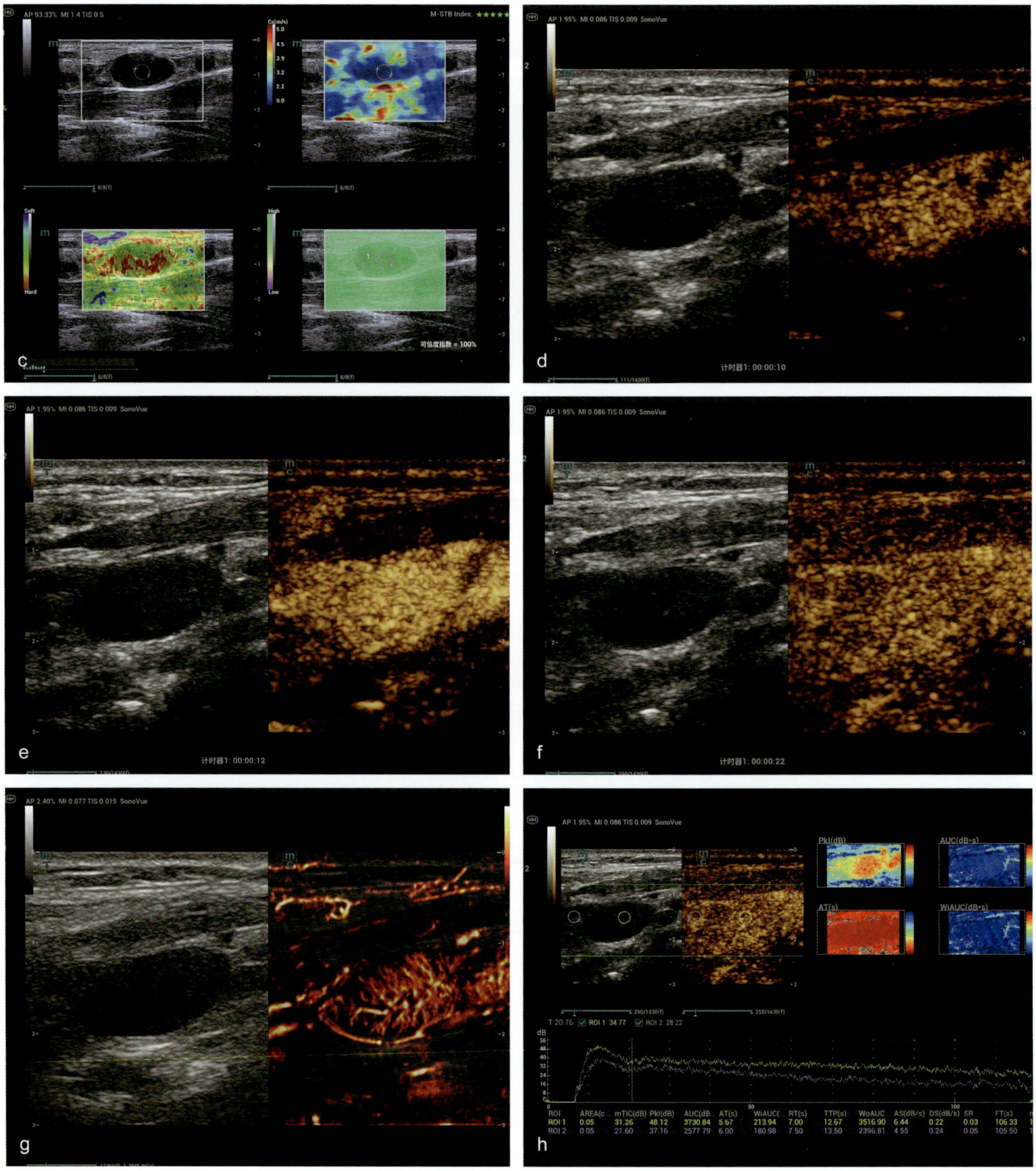

图 7-17（续） 病例 10：超声显微造影呈"树枝状血流增强"的炎性肿大淋巴结

（白敏 王颖 魏丽）

参考文献

[1] Shaha A R, Poorten V V, Tuttle R M. Multifocality in papillary thyroid carcinoma-an unresolved controversy[J]. Eur J Surg Oncol, 2020, 46(10 Pt A):1777-1778.

[2] Hocke M, Ignee A, Dietrich C. Role of contrast-enhanced endoscopic ultrasound in lymph nodes[J]. Endosc Ultrasound, 2017, 6(1):4-11.

[3] Chiorean L, Cui X W, Klein S A, et al. Clinical value of imaging for lymph nodes evaluation with particular emphasis on ultrasonography[J]. Z Gastroenterol, 2016, 54(8):774-790.

[4] Zhou L Q, Zeng S E, Xu J W, et al. Deep learning predicts cervical lymph node metastasis in clinically node-negative papillary thyroid carcinoma[J]. Insights Imaging, 2023, 14(1):222.

[5] Li J, Chen M, Cao C L, et al. Diagnostic performance of acoustic radiation force impulse elastography for the differentiation of benign and malignant superficial lymph nodes: a meta-analysis[J]. J Ultrasound Med, 2020, 39(2):213-222.

[6] Trenker C, Görg C, Hollerweger A, et al. Does lymph node morphology using ultrasound reflect aetiology? A pictorial essay, part I[J]. Med Ultrason, 2020, 22(3):2634.